本系列图书受"胆固醇 25- 羟化酶（CH25H）在炎症性肠病
国家自然科学基金，82370529""基于中国队列多组学分析的炎症性肠病精准诊疗
技术研发及应用，广州市科技计划重点研发，2024B03J0466"项目出版资助

炎症性肠病

——临床护理

总主编　李明松

主　编　朱秀琴　刘梅娟
　　　　关玉霞　王　倩
　　　　林　征

中国教育出版传媒集团

高等教育出版社·北京

内容简介

　　本书编写旨在适应炎症性肠病基础及临床研究工作的快速发展，培养炎症性肠病专科护士，规范我国炎症性肠病的护理工作，向患者及临床护理工作者提供有意义的指导和帮助。全书共十六章，包括绪论、护理评估、临床表现及其护理、并发症预防及护理、消化内镜检查的护理、影像学检查的护理、炎症性肠病的常见实验室检查、用药护理、特殊治疗的护理、营养护理、皮肤护理、休息与运动、心理护理、健康教育、延续护理、生育期的护理。本书最后部分还附录了炎症性肠病诊疗、护理及研究中常用的评估或评价表，以期为临床护理研究提供帮助。

　　本书适合炎症性肠病患者及临床护理工作者阅读参考。

图书在版编目（CIP）数据

　　炎症性肠病：临床护理 / 朱秀琴等主编 . -- 北京：高等教育出版社，2024.12

　　（炎症性肠病丛书 / 李明松总主编）

　　ISBN 978-7-04-061872-3

　　Ⅰ. ①炎… Ⅱ. ①朱… Ⅲ. ①肠炎－护理 Ⅳ.

①R473.57

　　中国国家版本馆 CIP 数据核字（2024）第 046950 号

Yanzhengxing Changbing—Linchuang Huli

项目策划	李光跃　张映桥						
策划编辑	张映桥	责任编辑	张映桥	封面设计	王　鹏	责任校对	张　薇
责任印制	刁　毅						

出版发行	高等教育出版社	咨询电话	400-810-0598	
社　　址	北京市西城区德外大街4号	网　　址	http://www.hep.edu.cn	
邮政编码	100120		http://www.hep.com.cn	
印　　刷	中农印务有限公司	网上订购	http://www.hepmall.com.cn	
开　　本	787mm×1092mm　1/16		http://www.hepmall.com	
印　　张	18		http://www.hepmall.cn	
字　　数	360 千字	版　　次	2024 年 12 月第 1 版	
插　　页	2	印　　次	2024 年 12 月第 1 次印刷	
购书热线	010-58581118	定　　价	60.00元	

本书如有缺页、倒页、脱页等质量问题，请到所购图书销售部门联系调换
版权所有　侵权必究
物 料 号　61872-00

编写人员名单

总主编 李明松

主　编 朱秀琴　刘梅娟　关玉霞　王　倩　林　征

主　审 李明松　朱维铭　刘占举

副主编 范秀晶　黄美娟　张铭光　张春华　陈亚梅

编　者（按姓名汉语拼音排序）

卞秋桂（江苏省人民医院）

陈惠萍（中山大学附属第六医院）

陈亚梅（上海市第十人民医院）

范秀晶（广州医科大学附属第三医院）

高　媛（北京大学第一医院）

关玉霞（中国医学科学院北京协和医院）

黄　婵（北京大学人民医院）

黄美娟（中山大学附属第一医院）

李春花（陆军军医大学新桥医院）

李　英（江苏省中医院）

林　征（南京医科大学第一附属医院）

刘梅娟（南方医科大学南方医院）

莫　焱（广西医科大学附属第一医院）

师瑞月（深圳市人民医院）

王　倩（南京鼓楼医院）

韦美皓（浙江大学医学院附属邵逸夫医院）

熊　宇（华中科技大学同济医学院附属协和医院）

张春华（武汉大学中南医院）

张　华（中南大学湘雅二医院）

张华娟（广东省人民医院）

张惠玲（山西省人民医院）

张铭光（四川大学华西医院）

张　勤（中南大学湘雅二医院）

朱爱芳（山东大学齐鲁医院）

朱秀琴（华中科技大学同济医学院附属同济医院）

前　言

炎症性肠病是一类病因未明的慢性非特异性肠道疾病。该疾病为终身性疾病，被称为"绿色癌症"，病程长且易复发，诊断易延误，并具有致残性，给患者及其家庭带来沉重的负担。本病既往多见于欧美国家，我国较少见。近年来，由于饮食习惯、环境改变，生活节奏加快，炎症性肠病在我国发病率呈逐步上升趋势。各国医学专家在炎症性肠病的基础和临床实践研究方面开展了大量工作，积累了丰富的经验。国内外有关炎症性肠病的诊疗指南和专家共识也越来越完善。

护理人员是患者最直接、最密切、最连续的照顾者，是患者病情观察的"哨兵"。患者的规范化护理是科学化、规范化诊疗顺利开展的重要保障。目前对炎症性肠病护理的研究越来越多，但多集中在炎症性肠病的并发症、心理护理、延续护理、健康教育及各种评估量表研究方面，没有形成一套完整的护理规范体系。为促进我国炎症性肠病患者护理工作的规范化，适应炎症性肠病基础及临床研究工作的快速发展，培养炎症性肠病专科护士，我们总结多年的护理经验，编写了本书，希望对炎症性肠病患者及临床护理工作者提供有意义的指导和帮助。

《炎症性肠病——临床护理》的编写思路是在炎症性肠病临床诊疗基础上，突出专科护理特点，以"生物－心理－社会医学"模式及整体护理观为指导，以"全人、全程、全生命周期"的健康管理为中心，以护理程序为框架，着重培养临床专科护士的临床科学思维和规范的工作方法，以及发现问题和正确处理问题的能力。同时，也适应现代医学的飞速发展，体现国内外炎症性肠病诊疗及护理新进展，注重知识的更新。

本书在编写过程中得到了多方面的大力支持和帮助，特别感谢总主编李明松教授对本书编写工作的指导和出版的支持。本书编者均长期工作在炎症性肠病诊疗研究的临床一线，他们临床和实践经验非常丰富。在本书的编写、稿件互审过程中，充分体现了全体编者严谨、认真、负责的精神。本书的出版也得到了高等教育出版社和各参编单位老师、同仁的指导和帮助，在此一并表示感谢！

由于编写时间和编者水平有限，书中不当之处在所难免，请各位专家及读者不吝提出宝贵意见和建议。

朱秀琴

2024 年 5 月

目 录 | CONTENTS

第一章
绪　论

一、流行病学

炎症性肠病（inflammatory bowel disease，IBD）主要包括溃疡性结肠炎（ulcerative colitis，UC）和克罗恩病（Crohn's disease，CD），是一组原因未明、主要累及胃肠道的非特异性、慢性、复发性、炎症性疾病。一般认为，UC 和 CD 是同一种疾病的不同亚类，两者组织损伤的基本病理过程相似，但由于致病因素不同，在具体发病环节上两者有所不同，最终导致组织损害表现不同。

自 19 世纪 50 年代开始，西方国家（尤其是北欧和北美洲地区国家），IBD 的发病率和患病率迅速上升。UC 的年发病率在欧洲（冰岛是 24.3/10 万）和北美（加拿大的新斯科舍省是 19.2/10 万）最高；CD 的年发病率在欧洲（意大利）高达 12.7/10 万，在北美（加拿大）高达 20.2/10 万。

近 20 年来，全世界的 IBD 发病率总体呈增长趋势，高发病率国家继续保持稳定或轻微上升，而原来的低发病率国家，尤其是亚洲和东欧等国家，其 IBD 的发病率和患病率显著上升。2009 年日本学者 Asakura 等报道，UC 和 CD 患病率在 1991 年分别为 18.1/10 万和 5.9/10 万，2005 年分别增至 63.6/10 万和 21.2/10 万。2013 年，亚太地区克罗恩和结肠炎流行病学研究小组（ACCESS）对亚太地区［包括澳大利亚、中国部分城市（包括中国香港）、新加坡、泰国等］的前瞻性研究显示，IBD、UC、CD 的年发病率分别为 1.37/10 万、0.76/10 万、0.54/10 万。我国 IBD、UC、CD 的年发病率分别为 3.44/10 万、2.0/10 万、0.5/10 万。据估计，至 2025 年，中国将有超过 150 万例 IBD 患者。

二、病因与发病机制

（一）遗传因素

遗传因素是 IBD 发病机制中的重要因素。UC 的发病呈明显的种族差异和家族聚集性，在同一个家族成员中的发病率明显增加，但尚未发现明确的遗传方式。目前认为，IBD 不仅是多基因病，而且也是遗传异质性疾病，即不同人所患疾病由不同疾病基因引起，患者在一定的环境因素作用下由于遗传易感而发病。

（二）免疫因素

IBD 患者肠黏膜及血清中出现大量促炎因子表达，这些细胞因子可以进一步放大局部免疫应答，参与肠黏膜免疫病理反应。UC 患者的个人史或家族史中常合并有结节性红斑、关节炎、眼葡萄膜炎与血管炎等病变，因此提示 UC 的发病机制中有免疫因素的参与。此外，皮质类固醇治疗 UC 的效果较好，表明激素在治疗中发挥了免疫抑制与抗炎的作用。

（三）感染因素

有研究认为，CD 可能与副结核分枝杆菌及荨麻疹病毒有关。UC 的肠道炎症反应与已知的微生物病原及其毒素，如志贺菌属所引起的结肠炎的特点很类似。虽然迄今尚未确切证明哪一种病原微生物与 UC 病因有关，但学者们仍然认为微生物感染是 IBD 的病因之一。

（四）心理因素

对于心理与情绪因素在 IBD 的发生与发展中的作用目前仍有争议。精神心理因素对 IBD 疾病的发展具有潜在的负面影响，心理因素可以改变机体的生理免疫或内分泌平衡，从而加重患者对疾病的不耐受性。

（五）环境因素

近几十年来，IBD 的发病率持续增加，并呈现明显的地域差异。北美、北欧最先增长，继之为西欧、南欧，最近才是日本和南美。目前新兴工业化国家的 IBD 患者增长速度已达到了西方国家三四十年前的增长水平，发病率的迅速变化并不能由遗传易感性来解释，这可能与工业化和生活方式的西化有关。另外，移民流行病学研究显示，在造成 IBD 种族差异的原因中，环境因素的变化在 IBD 发病中起重要作用。

三、临床表现

（一）溃疡性结肠炎的临床表现

1. 消化系统表现

消化系统主要表现为持续或反复发作的腹泻、黏液脓血便伴腹痛、里急后重，部分患者可出现大便失禁，多伴有夜间排便和乏力。UC 疾病发展过程以急性加重期及缓解期反复交替为特点，病程迁延数年甚至数十年。约 5% 的患者表现为疾病持续活动无缓解过程，约 5% 的 UC 患者表现为单次急性发作，随后长时间缓解。

2. 全身表现

急性期尤其中重度患者可同时伴有全身症状，如发热、贫血及营养不良等。

（1）发热：少数急性重症患者常有发热及全身毒血症状，以中度热或低热为主，部分患者呈弛张高热，间歇出现，为活动性肠道炎症及组织破坏后毒素吸收所致。

（2）贫血：因为黏液血便或直肠出血，UC 患者常有轻度至中度贫血，重症患者可因大量出血导致严重贫血，以缺铁性贫血为主。

（3）营养不良：少数反复发病患者体重下降，是由慢性腹泻、食欲减退和慢性消耗所致。

3. 肠外表现及并发症

（1）肠外表现：6%～47% 的 IBD 患者出现至少一种肠外表现，可于 IBD 诊断前出现。UC 的肠外表现包括皮肤黏膜表现（如口腔溃疡、结节性红斑和坏疽性脓皮病）、关节损害（如外周关节炎、脊柱关节炎等）、眼部病变（如虹膜炎、巩膜炎、葡萄膜炎等）、肝胆疾病（如脂肪肝、原发性硬化性胆管炎、胆石症等）、血栓栓塞性疾病等。

（2）并发症：包括中毒性巨结肠、肠穿孔、下消化道大出血、上皮内瘤变及癌变等。

（二）克罗恩病的临床表现

1. 消化系统表现

消化系统表现通常包括腹痛、腹泻和腹部包块等。有上述症状时应警惕 CD 的发生，尤其是年轻患者伴肠外表现和（或）肛周病变则高度疑为本病。

（1）腹痛：约 80% 的患者在确诊之前可出现腹痛。腹痛部位以右下腹多见，多为隐痛，阵发性加重或反复发作，与末端回肠病变有关，其次为脐周或全腹痛，常为痉挛性阵痛伴肠鸣音增加。腹痛可能是由进餐引起胃肠反射或肠内容物通过炎症、狭窄肠段，引起局部痉挛所致。若为持续性腹痛并伴明显压痛，提示炎症波及腹膜，而全腹剧痛则提示可能出现了急性穿孔。CD 患者也会表现出急性症状，例如末端回肠的 CD 急性发作时可能被误诊为急性阑尾炎。

（2）腹泻：慢性腹泻是 CD 患者较常见的症状，是由病变肠段炎性渗出、蠕动增加和继发性胆汁酸、食物吸收不良引起。40%～50% 的 CD 患者可出现便中带血和（或）黏液，但较 UC 少见。

（3）腹部包块：10%～20% 的 CD 患者由于肠粘连、肠壁和肠系膜增厚、肠系膜淋巴结肿大，可出现腹部包块，以右下腹和脐周多见。此外，内瘘形成及腹腔内脓肿等均可形成腹部包块。

（4）瘘管形成：是 CD 的特征性临床表现，分为内瘘和外瘘，前者可通向其他肠段、膀胱输尿管、阴道等处，后者通向腹壁或肛周皮肤。部分患者以右下腹疼痛为主要表现，拟诊阑尾炎，行阑尾切除术后，手术切口持续不愈合、切口瘘管形成，也是 CD 患者的一个重要的诊断线索。

（5）肛门周围病变：4%～10% 的 CD 患者在确诊时伴有肛周瘘管，部分患者可出现肛脓肿、肛裂。需要注意的是肛门周围病变可能是部分患者的首诊症状。15.5% 的 CD 患者就诊时伴有穿透性病变，如瘘管、蜂窝织炎和脓肿。

2. 全身表现

CD 患者常见的全身症状为乏力、食欲缺乏和发热。青少年患者可出现生长发育迟缓。因此，儿童不明原因的贫血和生长发育迟缓应行胃肠镜及影像学检查，排查 CD，以免延误诊断。

（1）发热：急性重症患者常有发热及全身毒血症状，约 1/3 的 CD 患者有中度热，部分患者呈弛张高热，间歇出现，为活动性肠道炎症及组织破坏后毒素吸收所致。

（2）贫血：CD 患者常有轻度贫血，重症患者可因大量出血导致严重贫血。

（3）体重下降：约 60% 的 CD 患者在诊断前存在体重下降，是由慢性腹泻、食欲减退和慢性消耗所致。

3. 肠外表现及并发症

（1）肠外表现：包括肠外黏膜病变（如结节性红斑、坏疽性脓皮病、生物制剂治疗诱发皮肤炎症等）、深静脉血栓、关节病变、骨代谢异常、眼部病变、心脏疾病、肺部疾病、贫血等。

（2）并发症：包括中毒性巨结肠、肠穿孔、下消化道大出血、上皮内瘤变及癌变等。

四、诊断要点

（一）溃疡性结肠炎的诊断

UC 缺乏诊断"金"标准，主要结合临床表现、实验室检查、影像学检查、内镜检查和组织病理学表现进行综合分析，在排除感染性和其他非感染性结肠炎的基础上进行诊断。若诊断存疑，应在一定时间（一般是 6 个月）后进行内镜及病理组织学复查。

1. 结肠镜检查

结肠镜检查并黏膜活组织检查（以下简称活检）是诊断 UC 的主要依据。结肠镜下 UC 病变多从直肠开始，呈连续性、弥漫性分布。轻度炎症的内镜特征为红斑、黏膜充血和血管纹理消失；中度炎症的内镜特征为血管形态消失，出血黏附在黏膜表面，糜烂，常伴有粗糙呈颗粒状的外观及黏膜脆性增加（接触性出血）；重度炎症内镜下则表现为黏膜自发性出血及溃疡。如出现肠道狭窄，结肠镜检查时建议行多部位活检以排除结直肠癌。不能获得活检标本或内镜不能通过狭窄段时，应完善 CT 结肠成像检查。

2. 黏膜活检

建议多段、多点取材。组织学上可见以下主要改变。活动期：①黏膜固有层内有弥漫性、急性、慢性炎症细胞浸润，甚至形成隐窝脓肿；②隐窝结构改变，隐窝大小、形态不规则，分支、出芽，排列紊乱，杯状细胞减少等；③可见黏膜表面糜烂、浅溃疡形成和肉芽组织。缓解期：①黏膜糜烂或溃疡愈合；②黏膜固有层内中性粒细胞浸润减少或消失，慢性炎症细胞浸润减少；③隐窝结构改变可保留，如隐窝分支、减少或萎缩，可见帕内特细胞化生（结肠脾曲以远）。UC活检标本的病理诊断：活检病变符合上述活动期或缓解期改变，结合临床，可报告符合UC病理改变，宜注明为活动期或缓解期。如有隐窝上皮异型增生（上皮内瘤变）或癌变，应予注明。隐窝基底部浆细胞增多被认为是UC最早期的光学显微镜下特征，且预测价值高。组织学愈合不同于内镜下愈合，在内镜下缓解的病例，其组织学炎症可能持续存在，并且与不良结局相关，故临床中尚需关注组织学愈合。

3. 其他

无条件行结肠镜检查的单位可行钡剂灌肠检查。检查所见的主要改变为：①黏膜粗乱和（或）颗粒样改变；②肠管边缘呈锯齿状或毛刺样改变，肠壁有多发性小充盈缺损；③肠管短缩，袋囊消失呈铅管样。肠腔狭窄时如结肠镜无法通过，可应用钡剂灌肠检查、CT结肠成像检查显示结肠镜检查未及部位。

4. 手术切除标本病理检查

大体和组织学改变见上述UC的特点。手术标本见病变局限于黏膜及黏膜下层，肌层及浆膜侧一般不受累。诊断要点：在排除其他疾病的基础上，可按下列要点诊断。①具有上述典型临床表现者为临床疑诊，可安排进一步检查；②同时具备上述结肠镜和（或）放射影像学特征者，可临床拟诊；③如再具备上述黏膜活检和（或）手术切除标本组织病理学特征者，可确诊；④初发病例如临床表现、结肠镜检查和活检组织学改变不典型者，暂不确诊UC，应予密切随访。

（二）克罗恩病的诊断

CD缺乏诊断金标准，需结合临床表现、实验室检查、内镜检查、影像学检查和组织病理检查进行综合分析并密切随访。

1. 实验室检查

评估患者的炎症程度和营养状况等。初步的实验室检查应包括血常规、C反应蛋白、红细胞沉降率、血清白蛋白等，有条件者可做粪便钙卫蛋白检测。抗酿酒酵母菌抗体（ASCA）或抗中性粒细胞胞质抗体（ANCA）不作为CD的常规检查项目。

2. 内镜检查

（1）结肠镜检查：结肠镜检查和黏膜组织活检应列为CD诊断的常规首选检查项目，结肠镜检查应达末段回肠。早期CD内镜下表现为阿弗他溃疡，随着疾病进展，溃疡可逐渐增大加深，彼此融合形成纵行溃疡。CD病变内镜下多为非连续改变，病变间黏膜可完全正常。其他常见内镜下表现为"卵石征"、肠壁增厚伴不同程度狭窄、团簇样息肉增生等。少见直肠受累和（或）瘘管开口，环周及连续的病变。必须强调的是，无论结肠镜检查结果如何（确诊CD或疑诊CD），均需选择有关检查明确小肠和上消化道的累及情况，以便为诊断提供更多证据及进行疾病评估。

（2）小肠胶囊内镜检查：SBCE对小肠黏膜异常相当敏感，但对一些轻微病变的诊断缺乏特异性，且有发生滞留的危险。主要适用于疑诊CD但结肠镜及小肠放射影像学检查阴性者。SBCE检查阴性倾向于排除CD，阳性结果需要综合分析并常需进一步检查证实。

（3）小肠镜检查：目前我国常用的是气囊辅助式小肠镜。该检查可在直视下观察病变、取活检和进行内镜下治疗，但为侵入性检查，有一定的并发症发生风险。主要适用于其他检查（如SBCE或放射影像学）发现小肠病变或尽管上述检查阴性而临床高度怀疑小肠病变需进行确认及鉴别者，或已确诊CD需要检查以指导或进行治疗者。小肠镜下CD病变特征与结肠镜下所见相同。

（4）胃镜检查：少部分CD病变可累及食管、胃和十二指肠，但一般很少单独累及。原则上胃镜检查应列为CD的常规检查项目，尤其是有上消化道症状、儿童和IBD类型待定患者。

3. 影像学检查

（1）CT小肠造影（computed tomography enterography，CTE）或磁共振小肠造影（magnetic resonance enterography，MRE）：是迄今评估小肠炎性病变的标准影像学检查，有条件的单位应将此检查列为诊断CD的常规检查项目。该检查可反映肠壁的炎症改变、病变分布的部位和范围、狭窄的存在及其可能的性质（炎症活动性或纤维性狭窄）、肠腔外并发症，如瘘管形成、腹腔脓肿或蜂窝织炎等。活动期CD典型表现为肠壁明显增厚（>4 mm）；肠黏膜明显强化伴有肠壁分层改变，黏膜内环和浆膜外环明显强化，呈"靶征"或"双晕征"；肠系膜血管增多、扩张、扭曲，呈"木梳征"；相应系膜脂肪密度增高、模糊；肠系膜淋巴结肿大等。

MRE与CTE对评估小肠炎性病变的精确性相似，前者较费时，设备和技术要求较高，但无放射线暴露之虑，推荐用于监测累及小肠患者的疾病活动度。CTE或MRE可更好地扩张小肠，尤其是近段小肠，可能更有利于高位CD病变的诊断。肛瘘行直肠磁共振检查有助于确定肛周病变的位置和范围，了解瘘管类型及其与周围组织的解剖关系。

（2）钡剂灌肠及小肠钡剂造影：钡剂灌肠已被结肠镜检查所代替，但对于肠腔狭窄无法继续进镜者仍有诊断价值。小肠钡剂造影敏感性低，已被CTE或MRE代替，但对无条件行CTE检查的单位则仍是小肠病变检查的重要技术。该检查对肠腔狭窄的动态观察可与 CTE/MRE 互补，必要时可两种检查方法同时使用。X 线所见为多发性、跳跃性病变，病变处可见裂隙状溃疡、"卵石样"改变、假息肉、肠腔狭窄、僵硬，可见瘘管。

（3）经腹肠道超声检查：可显示肠壁病变的部位和范围、肠腔狭窄、肠瘘及脓肿等。CD 的主要超声表现为肠壁增厚（≥4 mm）；回声减低，正常肠壁层次结构模糊或消失；受累肠管僵硬，结肠袋消失；透壁炎症时可见周围脂肪层回声增强，即"脂肪爬行征"；肠壁血流信号较正常增多；内瘘、窦道、脓肿和肠腔狭窄；其他常见表现有炎性息肉、肠系膜淋巴结肿大等。超声造影对于经腹超声判断狭窄部位的炎症活动度有一定价值。超声检查方便、无创，患者接纳度高，对 CD 的初筛及治疗后疾病活动度的随访有价值，值得进一步研究。

（4）病理组织学检查：黏膜病理组织学检查需多段（包括病变部位和非病变部位）、多点取材。外科标本应沿肠管的纵轴切开（肠系膜对侧缘），取材应包括淋巴结、末段回肠和阑尾。大体病理特点为：①节段性或局灶性病变；②融合的纵行线性溃疡；③"卵石样"外观，瘘管形成；④肠系膜脂肪包绕病灶；⑤肠壁增厚和肠腔狭窄等特征。外科手术切除标本诊断 CD 的光学显微镜下特点为：①透壁性炎症；②聚集性炎症分布，透壁性淋巴细胞增生；③黏膜下层增厚（由于纤维化、组织破坏和炎症、水肿造成）；④裂沟（裂隙状溃疡）；⑤非干酪样肉芽肿（包括淋巴结）；⑥肠道神经系统异常（黏膜下神经纤维增生和神经节炎，肌间神经纤维增生）；⑦相对比较正常的上皮黏液分泌保存（杯状细胞通常正常）。内镜下黏膜活检的诊断：局灶性慢性炎症、局灶性隐窝结构异常和非干酪样，肉芽肿是公认在结肠内镜活检标本上诊断 CD 最重要的光学显微镜下特点。

1）病理诊断：CD 的病理学诊断通常要求观察到 3 种以上特征性表现（无肉芽肿时），或观察到非干酪样肉芽肿和另一种特征性光学显微镜下表现，同时需要排除肠结核等。相比内镜下活检标本，手术切除标本可观察到更多的病变，诊断价值更高。

2）诊断要点：在排除其他疾病的基础上，可按下列要点诊断。①具备上述临床表现者可临床疑诊，安排进一步检查；②同时具备上述结肠镜或小肠镜（病变局限在小肠者）特征及影像学（CTE 或 MRE，无条件者采用小肠钡剂造影）特征者，可临床拟诊；③如再加上活检提示 CD 的特征性改变且能排除肠结核，可做出临床诊断；④如有手术切除标本（包括切除肠段及病变附近淋巴结），可根据标准做出病理确诊；⑤对无病理确诊的初诊病例随访 6～12 个月以上，根据对治疗的反应及病情变化进行判断，对于符合 CD 自然病程者可做出临床确诊。如与肠结核混淆不清但倾向于肠结核时，应按肠结核进行诊断性治疗 8～12 周，再行鉴别。

五、治疗原则

（一）溃疡性结肠炎的治疗原则

1. 活动期治疗

（1）轻度溃疡性结肠炎：首选氨基水杨酸类制剂，顿服美沙拉嗪和分次服用等效，无效者，可改为口服激素。

（2）中度溃疡性结肠炎：①氨基水杨酸类制剂；②足量氨基水杨酸类制剂治疗（一般2~4周）后，症状仍控制不佳者，特别是病变较广泛者，改为激素治疗；③硫嘌呤类药物适用于激素无效或依赖患者；④当激素及上述免疫抑制剂治疗无效，或发生激素依赖，或不能耐受上述药物治疗时，可考虑应用生物制剂治疗。

（3）重度溃疡性结肠炎：首选静脉用糖皮质激素。推荐剂量为：甲泼尼龙40~60 mg/d，或氢化可的松300~400 mg/d，剂量不足会降低疗效，但加大剂量并不会增加疗效。静脉足量激素治疗3~7 d无效时，应及时转换成生物制剂、环孢素等治疗；不恰当的拖延会大大增加手术风险；转换药物治疗4~7 d仍无效者，应及时转手术治疗。

2. 缓解期的维持治疗

该期治疗可用氨基水杨酸类制剂、硫嘌呤类药物和生物制剂。氨基水杨酸类制剂维持治疗的时间为3~5年或长期维持。硫嘌呤类药物和生物制剂维持治疗的疗程尚未有定论，需根据患者具体情况而定。

3. 外科手术治疗

（1）绝对指征：大出血、穿孔、明确或高度怀疑癌肿及组织学检查发现重度异型增生或肿块性损害，轻、中度异型增生。

（2）相对指征：重度 UC 伴中毒性巨结肠、静脉用药无效者；内科治疗症状顽固、体能下降、对皮质激素耐药或依赖者；UC 合并坏疽脓皮病、溶血性贫血等肠外并发症者。

（二）克罗恩病的治疗原则

1. 活动期治疗

（1）一般治疗：戒烟和营养支持治疗。营养支持首选肠内营养，不足时辅以肠外营养。

（2）轻度克罗恩病的治疗：首选氨基水杨酸类制剂，无效时按中度活动期 CD 处理。

（3）中度克罗恩病的治疗：首选激素，激素无效时推荐加用免疫抑制剂（如硫唑嘌呤或甲氨蝶呤），亦可使用生物制剂治疗。

（4）重度克罗恩病的治疗：静脉用激素为重度 CD 首选治疗药物，激素无效时，可应用生物制剂，亦可在一开始就用生物制剂。

2. 缓解期治疗

长期应用药物维持临床缓解，氨基水杨酸类制剂诱导缓解后，继续使用氨基水杨酸类制剂维持缓解，激素诱导缓解后常用硫唑嘌呤维持缓解，生物制剂诱导缓解者继续以生物制剂维持治疗。

3. 肛瘘的处理

有肛周病变者，药物首选生物制剂英夫利西单抗（IFX）。肛瘘无症状者无须处理，有症状者积极抗感染，首选环丙沙星和（或）甲硝唑。

4. 外科手术治疗和术后复发的预防

CD 患者当内科治疗无效或出现肠梗阻、腹腔脓肿、瘘管形成、急性穿孔、大出血等并发症时，考虑外科手术治疗。术后复发率高，如何预防术后复发，目前仍无共识可鉴，仍需内科规律用药。

六、护理原则

（一）常用护理诊断 / 问题

1. 排便形态的改变

腹泻：与肠道炎症导致肠黏膜对水钠吸收障碍及结肠运动功能失常有关。

2. 体温过高

体温过高与肠道炎症有关。

3. 疼痛

腹痛：与肠道炎症、溃疡有关。

4. 活动无耐力

活动无耐力与疾病活动期、长期卧床有关。

5. 营养失调

低于机体需要量：与长期腹泻及吸收障碍有关。

6. 焦虑

焦虑与频繁腹泻、体重下降、病程迁延不愈有关。

7. 水、电解质紊乱酸碱平衡失调

水、电解质紊乱酸碱平衡失调与营养物质摄入不足、体液丢失过多有关。

8. 体液不足

体液不足与肠道炎症致长期频繁腹泻有关。

9. 潜在并发症

潜在并发症包括中毒性巨结肠、肠穿孔、消化道大出血、上皮内瘤变，瘘管形成、腹腔脓肿、肠腔狭窄和肠梗阻、穿孔及癌变等。

（二）护理措施

1. 休息与活动

活动期减少活动，以休息为主；缓解期循序渐进适当增加运动量，注意运动个体化，避免过度运动增加胃肠蠕动继而导致腹泻、受伤等不良事件的发生。应加强患者的教育，避免患者心理压力过大，提高其依从性。对于病情反复活动者，应有终身服药的心理准备。存在抑郁或焦虑的患者，应请精神科会诊协同诊治；嘱患者严格按医嘱服药及定期医疗随访，严禁擅自停药。

2. 饮食护理

指导患者食用质软、易消化、少纤维素又富含营养，有足够热量的食物，以利于吸收、减轻对肠黏膜的刺激并供给足够的热量，以维持机体代谢的需要。活动期间暂禁食，全肠内营养治疗，后逐渐进食流质、半流质饮食，口服营养补充。缓解期饮食个体化，忌海鲜及生冷、硬、刺激性强的食物，根据饮食日记及食物过敏原测定结果选择最适合自己的食物，烹饪方式尽量选择蒸、煮，避免油炸。避免食用刺激性食物，忌食牛乳和乳制品。应注意为患者提供良好的进餐环境，避免不良刺激，以增进患者食欲。观察患者进食情况，定期测量患者的体重，监测血红蛋白、血清电解质和白蛋白的变化，了解营养状况的变化。IBD 患者均应控制烟酒摄入，CD 患者应尽快戒烟。

3. 肠内营养护理

肠内营养分口服营养补充（ONS）和管饲喂养两种方式。ONS 推荐选择在三餐中间，每次口服 200 ~ 250 mL，每日口服量超过 600 mL（或能量超过 600 kcal）时，推荐管饲喂养。管饲喂养包括鼻胃管、鼻肠管、胃造瘘或空肠造瘘，目前最常用鼻胃管喂养，其次为鼻空肠管。胃造瘘或空肠造瘘常见于外科。鼻胃管喂养期间的护理要点如下。

（1）营养液的选择：肠内营养制剂分为整蛋白型、短肽型和氨基酸型三大类，对于肠道病变严重或有严重消化吸收不良的 IBD 患者，选择氨基酸型或短肽型肠内营养制剂管饲喂养；对于肠道病变并不严重的患者，可选择性价比更高的整蛋白型进行 ONS。营养液配制好或者开封后，尽快使用，存放时间不能超过 24 h。

（2）鼻胃管的选择：因管饲喂养时，常选用氨基酸型或短肽型肠内营养制剂，营养液较稀薄，因此使用的鼻胃管为聚氨酯 CH8 号鼻胃管，按照产品说明书，一根聚氨酯胃管可最多使用 42 ~ 45 d，建议患者 30 ~ 40 d 更换鼻胃管。

（3）鼻胃管的置管：按照鼻饲操作中的要求进行鼻胃管置管，同时每次置管前充分与患者解释沟通，住院期间，教会患者自行鼻胃管置管及维护，以便于出院回家后继续管饲肠内营养治疗。

（4）输注方式的选择：整蛋白型营养制剂可进行 ONS，也可进行管饲喂养；氨基酸型或短肽型肠内营养制剂首选管饲喂养。管饲喂养首选营养泵连续输注，以 20~50 mL/h 开始，24 h 后，若无不耐受发生，以后每 8~12 h 增加 10~20 mL/h，逐渐至 80~100 mL/h。

（5）管饲喂养中的注意事项：妥善固定，防止滑脱移位、盘绕扭曲，做好导管标识，床头抬高 30~45°，确定管道在位并通畅，使用加热装置，喂养温度 38~40℃。保持导管通畅，开始和结束管饲喂养时，用至少 20 mL 温水冲洗导管。持续喂养时，每班冲洗喂养管 1 次，常规不宜从喂养管内注入口服药。喂养前后检查导管的刻度（与置入刻度相符），注意导管是否有移位。防止喂养管周围污染；注意管口的清洁，每日更换营养管路。

（6）常见并发症及其预防和处理：鼻胃管管饲喂养期间常见并发症及其预防和处理，见表 1-1。

表 1-1 鼻胃管管饲喂养期间常见并发症及其预防和处理

并发症	预防	处理
机械性并发症：黏膜损伤，导管堵塞/断裂/移位等	置管轻柔，胃管质量符合要求，双固定，定期冲管，每班查看胃管刻度	黏膜损伤时，可含服润喉糖，多饮水；发现导管堵塞等，拔管，更换鼻孔，重新置管
代谢性并发症：高血糖、电解质紊乱、肝功能异常等	肠内营养期间，注意检测，对于有糖尿病病史或血糖异常者，选择专用配方	血糖高者可使用胰岛素；电解质紊乱者，遵医嘱予以补充电解质；肝功能异常者，遵医嘱保肝治疗
营养液不耐受：恶心、呕吐、腹泻、腹痛、腹胀	喂养时床头抬高 30°，使用营养泵连续输注，严格按照喂养速度进行喂养，避免夜间输注	更换营养液品牌或类别
感染性并发症：误吸、肺部感染等	有高误吸风险者，采用幽门后喂养	雾化吸入，负压吸痰，遵医嘱抗感染治疗等

4. 用药护理

遵医嘱给予氨基水杨酸类制剂、糖皮质激素、免疫抑制剂和生物制剂治疗，以控制病情，缓解腹痛。注意药物的疗效及不良反应。

（1）氨基水杨酸类制剂（如美沙拉嗪、莎尔福、艾迪沙等）：可能引起轻微胃部不适，偶有恶心、头痛、头晕、皮疹，严重者可引起粒细胞减少及再生障碍性贫血。

（2）糖皮质激素：长期使用可引起骨质疏松、电解质紊乱、消化道出血、痤疮等副作用，需告知患者不可随意停药，防止反跳现象。

（3）免疫抑制剂（如硫唑嘌呤）：副作用有肝损害、白细胞减少、致畸、致突变等，应注意监测患者的白细胞计数。

（4）生物制剂：目前国内批准用于 IBD 的生物制剂有抗肿瘤坏死因子 α（TNF-α）抑制剂单克隆抗体（英夫利西单抗和阿达木单抗）、抗整合素单克隆抗体（维得利珠单抗）、抗白介素的单克隆抗体（乌司奴单抗）等，均需要 2~8℃冷藏、避光保存，拿取、配制及使用过程中，轻拿轻放、禁止摇晃，使用时粉剂用灭菌注射用水溶解，选择 9 号针头 10 mL 注射器抽吸药液，现配现用。生物制剂输注过程中，常见的不良反应是急性输液反应，如皮疹、瘙痒、恶心、腹痛，头痛，高血压或低血压，严重时可引起喉头水肿、过敏性休克等。一旦发生急性输液反应，应立即停止输液，更换输液器，保持输液通道通畅，生理盐水维持管路，必要时吸氧、心电监护等，遵医嘱快速准确用药。生物制剂治疗过程中，常见的不良反应是感染，因此每次用药前，均须排除细菌、真菌、病毒、结核等病原菌感染。英夫利西单抗输注护理专家共识见表 1-2。

表 1-2 英夫利西单抗输注护理专家共识

建议	推荐强度
1. 对甲氨蝶呤和（或）其他改善病情抗风湿药（DMARD）疗效不佳的患者应加用生物制剂，首选 TNF-α 抑制剂与甲氨蝶呤联合使用	A
2. 在输注英夫利西单抗前需要医师对患者做出评估	C
3. 在输注英夫利西单抗前需要医师与患方进行充分的沟通	C
4. 医师开具处方后，护士需要对患者进行评估，并进行相关信息登记	C
5. 输注生物制剂的场所应配备急救设备，输注生物制剂的护士应经过专职培训	C
6. 配制和输注英夫利西单抗应严格无菌操作，配制后及时输注	C
7. 输注 2 瓶及以上时，应先配制 1 瓶药液进行输注，若无不良反应，再配制其他药液	D
8. 英夫利西单抗配制时应遵守标准操作规程，观察药液质量。使用规定的针头及注射器规格，严禁用力振荡	C
9. 英夫利西单抗的输注应遵守标准操作规程，使用英夫利西单抗专用输液器、过滤器，不应与其他药物同时进行输液，输液时间不得少于 2 h，严格按时调整输液速度	C
10. 专职护士全程严密监控，观察患者有无输液反应和过敏反应；制订应急预案，以便及时处理相应的不良反应	C
11. 英夫利西单抗输注完毕后，应观察 30 min	C
12. 应对输注生物制剂的患者进行健康教育和回访	C

5. 病情观察

（1）重点观察患者的排便次数：观察患者腹泻的次数、性质、伴随症状，如发热、腹痛等。严重腹泻者要做好肛周皮肤的护理。注意观察大便的色、质、量，出现大出血时按照消化道大出血进行紧急抢救，积极做好术前准备。监测患者粪便检查结果。

（2）观察患者腹部体征：注意有无腹痛及腹痛的性质、腹部包块、腹水等，警惕并发腹腔脓肿、肠腔狭窄或梗阻、穿孔等。

（3）观察患者的体温情况：及时给予物理降温，必要时使用药物降温。出现高热时，应排查是否发生感染，必要时加用抗生素。

（4）肠外表现：观察有无肠外表现及肠外表现症状是否有改善。

（5）使用管饲肠内营养支持治疗者：观察是否存在腹泻加重、腹胀、腹痛、恶心、呕吐等营养液不耐受情况，腹泻者注意区分是疾病本身引起的腹泻还是肠内营养引起的腹泻，可通过减慢管饲喂养速度或暂停管饲喂养结合患者病情综合评定。重症患者还需注意观察有无误吸，防止吸入性肺炎的发生。

（6）全身情况：观察患者全身营养状况是否改善，贫血是否纠正，电解质紊乱是否存在及是否改善。

6. 并发症的护理

UC 常见并发症，如中毒性巨结肠、肠穿孔、下消化道大出血、肠梗阻、上皮内瘤变及癌变等。CD 常见并发症，如瘘管形成、腹腔脓肿、肠腔狭窄和肠梗阻、消化道出血、穿孔等。以上并发症均为疾病本身长期处于活动期，患者未规范治疗所致。发生并发症后应积极完善术前准备，行手术及抗感染治疗。注意观察腹部体征，注意有无腹痛、压痛、反跳痛、肌紧张、腹部包块等，警惕并发穿孔、出血、癌变等。重点观察排便次数，粪便的色、质、量，出现大出血时按照消化道大出血进行紧急抢救，积极备血，做好术前准备。

（陈亚梅　张春华）

参 考 文 献

［1］尤黎明，吴瑛 . 内科护理学［M］. 7 版 . 北京：人民卫生出版社，2022.

［2］吴惠平，付方雪 . 现代临床护理常规［M］. 北京：人民卫生出版社，2018.

［3］董卫国，丁一娟 . 炎症性肠病诊疗规范［M］. 北京：人民卫生出版社，2019.

［4］王昆华，缪应雷，李明松，等 . 炎症性肠病临床实践［M］. 北京：人民卫生出版社，2019.

［5］中华医学会消化病学分会炎症性肠病学组 . 炎症性肠病诊断与治疗的共识意见（2018 年，北京）［J］. 中华消化杂志，2018，38（5）：292-311.

［6］中国医药教育协会炎症性肠病专业委员会 . 中国炎症性肠病消化内镜诊疗共识［J］. 中华消化病与影像杂志，2021，11（1）：1-7.

［7］Kemp K，Dibley L，Chauhan U，et al. Second N-ECCO consensus statements on the European nursing roles in caring for patients with Crohn's disease or ulcerative colitis［J］. J Crohns Colitis，2018，12（7）：760-776.

［8］Kaplan G G. The global burden of IBD：from 2015 to 2025［J］. Nat Rev Gastroenterol Hepatol，2015，12（12）：720-727.

［9］Ng S C，Shi H Y，Hamidi N，et al. Worldwide incidence and prevalence of inflammatory bowel disease in the 21st century：a systematic review of population-basedstudies［J］. Lancet，2017，390（10）：2769-2778.

［10］Park J，Cheon J H. Incidence and prevalence of inflammatory bowel disease across Asia［J］. Yonsei Med J，2021，62（2）：99-108.

［11］张玉洁，梁洁，吴开春.炎症性肠病诊断与治疗的共识意见（2018年，北京）溃疡性结肠炎部分解读［J］.中华消化杂志，2018，38（5）：312-314.

［12］中国炎症性肠病诊疗质控评估中心，中华医学会消化病学分会炎症性肠病学组.生物制剂治疗炎症性肠病专家建议意见［J］.中华消化杂志，2021，41（6）：366-378.

［13］中华医学会肠内肠外营养学分会，中国医药教育协会炎症性肠病专业委员会.中国炎症性肠病营养诊疗共识［J］.中华消化病与影像杂志（电子版），2021，11（1）：8-15.

［14］风湿免疫疾病慢病管理全国护理协作组.英夫利西单抗输注护理专家共识（2014版）［J］.中华风湿病学杂志，2016，20（3）：193-196.

第二章

护理评估

第一节 护理评估的内容

护理评估是护士进行护理程序时应具有的最基础的能力，也是实施整体护理的保证。护理评估强调以整体护理理念为指导，全面、系统、客观、准确、动态地对炎症性肠病患者的健康资料进行收集、整理及分析，确定患者现存（或潜在）的护理问题（或护理诊断）的过程。护理评估的具体内容如下。

一、问诊

问诊是通过对炎症性肠病患者或照顾者开展有目的、有计划、系统的询问，从而获取患者健康史相关资料。问诊包括以下内容。

（一）基本资料

问诊基本资料包括患者的姓名、性别、年龄、职业、民族、籍贯、婚姻状况、文化程度、宗教信仰、家庭住址、医疗费用支付方式、入院时间、入院方式、入院诊断、电话号码、资料来源的可靠性及收集资料的时间等。

（二）主诉

主诉是指患者感觉最主要、最明显的症状或体征。主诉可用于初步判断病情轻重缓急，其包括但不局限于腹泻、黏液脓血便、腹痛、发热、消瘦、营养不良、口腔黏膜溃疡、外周关节炎等表现。

（三）日常生活状况

1. 膳食基本情况

了解患者每日餐次、进餐量、饮食种类、饮食与肠道症状的关系，以及有无食欲及体重等方面的变化。

2. 排便

了解患者排便的次数、量、形状、颜色，异常改变可能的原因；有无辅助排便、肠造瘘口等。

3. 休息与睡眠

了解患者每日睡眠是否规律、睡眠时间、辅助睡眠方式、睡眠质量等。

4. 日常生活活动与自理能力

了解患者有无自理能力受限、程度、原因，有无辅助用具；活动的方式、强度及持续时间等。

5. 个人嗜好

了解患者有无烟、酒、麻醉药品或其他特殊嗜好。若有，应了解有无戒除、应用的时间及摄入量。

（四）现病史

现病史包括：①起病情况和患病时间；②病因（环境、遗传、感染、免疫因素）及诱因（气候及环境变化、情绪、饮食失调等）；③主要症状的特点（腹痛的部位、性质、持续时间、程度、发作频率及进展情况等）；④伴随症状（腹胀、食欲减退、恶心、呕吐、发热、消瘦、贫血、深静脉血栓、骨质疏松等）；⑤病情的发展及演变，主要症状的变化或新症状的出现；⑥诊疗及护理经过，接受哪些诊疗及护理措施，效果如何，曾服用药物的名称、途径、剂量及时间，有无不良反应等；⑦症状对患者的影响：有无脱水、低钾或低钠及代谢性酸中毒表现；有无肛周皮肤完整性受损，或肛周瘘管及窦道等；休息和睡眠异常；有无营养不良；有无焦虑或抑郁等。

（五）既往史

既往史包括：①既往的健康状况；②曾患疾病的时间、主要表现、诊疗经过及转归；③有无创伤史、手术史以及住院经历和转归；④过敏史（有无对食物、药物或其他接触物的过敏史，如有，其发生时间、过敏原、过敏表现及处理情况如何）。

（六）个人史

1. 出生及成长情况

出生及成长情况包括出生地、居住地及居留时间；传染病接触史及预防接种史。

2. 月经史

青春期后的女性月经初潮年龄、周期及经期天数、经血量、颜色、有无痛经和白带异常及末次月经日期；绝经期妇女的绝经年龄。

3. 婚育史

婚育史包括婚姻状况、结婚年龄、性生活情况等。女性妊娠与生育情况（次数、年龄、人工或自然流产的次数、手术产及计划生育状况），有无受孕计划；男性需了解有无生殖系统疾病，是否有生育计划等。

（七）家族史

了解患者直系亲属包括父母、兄弟、姐妹及子女的健康状况、患病及死亡情况，注意有无遗传性、家族性、传染性疾病及相同疾病史等。

（八）心理社会状况

了解患者认知、情绪、对疾病的认识、生活及居住环境、家庭关系、社会支持系统等。

二、体格检查

进一步验证问诊中获得的有意义症状，大多为主观资料，而通过体格检查发现患者存在的客观资料体征，为确认护理诊断或问题提供客观依据。包括以下内容。

（一）一般状态检查

一般状态检查包括全身状态检查、皮肤检查和浅表淋巴结检查。

1. 全身状态检查

全身状态检查以视诊为主，包括生命体征、发育与体型、营养、意识状态、面容与表情、体位与步态等。

2. 皮肤检查

皮肤检查以视诊为主，包括颜色、湿度、温度、弹性、有无皮下水肿及皮肤损害（皮疹、压疮及皮下出血等），注意有无结节性红斑和坏疽性脓皮病等情况。

3. 浅表淋巴结检查

浅表淋巴结检查以触诊为主。检查耳前、耳后、枕颌下、颈前颈后、锁骨上窝、腋窝、滑车上、腹股沟和腘窝等部位的淋巴结大小、数目、硬度、有无肿大及压痛、活动度，以及局部皮肤有无红肿、瘢痕和瘘管等。

（二）头部检查

头部检查以视诊和触诊为主，包括检查头发、头皮、头颅及头面部器官检查。

1. 头发与头皮检查

头发与头皮检查包括头发的颜色、疏密度、有无脱发及其发生的部位、形状与头发改变的特点。头皮的颜色，有无头屑、头癣、疖痈、创伤、血肿及瘢痕，有无肿块及缺损。

2. 头颅检查

头颅检查包括大小及形态，有无运动异常。

3. 头面部器官检查

（1）眼：自外而内依次为眼睑、结膜、眼球、眼压、角膜、巩膜、虹膜、瞳孔、眼底及视功能检查等。注意有无虹膜炎、巩膜炎、葡萄膜炎等。

（2）耳：耳廓、外耳道、中耳、乳突、听力等。

（3）鼻：外形与颜色、鼻翼扇动、鼻腔（鼻腔黏膜、分泌物及通畅性）等，有无鼻出血；鼻窦有无压痛等。

（4）口：口唇、口腔黏膜、牙齿与牙龈、舌、咽、扁桃体和腮腺等，观察颜色，有无破损、糜烂、黏膜损伤；有无口腔溃疡等。

（三）颈部检查

颈部检查以视诊、触诊、听诊为主。检查颈部的外形与运动情况，以及颈部血管（颈静脉及颈动脉）、甲状腺及气管的情况。

（四）胸廓与肺脏

胸廓与肺脏检查按视诊、触诊、叩诊及听诊的顺序，先检查前胸部及侧胸部，再检查背部，注意两侧对比。

视诊内容包括胸廓外形、胸壁、呼吸运动、呼吸频率、深度和节律；触诊内容包括胸廓扩张度、胸壁压痛、语音震颤、胸膜摩擦音；叩诊内容包括肺部的叩诊音和肺界位置及移动范围；听诊内容包括呼吸音、语音共振及胸膜摩擦音等。

（五）乳房检查

乳房检查以视诊和触诊为主。观察两侧乳房的大小、外形及对称性；乳房皮肤有无红肿、下陷与溃疡；腋窝和锁骨上窝有无红肿、溃疡和肿块等。

（六）心脏检查

心脏检查按视诊、触诊、叩诊及听诊的顺序依次进行。视诊内容包括心前区外形、心尖冲动情况及心前区其他部位搏动情况；触诊明确心尖冲动的位置、强度与范围，有无震颤及心包摩擦感；叩诊了解心脏大小、形状及其位置；听诊包括心率、心律、心音、杂音及心包摩擦音等。

（七）血管检查

血管检查包括脉搏、血压、周围血管征和血管杂音，以触诊和听诊为主，早期发现动脉栓塞。

（八）腹部检查

腹部检查采取视诊、听诊、叩诊及触诊的顺序进行，也是炎症性肠病患者评估的重点。视诊内容有腹部外形、呼吸运动、腹壁静脉、胃肠型与蠕动波、腹部皮肤等；听诊内容包括肠鸣音、振水音和血管杂音；叩诊内容主要了解腹腔实质脏器的大小、位置及有无叩痛，胃肠道充气情况，腹腔内有无积气、积液和包块等，包括腹部、肝脏、肾脏、膀胱及移动性浊音等；触诊内容包括全腹触诊（腹壁紧张度、压痛、反跳痛）及脏器触诊（肝脏、脾脏、胆囊、膀胱）。若出现腹肌紧张、反跳痛、肠鸣音减弱等，应注意中毒性巨结肠、肠穿孔等并发症。

（九）肛门、直肠检查

肛门、直肠检查以视诊、触诊为主。应重点观察肛门及其周围皮肤的颜色与皱褶，有无皮肤损伤、黏液、脓血、溃疡、脓肿、外痔、肛裂及瘘管口等，通过肛诊了解肛门的紧张度、直肠壁有无触痛、黏膜是否光滑，有无肿块及波动感，指套表面有无血液、脓液或黏液，以此了解直肠有无炎症及组织破损等。

（十）脊柱、四肢与关节检查

脊柱检查通过视诊观察脊柱的弯曲度和活动度，通过触诊和叩诊检查有无压痛和叩击痛。四肢及关节检查以视诊和触诊为主，观察四肢与关节的形态，有无关节变形、肌肉萎缩、活动受限、疼痛、异常声响及摩擦感等，以此判断有无关节损伤（如外周关节炎、脊柱关节炎等）。

（十一）神经系统检查

神经系统检查包括脑神经检查、感觉功能检查（包括浅感觉、深感觉和复合感觉，以痛觉、触觉和温度觉为重点）、运动功能检查（包括肌力、肌张力、不随意运动和共济运动，以肌力、肌张力、震颤及手足搐搦为重点）、神经反射检查（包括浅反射、深反射、病理反射和脑膜刺激征）和自主神经检查（包括视诊皮肤黏膜和出汗，进行眼心反射、卧立试验、皮肤划纹试验、竖毛试验、发汗试验等）。

三、心理与社会评估

通过观察法、会谈法、心理测量学方法和医学检测法进行评估。心理评估包括对其认知功能、情绪与情感、应激与应对、健康行为及自我概念和精神信仰等的评估，以发现患者现存或潜在的心理健康问题；社会评估包括角色、家庭、文化和环境等的评估，以明确这些因素对患者健康状况的潜在影响，为其制订心理干预措施，促进患者的社会适应能力，为其身心健康提供依据。

四、实验室检查

运用实验室的各种方法和技术对患者的血液、体液、分泌物、排泄物等标本进行检查，获得反映病原学、病理学或脏器功能状态的相关资料。包括临床血液学检查、体液及排泄物检查、临床生物化学检查、临床免疫学检查、临床病原学检查及其他如染色体分析、基因诊断及床旁检查等。

五、心电图检查

尽早识别异常心电图，如房室肥大、心肌缺血、心肌梗死、心律失常、电解质紊乱或药物影响等。结合临床资料，及时处理。

六、影像学检查

运用 X 线、计算机体层摄影（CT）、血管造影、磁共振成像（MRI）、超声、核医学等各种成像技术使人体内部结构和器官成像，借以了解人体解剖与生理功能状况和病理变化，从而实现健康评估、疾病诊断、辅助治疗、预测预后的目的。CT 或磁共振肠道显像（CT/MR 或 CTE/MRE）可反映肠壁的炎症改变、病变分布的位置和范围、狭窄的存在、肠腔外并发症如瘘管形成、腹腔脓肿或蜂窝织炎等；盆腔磁共振可确定肛周病变的位置和范围，了解瘘管类型及其与周围组织的解剖关系；腹部超声对发现瘘管、脓肿和炎性包块有一定价值；胃肠钡剂造影及钡灌肠检查阳性率低，已被内镜及 CTE/MRE 代替。

七、消化内镜检查

消化内镜检查是 IBD 诊断和治疗不可或缺的基本诊疗方法和技术。可通过结肠镜、胶囊内镜、小肠镜和胃镜检查分别了解炎症性肠病患者下消化道、中消化道和上消化道的溃疡性病变、增生性病变、狭窄性病变和穿透性病变等病变种类；色素内镜、放大内镜和共聚焦内镜等检查能更好地显示消化道病变部位黏膜表面显微病变特征和黏膜层血管病变特征；超声内镜能显示消化道管壁全层以及管壁外网膜、系膜和淋巴结等影像特征。应根据患者的不同情况选择相应检查。

IBD 常用评估工具，见表 2-1。

表 2-1　IBD 常用评估工具

项目	评估工具	项目	评估工具
疾病活动度评估	改良 Truelove（UC）	血栓风险评估	Wells 评分
	Witts 疾病严重程度分型标准（UC）		Padua 评分
	改良 Mayo 评分（UC）		Caprini 评分
	克罗恩病活动指数（CDAI）	活动/运动	IPAQ 体力活动问卷
症状评估	炎症性肠病患者症状群评估量表		6 min 步行测试（6MWT）
疼痛	简明疼痛量表（BPI）	睡眠状况	匹兹堡睡眠质量指数（PSQI）
	视觉模拟量表（VAS）	性功能障碍评估	女性性功能指数（FSFI）
营养状况评估	营养风险筛查量表（NRS2002）	心理健康	国际勃起功能指数 -15（IIFE）
	营养不良通用筛查工具（MUST）		广泛性焦虑量表（GAD-7）
	主观评估：①整体营养状况评估表（PG-SGA）；②微型营养评定法（MNA）	健康相关生活质量	患者健康问卷抑郁量表（PHQ-9）
			医院焦虑抑郁量表（HADS）
	客观评估：①静态指标，包括身高、体重指数（BMI）、机体组成、三头肌皮褶厚度、上臂肌围、总蛋白、白蛋白；②动态指标，氮平衡、前白蛋白；③其他，维生素 D、血清铁和总铁结合能力、维生素 B_{12}、叶酸		贝克抑郁量表第 2 版（BDI-Ⅱ）
			贝克焦虑量表（BAI）
			炎症性肠病调查问卷（IBDQ），包括 32 条目炎症性肠病调查问卷（IBDQ-32）和简版炎症性肠病调查问卷

续表

项目	评估工具	项目	评估工具
疾病相关知识	健康调查简表（SF-36）	自我管理行为	炎症性肠病患者自我管理行为量表
	欧洲五维健康量表（EQ-5D）	疲劳	慢性病治疗功能评估-疲乏亚量表（FACIT-F）
	中文版克罗恩病与溃疡性结肠炎知识问卷（CCKNOW）		
用药依从性	Morisky用药依从性问卷（MMAS）		疲劳数字化评定量表（NRSs）

（朱秀琴　刘梅娟）

第二节　护理评估的方法与技巧

一、问诊

问诊时需保持环境安静、舒适和具有私密性，保护患者隐私，尊重、关心和爱护患者，恰当地运用沟通技巧，保证资料的全面性、真实性和准确性。问诊时应注意以下几点：①做好解释说明及自我介绍；②循序渐进，逐步展开，先从一般性易于回答的问题开始，再逐步深入了解本次患病的可能原因、症状特点及处理经过等；③采取适当的提问形式，避免暗示性提问；④避免使用医学术语，以免造成误解或交谈中断；⑤采取接受和尊重的态度，耐心启发，给予足够时间让患者思考和回答问题，但也不要强迫回答，密切观察患者躯体不适及情绪反应；⑥运用相应技巧帮助患者切入/重回主题；⑦善于用非语言性沟通技巧，如合适的距离、目光的接触、微笑与点头、必要的手势、触摸、沉默及倾听等；⑧及时核实信息，通过澄清、复述、反问、质疑等方法，获取有价值资料；⑨问诊结束时，应有所暗示或提示。

此外，还要注意患者出现情绪异常或病情危重、存在认知障碍、高龄或低龄等特殊情况下的问诊技巧，可根据生理—心理—社会模式有序进行，也可采取如下"功能性健康型态"的内容和顺序进行。

（一）健康感知与管理型态

健康感知与管理包括个人对健康状况的认识和感受，以及为维护自身健康所采取的健康照顾行为和计划。

（二）营养与代谢型态

营养与代谢型态包括营养状态、体液平衡、组织完整性和体温调节4个方面。

（三）排泄型态

排泄型态包括个人自觉排泄功能状态、排泄时间、方式、量和质的改变或异常，以及使用排泄辅助器具的情况。

（四）活动与运动型态

活动与运动型态包括个人日常生活活动、休闲娱乐、锻炼方式及与之相关的活动能力、耐力及生活自理能力。

（五）睡眠与休息型态

睡眠与休息型态包括个人对 24 h 中睡眠与休息质与量的感知、是否充分、促进睡眠的辅助手段及药物使用情况。

（六）认知与感知型态

认知与感知型态包括视觉、听觉、味觉、嗅觉、触觉和痛觉的感受，以及思维能力、语言能力、定向力与意识状态等。

（七）自我概念型态

自我概念型态包括个人对自身的个性特征、社会角色和身体特征的认识与评价，并了解其是否受价值观、信念、人际关系、文化和他人评价等因素的影响。如患者接受外科手术后造口、使用激素后自身形象发生很大变化等，均可能导致自身概念型态的变化。

（八）角色与关系型态

角色与关系型态包括个体对家庭、工作和社会角色的感知。

（九）性与生殖型态

性与生殖型态包括个人的性别认同、性角色行为、性功能及生育功能。

（十）压力与压力应对型态

压力与压力应对型态包括个体对压力的适应、认知、评价与应对方式。

（十一）价值与信念型态

价值与信念型态包括价值观、健康信念、人生观和宗教信仰等。

二、体格检查

护士运用自己的感官或借助听诊器、电筒、体温计、血压计、叩诊锤等简单的辅助工具对患者进行细致的观察和系统的检查，了解其身体状况，基本方法包括视诊、触诊、叩诊、听诊和嗅诊。

（一）视诊

视诊是护士通过视觉了解患者全身或局部状态有无异常的方法，其包括全身视诊和局部视诊。视诊时应在充足的自然光线下进行，对于搏动与轮廓的观察需在侧面光照下进行，可通过眼睛直接观察，也可借助器械如眼镜、耳镜等帮助。

1. 全身视诊

了解患者的全身状况，如年龄、性别、发育、营养、面容、表情、体位和步态等。

2. 局部视诊

了解患者身体各部分的变化，如皮肤与黏膜的颜色，头颅、胸廓、腹部、骨骼或关节的外形等。

（二）触诊

触诊是护士通过手与被检查部位接触后的感觉或观察患者的反应，来判断身体某部位有无异常的方法。触诊可分为浅部触诊及深部触诊两种方法。

1. 浅部触诊

浅部触诊利用掌指关节和腕关节的协同动作以旋转或滑动方式轻压触摸，可触及深度 1~2 cm。该方法用于检查腹部有无压痛、抵抗感、搏动感、包块或肿大的脏器。

2. 深部触诊

深部触诊用一手或两手重叠，由浅入深，逐步施加压力以达到深部，可触及深度可达 4~5 cm。该法包括三种方法：深部滑行触诊法，用于腹腔深部包块和胃肠病变的检查；双手触诊法，用于肝、脾、肾及腹腔肿物的检查；深压触诊法，用于阑尾压痛点、胆囊压痛点及反跳痛检查。

（三）叩诊

叩诊是用手指叩击或手掌拍击受检部位表面，使之震动产生音响，根据震动和音响的特点判断受检部位脏器有无异常的方法。叩诊音根据特点不同可将其分为清音、浊音、实音、鼓音及过清音。叩诊法可分为间接叩诊法及直接叩诊法两种。

1. 间接叩诊法

通过手指或捶叩诊，用于检查肝区或肾区有无叩击痛。

2. 直接叩诊法

用右手掌面直接拍击受检部位，用于胸部或腹部面积广泛的病变如积液、积气等。

（四）听诊

听诊是听取发自患者身体各部的声音，判断其正常与否的检查方法。听诊时要求环境安静、室温适宜。听诊可分为直接听诊法及间接听诊法两种。

直接听诊法用耳直接贴于受检部位体表进行听诊，用于某些特殊或紧急情况。间接听诊法借助听诊器进行听诊，用于心、肺、腹部听诊及血管音、关节活动音或摩擦音等。

（五）嗅诊

嗅诊是以嗅觉判断患者的异常气味与疾病之间关系的检查方法，包括汗液味、呕吐物、呼气味、痰液味、脓液味、尿液味、粪便味等。

三、查阅资料

查阅的资料应包括患者的病历资料、各种医疗护理记录及相关文献等。

（朱秀琴　刘梅娟）

参 考 文 献

［1］陈灏珠，钟南山，陆再英. 内科学［M］. 9版. 北京：人民卫生出版社，2018.

［2］尤黎明，吴瑛. 内科护理学［M］. 7版. 北京：人民卫生出版社，2022.

［3］孙玉梅，张立力，张彩虹. 健康评估［M］. 5版. 北京：人民卫生出版社，2022.

［4］中华医学会消化病学分会炎症性肠病学组. 炎症性肠病诊断与治疗的共识意见（2018年，北京）［J］. 中华消化杂志，2018，38（5）：292-311.

［5］中国医药教育协会炎症性肠病专业委员会. 中国炎症性肠病消化内镜诊疗共识［J］. 中华消化病与影像杂志（电子版），2021，11（1）：1-7.

第三章

临床表现及其护理

第一节　消化系统表现及其护理

一、腹痛

（一）概述

腹痛是 CD 患者最常见的症状，这与肠内容物经过炎症狭窄的肠段引起局部肠痉挛有关，多位于脐周或右下腹，呈痉挛性阵痛且间歇性发作，进餐后加重，排便或排气后缓解。如持续腹痛，则提示腹膜炎或腹腔脓肿形成。UC 患者多为左下腹或下腹阵痛，也可波及全腹。轻度或缓解期患者多无腹痛，活动期有轻中度疼痛，有疼痛—排便—缓解的规律，多伴里急后重感，如并发中毒性巨结肠或腹膜炎时，呈持续性剧痛。

（二）护理措施

1. 病情监测

进行疼痛评分，判断疼痛程度；观察腹痛的性质、部位、持续时间及伴随症状；腹痛加重及性质发生变化时，需警惕并发症的发生。

2. 用药护理

大多患者为激素依赖，注意不得随意减量或停药；注意忌用止泻剂、抗胆碱能药物、阿片类制剂、NSAID 等，以避免诱发结肠扩张。不可随意使用镇痛药，观察药物不良反应。

3. 非药物缓解疼痛方法

可局部热敷（疑有肠穿孔及腹腔脓肿者禁忌）、针灸止痛等，行为疗法如正念呼吸、冥想、音乐疗法等。

4. 生活护理

中重度腹痛患者卧床休息，取舒适体位，随时观察并满足生活所需，做好生活护理。剧烈腹痛烦躁不安时，需采取防护措施，预防跌倒/坠床等意外伤害。

二、腹泻和黏液脓血便

（一）概述

反复发作的腹泻、黏液脓血便是 UC 患者的典型症状。本病多数起病隐匿、缓慢，病程较长，发作与缓解交替，少数症状持续并逐渐加重。CD 患者病情轻重不一，按临床严重程度可分为：轻度，腹泻<4 次/日，便血、贫血轻或无；重度，腹泻≥6 次/日，有明显黏液脓血便；中度，介于轻度与重度之间。

（二）护理措施

1. 病情监测

监测患者的体重、血红蛋白、血清电解质、血清白蛋白等，了解患者营养状况变化。临床表现和肠镜改变均不典型者，需随访 3~6 个月，观察病情变化；典型者则需及时进行临床干预；病程 8 年以上的广泛结肠炎或 15 年以上的左半结肠炎每 2 年应行结肠镜检查。

2. 用药护理

按医嘱服药并定期医疗随访，不宜擅自停药；反复病情活动者，应有终身服药的心理准备。对于激素和抗 TNF-α 抑制剂单克隆抗体疗效不佳的患者，整合素拮抗剂维多珠单克隆抗体是较好的选择，应注意观察药物不良反应。

3. 营养与饮食

遵医嘱进行营养治疗。禁食患者需保证肠内及肠外途径的营养支持，补充水分及电解质；缓解期可予以富营养、易消化少渣饮食及相应的能量供应，蛋白质需要量为 1.0 g/（kg·d），极度营养不良、重症患者体温每升高 1℃，静息需要量增加 10%~15%。此外，可适当增加维生素 C 摄入，维生素 C 能够增强机体免疫功能，具有强大的抗氧化能力，改善机体的氧化损伤。

4. 生活护理

做好皮肤护理。注意臀部及肛周皮肤护理，保持肛周皮肤干燥，及时更换潮湿的被服。每次大便后用柔软的纸巾擦净肛周皮肤，并用温水洗净，避免使用碱性皮肤清洁品，局部涂皮肤保护剂，预防失禁性皮炎。患者不宜长期饮酒；充分休息，调节情绪，减轻心理压力。

三、腹部包块

（一）概述

腹部包块一般是指腹腔内可被触及的异常包块，是由于腹腔内器官或组织异常肿大、增生、粘连或移位引起。UC 患者极少发生肠道粘连，一般无法扪及腹部包块，而 CD 患者腹部包块比较明显，见于 10%～20% 的患者。CD 腹部包块以右下腹与脐周为多见，是由肠粘连、肠壁与肠系膜增厚、肠系膜淋巴结肿大、内瘘或局部脓肿形成所致。

（二）护理措施

1. 用药护理

遵医嘱采用抗生素、激素治疗，根据病情选择使用水杨酸制剂、免疫抑制剂及生物制剂，注意观察药物不良反应。

2. 病情监测

密切监测腹部包块的部位、范围、硬度及伴随症状，如出现腹绞痛、压痛及肠鸣音亢进或消失，考虑是否合并肠梗阻、肠穿孔等，应及时通知医师处理。

3. 饮食指导

急性活动期，予流质或半流质饮食，少食多餐，病情好转后改为富营养、易消化的少渣饮食，不宜过于辛辣，注意饮食卫生，避免肠道感染性疾病。

4. 其他

内科治疗效果不理想、药物副作用大、不能耐受或出现并发症者可考虑手术治疗，做好术前准备及术后护理。

四、瘘管形成

（一）概述

克罗恩病（CD）是一种透壁性炎症疾病，病程特点是反复发作与缓解。CD 为肠道全层性炎症，透壁性炎性病变穿透肠壁全层至肠外组织或器官形成瘘管，瘘管分为内瘘和外瘘。内瘘可通向其他肠段、肠系膜、膀胱、输尿管、阴道及腹膜后等处；外瘘可通向腹壁或肛周皮肤。瘘管是 CD 较为常见且特异的临床表现，约有 50% 的 CD 患者在确诊后 5 年内会并发狭窄或瘘管。

（二）护理措施

1. 用药护理

首要措施是控制感染，除及时给予广谱抗生素抗感染和免疫抑制剂以外，早期还应给予生物制剂，可预防瘘管转变为复杂型，并使部分瘘管愈合。英夫利西单抗（IFX）是目前临床证实对于 CD 有效的生物制剂，已被广泛应用于一线治疗中。须告知患者严格遵医嘱用药的重要性。

2. 手术治疗护理

外瘘、内瘘并伴有感染的临床症状时一般需要手术治疗，25%～30% 的患者需要手术治疗。生物制剂结合非切割挂线治疗可显著改善引流效果，将手术引流和生物治疗相结合，提高治疗效果。CD 肛瘘（perianal fistulizing Crohn's disease，pfCD）

手术时机的选择至关重要。在 CD 活动期、伴营养不良和激素依赖时，实施确定性手术会导致手术失败、排便失禁等不良后果。对于 CD 活动期表现的肛周脓肿或瘘管继发感染，应立即挂线引流或置管引流，以阻止脓肿再次形成。确定外科手术则应在 CD 缓解期进行。无论是活动期还是缓解期手术均应遵循"损伤最小化"的原则，最大限度地保护肛门功能。做好术前准备及术后护理。

3. 营养护理

禁食辛辣、高纤维、刺激性食物；日常饮食过程中以柔软、易消化、高热量食物为主；贫血患者可口服或静脉补铁；感染和临床症状较重者需禁食，除常规补液治疗外，肠内营养（EN）是 CD 的主要治疗措施之一，既能控制炎性活动，又能诱导和维持缓解，促进黏膜愈合。CD 合并肠内外瘘的营养支持治疗方案，取决于瘘口解剖部位、大小，以及旷置肠管长度。低位肠外瘘可利用瘘口以上肠管实施 EN；高位高流量（≥500 mL/24 h）肠外瘘可将收集的消化液输入瘘口以远的小肠，同时给予 EEN；低位肠内瘘症状轻者及高位内瘘（如胃或十二指肠 / 结肠内瘘）且瘘口较大引起短路症状者，推荐将营养管置于瘘口以下空肠进行 EEN。旷置肠段较短或瘘口较小的肠 – 肠内瘘者，如果短路症状不明显，可以按照一般原则给予 EN。肠 – 膀胱瘘及肠 – 阴道瘘者，如漏出量不大，症状不严重，使用低渣肠内营养制剂进行 EN，同时口服喹诺酮或咪唑类抗生素可以改善感染症状。营养治疗过程中应密切监测相关并发症。

4. 病情监测

临床症状具有主观性、不可量化测量的特点，应结合盆腔 MRI、经会阴超声和超声内镜监测，实现更精准的诊断和预测；早检测、早发现、早预测，有助于合理制订和调整治疗方案，可更有效地促进症状缓解，提高疗效。

5. 心理护理

长期治疗产生的医疗费用容易加重患者家庭经济负担，患者容易产生自责、愧疚等不良心理。另一方面，由于频繁排便、经常腹痛，病程长，导致承受病情折磨的时间长，社会功能受损严重，容易促使患者产生无助等消极情绪。良好的社会支持，及时给予物质或精神上的援助，可缓解患者内心愧疚、自责等负性心理，增强患者战胜疾病的信心，帮助其树立积极向上的心态。家庭功能良好时，家庭各成员间关系密切，家庭成员能够及时听取患者的意见和要求，从而采取相关干预措施，同时，患者也可以及时从家庭各成员中寻求情感支持，缓解其心理应激反应，避免不良心理问题，进而改善患者肠道状况及生活质量。

6. 健康教育

保持皮肤清洁、干燥，皮肤被侵蚀时可用氧化锌软膏、凡士林涂抹；定期检查，如出现腹痛、腹胀、腹部包块，应及时就诊。

五、肛周病变

（一）概述

肛周是 CD 患者易累及的部位，常表现为肛瘘、肛裂、肛周脓肿，有时肛周病变可作为 CD 的首发症状。25%～80% 的成人 CD 患者合并肛周病变，其中克罗恩病肛瘘的患病率最高，占 17%～43%。CD 肛瘘患者肛周疼痛、瘙痒、脓性分泌物增多，时常伴有异味，严重影响患者的生活质量。

（二）护理措施

1. 一般护理

为患者提供舒适安静的休养环境，保持病室的空气清新，定时通风换气，减少人员探视，嘱患者多休息，避免劳累，保证充足的睡眠时间。

2. 用药护理

遵医嘱给予氨基水杨酸类制剂、激素、免疫抑制剂等治疗，此外，生物制剂对肛瘘的治疗有效。密切观察用药作用及不良反应，及时对症处理。

3. 切开引流的护理

无论高位、低位肛瘘、内口明确者、内口以下均做放射状切开引流；内口不明确者，根据 Goodsall 规则及腔隙位置判断可疑内口处，做放射状切开引流。对高位部分及支管、支腔均采用传统中医挂线方法以橡皮筋引流，但均不做切割挂线。引流要充分，不留死腔。

4. 术后创面的观察及护理

术后嘱患者卧床休息，避免过度活动。保持创面清洁，加强巡视，密切观察敷料有无渗血、渗液，注意区分陈旧性血液与创面新鲜出血。为避免大便摩擦创面引起的出血和感染，应告知患者术后 24 h 内尽量不解大便。若解大便，叮嘱患者切勿久蹲或用力过猛，每次大便后用柔软手纸擦拭，并协助患者用温水充分清洗创面。通常情况下，创面会伴有少量渗血，便时有少许滴血现象，对创面稍稍按压即可止血。若出血量较多时，应及时报告医师，做好抢救工作。肛周渗液较多时，及时换药并连接造口袋，并根据渗液量多少，及时倾倒或更换。

5. 皮肤护理

用温清水为患者清洗肛周，保持其清洁干燥，涂无菌凡士林或抗生素软膏保护皮肤以促进伤口愈合。

6. 心理护理

开展多种形式的心理健康教育，提高患者对各项治疗、护理的依从性及满意度，如开展座谈会、病友会、QQ 群聊、微信群聊等，让患者间进行更多地交流，共享经验、感悟及各类优质资源。患者间彼此激励、支持，能够减少各类负性情绪的发生，减少各类护理不良事件的发生，促进患者早日康复。

（莫焱　师瑞月）

第二节　肠外表现及其护理

炎症性肠病临床表现多样，患者除了会出现腹痛、腹泻、黏液血便、脓肿、瘘管形成及全身症状外，还可能会出现肠外表现（extra intestinal manifestation，EIM）。EIM 是位于肠道外的炎症性病变，可累及多个系统，如皮肤病变、骨关节病变、眼部病变以及口腔、肝、胆、胰、肾、肺等病变。随着疾病的进程，已有肠外表现的患者，发生其他肠外表现的可能性有增加的趋势。国外研究表明，EIM 的发生率为 6%~50%，其中 UC 的发生率为 15%~20%，CD 的发生率为 20%~40%。其发生机制尚不清楚，可能与遗传易感性、自身免疫因素有关，也可能是细菌感染及药物副作用的结果，或者与 IBD 与其 EIM 间存在共同的风险基因及生物学通路有关，还可能与抗原交叉反应、共有自身抗体有关。也有学者认为肠黏膜 T 淋巴细胞归巢是 IBD 患者出现 EIM 的重要机制。EIM 可伴随肠道炎症活动出现，也可在 IBD 之前、之后发生，或与 IBD 活动程度呈无相关性。护理人员应正确识别患者的肠外表现，并给予及时的干预和护理，促进疾病缓解，提高患者生活质量。

一、皮肤病变

（一）概述

IBD 患者的肠外表现中，皮肤病变发生率高，且容易被发现，多由基因、免疫、肠道微生态、环境共同作用，使遗传易感个体对肠道内抗原产生异常免疫反应所致。皮肤活检可示弥漫嗜中性粒细胞浸润，因此 EIM 的皮肤病变又称急性发热性嗜中性皮肤病。有研究表明，EIM 与疾病活动性、肠道病变分布相关，重度、广泛结肠受累者更易出现皮肤病变。EIM 皮肤病变主要分为反应性皮肤表现、免疫相关性皮肤表现、营养不良及治疗引起的皮肤表现四大类。

反应性皮肤表现包括坏疽性脓皮病（pyoderma gangrenosum，PG）、肠吻合 - 关节炎 - 皮炎综合征（bowel-associated dermatosis-arthritis syndrome，BADAS）等，其在 UC 中的发病率高于 CD。免疫相关性皮肤表现包括结节性红斑（erythema nodosum，EN）、银屑病、自身免疫性大疱性皮肤病、多形性红斑、荨麻疹、扁平苔藓等。营养不良在 IBD 患者中常见，营养不良导致的皮肤表现：锌缺乏引起肠病性肢端皮炎，多见于 CD；必需脂肪酸缺乏引起干皮病和湿疹；烟酸类维生素缺乏引起糙皮病；氨基酸和蛋白质吸收不良导致毛发和指甲疾病；维生素 C、维生素 K 缺乏引起紫癜；维生素 B 缺乏引起口腔炎、舌炎、唇角炎等。同时 IBD 患者治疗常用的药物，如氨基水杨酸类制剂、糖皮质激素、抗菌药物、免疫抑制剂和生物制剂等均可引起皮肤病变。有研究显示，IBD 患者接受 TNF 治疗后，约 22% 出现皮肤病变，近一半发生在用药后的 1.9 年。治疗导致的皮肤损害，表现为药疹、荨麻疹、痤疮、多形性红斑、剥脱性皮炎、大疱性皮肤病、银屑病等。患者皮肤病变表现多样，护理人员应掌握常见皮肤病变的特征并给予针对性的护理干预。

（二）护理措施

1. 病情监测

（1）评估要点：评估皮肤病变的部位、范围、程度、颜色、有无皮疹、水疱大小和形态、渗液的颜色和量、糜烂、红肿情况等；评估患者有无瘙痒、疼痛等自觉症状。发现皮肤异常时，及时与医师沟通，联系皮肤科会诊，必要时可行皮损组织取材检查。

（2）坏疽性脓皮病的监测要点：能够识别 PG 典型的皮肤表现。观察包括外生殖器在内的全身各处部位，重点关注下肢胫骨、造口附近、口腔周围、面部是否出现皮肤异常，尤其是 IBD 活动期的患者。PG 的特点为：初发为小丘疹、水疱、脓疱，逐渐增大融合成浸润性斑块，随后出现溃疡。典型表现为火山口样洞穴，底部可见脓液的瘘管，表面有黄绿色脓液，边界清楚，呈紫红色或蓝色，可伴有疼痛。

（3）肠吻合 – 关节炎 – 皮炎综合征的监测要点：BADAS 主要发生于肠道短路术后。重点观察外科术后患者是否出现红斑、斑丘疹、脓疱、结节性红斑样皮损，重点关注四肢近端和躯干部位皮肤。患者出现发热、寒战、肌肉酸痛等流感样症状，需要警惕可能为皮损出现前的前驱表现，出现皮损常提示病情加重或复发。

（4）结节性红斑的监测要点：EN 易于辨认，若患者出现隆起、有触痛、红色或者紫色、直径为 1～5 cm 的圆形或椭圆形边界不清且伴有局部皮温升高的皮下结节，且颜色由鲜红色变为紫红色，最后变为棕黄色则基本可以确认为 EN。重点观察四肢伸肌的皮肤，特别是胫骨前区，膝、踝、臂或躯干。有研究表明，活动期、女性、病程≤2 年的患者更易出现结节性红斑，为重点关注对象。

（5）银屑病的监测要点：以鳞屑、薄膜、出血点为重要特征，一般刮去鳞屑时出现薄膜现象。常伴不同程度的瘙痒，症状典型，易于辨别。

（6）治疗导致的皮肤表现监测要点：长期用药治疗的患者，应注意观察有无皮肤异常的情况，皮肤干燥常为初始症状，需引起重视。

2. 用药护理

（1）坏疽性脓皮病用药护理：需联合治疗。遵医嘱予局部和（或）全身应用糖皮质激素治疗，甲氨蝶呤和硫唑嘌呤可作为激素撤退后的维持治疗药物，环孢素或他克莫司静脉注射可用于病情严重及激素治疗抵抗者，也可采用肿瘤坏死因子拮抗剂治疗，如英夫利西单抗、阿达木单抗。注意观察药物不良反应，如糖皮质激素可能出现胃肠道等不良反应、甲氨蝶呤和硫唑嘌呤可能出现肝、肾功能损害等不良反应。

（2）肠吻合－关节炎－皮炎综合征的用药护理：其发病机制为肠道细菌过度生长并释放抗原，形成免疫复合物沉积在皮肤炎症反应。遵医嘱系统性应用糖皮质激素和抗菌药物，免疫抑制剂和生物制剂治疗。伴有关节炎者，遵医嘱使用非甾体抗炎药（NSAID）缓解症状，注意观察用药期间，病情是否加重。

（3）结节性红斑的用药护理：预后较好，治疗原发性肠道炎症后，症状基本可缓解。部分未经治疗的患者可在 3～6 周自发消退。症状严重者，遵医嘱使用类固醇激素、抗病毒、免疫抑制剂药物治疗。对于伴发顽固性、难治性的结节性红斑患者，使用生物制剂有效，其他治疗药物包括秋水仙碱、羟氯喹、碘化钾等同样有效。当EN 发生于 UC 缓解期时，遵医嘱予口服低剂量糖皮质激素可迅速缓解皮肤病变。

（4）银屑病的用药护理：皮肤损害轻微者，遵医嘱给予局部皮质类固醇、水杨酸和维生素 D 类似物。皮肤损害严重者，遵医嘱给予类视黄醇、甲氨蝶呤、环孢素和 TNF-α 拮抗剂治疗，由于 TNF-α 拮抗剂治疗而诱导银屑病样病变的患者，停药后皮损通常会消退。

（5）营养不良导致的皮肤病变用药护理：遵医嘱予抽血化验明确缺乏的营养素成分，补充相应营养素可缓解。

（6）治疗导致的皮肤病变的用药护理：一般不必更改治疗方案或停药，局部外用类固醇等药物可控制，也可使用保湿剂、维生素 D 同类物或光照疗法。

3. 对症护理

（1）创面的护理：水疱直径 > 1 cm 时，可先穿刺抽液，再外涂药膏。水疱破溃后保持创面清洁干燥，避免继发感染，可覆盖保湿敷料以促进愈合。溃疡周围皮肤可外用氧化锌软膏，涂药时注意手卫生，保护患者隐私，寒冷季节注意保暖。头部脓疱者，需剪发暴露病变部位，清洁后予聚维酮碘溶液外涂。肠造口周围皮损，清创后予藻酸盐、银离子敷料填塞再使用造口袋。有坏死组织时，可进行清创，必要时联系外科处理。

（2）根据病变不同部位给予不同指导：病变发生在下肢时，指导患者减少行走，合并局部水肿时，可抬高腿部；发生在上肢时，避免在病变部位穿刺，避免病变部位皮肤受压；发生在躯干时，避免穿着化纤、皮毛制品衣物。

（3）皮肤护理：避免病变区域接触性刺激，禁止挠抓、摩擦病变部位皮肤，必要时可用无菌纱布覆盖病变区域。部分皮损可采用超短波等物理治疗。指导患者穿宽松、质软、透气的衣服，皮肤有出血点时，指导患者避免用过热或过冷的水洗澡。皮肤敏感者注意防晒，避免日光及紫外线直接照射。

（4）营养不良的护理：因营养不良导致皮肤表现患者，指导其均衡饮食，勿食辛辣、生冷、刺激性食物，多食维生素、蛋白质、铁和锌含量丰富的食物，如新鲜的水果蔬菜、豆制品、鸡蛋、瘦肉、鱼类、红枣、动物血等。

4. 生活护理

因皮肤损害而导致患者自理能力下降时，应协助患者生活护理，满足患者的需求，提高患者的舒适性；渗液及脱屑较多时，及时更换污染的床单、被套、病服。

5. 心理护理

皮肤病变对患者的自我形象及学习、工作、生活造成较大的影响，患者可能会出现焦虑、沮丧、悲观等情绪。护理人员应主动关心患者的感受，告知患者皮肤损害出现的原因及常规治疗方法，多安慰并提供力所能及的帮助，缓解其紧张、焦虑的情绪。

二、骨关节病变

（一）概述

骨关节病变是 IBD 患者常见的肠外表现之一，发病机制尚不明确，可能与肠上皮的防御作用受肠道屏障、先天免疫及适应性免疫的影响有关。在关节中检测到 IBD 相关的抗原 DNA，也可能为肠道炎症激活肠道细胞、巨噬细胞释放细胞因子及血管活性物质等，在淋巴系统和血液系统的循环下，作用于骨关节，引起骨关节的病变。但也有人认为肠道炎症可以使肠壁成为穿透大量微生物以及内源性和外源性抗原的通道。

骨关节病变分为外周关节病和中轴关节病。牛津大学科研团队将 IBD 外周关节病分为两种类型：Ⅰ型和Ⅱ型。Ⅰ型（少关节型），急性起病，通常情况下受累关节数 < 5 个，一般无关节破坏，常受累的关节有踝、膝、髋、腕及肘肩关节等，呈非对称性，多为急性关节炎表现，局部疼痛、肿胀、活动受限，呈自限性（一般持续数周，数月者少见）。Ⅱ型（多关节型），慢性起病，双侧对称性，通常累及小关节数 > 5 个，表现为关节痛。Ⅱ型关节炎与葡萄膜炎风险增加有关，因此积极控制 IBD 相关的关节病可降低其他肠外表现的发生率。

中轴关节病包括骶髂关节炎和脊柱炎，强直性脊柱炎表现为慢性炎性背痛、晨僵、脊椎弯曲受限，疾病后期出现胸部扩张受限。

（二）护理措施

1. 病情监测

评估受累关节位置、个数、有无红肿热痛及活动受限等，观察患者的精神状态、体态、步态，是否影响日常生活和自我照顾能力；监测血钙、维生素 D 水平；进行骨密度、骨 X 线等检查。

2. 用药护理

遵医嘱使用非甾体抗炎药，需注意非甾体抗炎药有加剧 IBD 的潜在风险，对于难治性或不能耐受非甾体抗炎药的患者，遵医嘱使用抗 TNF-α 药物。非甾体抗炎药选用塞来考昔、塞来昔布安全性更高，用药期间注意观察不良反应，如有无出现腹痛、恶心、呕吐等胃肠道反应，长期服用可增加消化道穿孔、出血的风险，还可能出现头晕、头痛、失眠、嗜睡等神经系统不良反应，部分患者可能出现造血功能异常。对于长期处于活动期的 IBD 患者应根据相关治疗指南进行治疗，以避免长期的类固醇治疗，防止骨质流失。遵医嘱补充钙和维生素 D，建议使用钙（500~1 000 mg/d）和维生素 D（800~1 000 IU/d），如果已知维生素 D 缺乏，则需要增加剂量。

3. 局部护理

一般关节病变会伴随肠道治疗而好转。不主张早期冰敷后期热敷，注意关节的保暖，避免冷敷、浸泡冷水等。注意保护关节，上肢关节受累时，避免提重物、过度家务劳动等，下肢关节受累时，避免过度行走、爬山、爬楼梯等增加关节负担的运动，行走不便时可使用拐杖辅助行走。急性期避免刺激关节，不建议采用按摩、针灸等方法，必要时，可采用理疗等方法缓解。中轴关节病患者可采取积极物理治疗，疼痛明显可以考虑局部注射糖皮质激素，近年来，较多研究证实生物制剂治疗中轴关节病的有效性。

4. 饮食护理

饮食不受限制的患者，多食含硫食物，如芦笋、鸡蛋、大蒜、甘蓝、卷心菜等；多食含组氨酸食物，如稻米、小麦等；多食高钙食物，如牛奶、豆制品等；多食富含维生素 D 食物，如蛋、鱼肝油等。急性期患者应减少铁的摄入，不用铁锅烹饪，禁服铁剂和含铁的复合维生素，减少含铁丰富食物摄入，少食动物内脏、动物血、红枣等；少食生物碱丰富的食物，如西红柿、土豆、茄子、辣椒等。

5. 生活护理

关节疼痛明显或活动受限的患者，应卧床休息。关节肿胀明显时，应抬高患肢，指导患者减少受累关节的使用，必要时协助患者做好生活护理。下肢关节受累且活动受限时，须采取防护措施，预防跌倒/坠床等意外伤害。指导患者循序渐进地进行关节功能锻炼。

6. 心理护理

护理人员应密切观察患者的情绪变化，主动关心患者，告知患者骨关节病变为自限性，缓解其烦躁、紧张、恐惧的情绪。

三、眼部病变

（一）概述

眼部病变与其他肠外表现相比较少见，因缺乏特异性表现，常被忽视。2016 年希腊的一项大型回顾性研究表明，IBD 的眼部病变好发于女性（54.55%）和 CD 患者（81.82%）。眼部病变的发病机制尚不明确，主流观点认为可能与肠道炎症产生的抗原 – 抗体复合物在眼部沉积、巨噬细胞介导的自噬紊乱、自身免疫反应、遗传易感性等有关，临床表现以表层巩膜炎、巩膜炎和葡萄膜炎最常见，其他如视网膜炎、脉络膜炎、视神经炎较少见。表层巩膜炎的典型表现为眼红（单眼多见）、轻度疼痛或压痛、畏光、流泪，偶伴眼睑水肿，与疾病活动期有关，可随肠道症状的缓解而缓解。巩膜炎发病率不到 1%，主要表现为眼红（可呈紫红色、蓝色）、重度眼痛并可放射到面部及头部、夜间加重、视力下降等，严重时可发生巩膜穿孔，有致盲性，需积极治疗。葡萄膜炎发病率为 5%～10%，可在疾病任何期间出现，症状重，可致盲。急性前葡萄膜炎表现为眼痛、畏光、流泪及视力减退等表现；中间葡萄膜炎可出现眼前黑点飘动、视力减退等；后葡萄膜炎可出现暗点、视物变形及视野缺损等。吸收不良性眼病，主要表现为夜盲症和眼干燥症，与 IBD 炎症导致胃肠道的吸收不良，或手术治疗后短肠综合征致使维生素 A 吸收不足有关。IBD 的眼部病变复杂多样，容易被忽视，需要注意观察，及早识别，及早干预，改善预后，避免出现致盲等严重不良结局。

（二）护理措施

1. 病情监测

评估患者是否出现眼睛发红、流泪、畏光、疼痛、巩膜水肿、视力减退、视野缺损、暗视力下降、眨眼次数增多、分泌物变化等症状；发现眼部异常情况，及时报告医师，联系眼科会诊，完善眼部裂隙灯检查、眼压及视力测量等检查。

2. 用药护理

（1）孤立性巩膜外层炎：呈自限性，一般不需要治疗。有症状患者，遵医嘱给予滴眼液、人造泪滴等对症处理，使用滴眼液注意手卫生，预防交叉感染；症状严重者，遵医嘱予局部使用类固醇激素或口服非甾体抗炎药，注意观察药物不良反应。使用非甾体抗炎药可能会加重胃肠道症状及诱发白内障、青光眼，应避免长期使用。合并感染者，遵医嘱使用抗病毒药物，定期监测肝、肾功能；使用散瞳眼药水滴眼后要压迫泪囊区 2～3 min。

（2）巩膜炎：一般需全身治疗。轻症患者，遵医嘱予口服非甾体抗炎药，但急性活动期时慎用；重症患者，遵医嘱予类固醇激素或免疫抑制剂全身性治疗，用药期间注意观察和监测药物不良反应。

（3）葡萄膜炎：遵医嘱予使用散瞳药，在此基础上予局部或全身使用类固醇激素和免疫抑制剂。环孢素、硫唑嘌呤、柳氮磺吡啶及抗 TNF-α 药物可有效治疗 IBD 及其相关的眼部表现，英夫利西单抗及阿达木单抗可用于葡萄膜炎的治疗，密切观察是否加重眼部肠外表现。

（4）吸收不良性眼病：遵医嘱予口服维生素 A 补充剂。长期使用激素、氨基水杨酸类制剂、免疫抑制剂、生物制剂等药物的患者，可能会诱发药物相关性眼病，需要密切观察，一旦发现异常，及时报告医师，停用相关药物，避免进一步的损害。行肠切除术后的患者，易发生短肠综合征，需要常规补充维生素 A。

3. 对症护理

有畏光症状的患者，指导其户外活动时戴有色眼镜保护；视力减退、视野缺损的患者，尽量卧床休息，做好防护措施，预防跌倒、坠床、撞伤、烫伤等意外伤害，协助生活护理。

4. 饮食护理

清淡饮食，勿食油炸、生冷、辛辣刺激的食物，多吃维生素 A、维生素 E、锌含量丰富的食物，如胡萝卜、南瓜、鸡蛋、瘦肉、动物肝脏等。

5. 心理护理

多与患者沟通，了解患者的心理状态，给予心理安慰、心理疏导。

6. 健康指导

注意眼部的清洁卫生，养成良好的用眼习惯。勿在昏暗环境下看书、看手机，勿长时间用眼，避免过度用眼；劳逸结合，增加户外活动；保证充足睡眠。

四、肝胆胰病变

（一）概述

肝脏病变、胆管病变是 IBD 的肠外表现之一，多早于 IBD 发生，对 IBD 的预后和转归有重要影响，发病机制尚不明确。常见的 IBD 肝胆病变包括非酒精性脂肪性肝病（non-alcoholic fatty liver disease，NAFLD）、原发性硬化性胆管炎（primary sclerosing cholangitis，PSC）、自身免疫性肝炎（autoimmune hepatitis，AIH）、原发性胆汁性肝硬化（primary biliary cirrhosis，PBC）、重叠综合征、门静脉血栓（portal vein thrombosis，PVT）、肝脓肿、胆石症等，IgG4 相关胆管炎（IgG4-associated cholangitis，IAC）、肉芽肿性肝炎和淀粉样变性相对比较罕见。IBD 患者 NAFLD 发病率报道不一（8.2%～44%），明显高于正常人群，患者年龄、BMI、既往肠道切除手术史、肌少症、疾病活动指数、使用硫嘌呤及抗肿瘤坏死因子治疗是其发病的危险因素。PSC 是 IBD 患者最常见、最具有特异性的肝胆病变，伴有 PSC 的 IBD 患者的肠道病变范围更广，常表现为以右侧结肠为主的轻度广泛结肠炎，其结肠癌的风险增加，肝移植是 PSC 治疗唯一有效的方法。IBD 患者出现 AIH、PBC、重叠综合征肠外表现较 PSC 少见。重叠综合征是指在 PSC 的疾病过程中，发生 AIH。PBC 在 IBD 患者中少见，但不可忽视。PVT 属于 IBD 患者特殊肠外表现，虽不常见，但发病率高于正常人群。IBD 患者发生 PVT 多在结肠次全切术后发生，初始症状以腹痛常见，抗凝治疗是有效的治疗手段。肝脓肿是 IBD 罕见的肠外表现，其症状不典型，容易导致诊断及治疗不及时，严重者可能会威胁患者的生命。患者的手术史、糖尿病、胆囊及胆道的有创操作、使用免疫抑制剂、瘘管形成及腹腔脓肿是肝脓肿发生的危险因素。肝脓肿在 UC 患者的发病率高于 CD 患者，治疗以应用抗生素、充分引流为主。

胰腺病变是 IBD 常见肠外表现之一，以急性胰腺炎最常见，慢性胰腺较少见，除此之外，还有特发性胰腺炎（idiopathic pancreatitis，IP）、胰腺癌、胰腺外分泌功能不全等。胰腺病变因其症状与 IBD 相似，容易漏诊，可能会导致治疗不及时情况发生。急性胰腺炎在 CD 患者发病率高于 UC 患者，多由胆石症和药物诱发，也有部分患者发病与 IBD 病变累及十二指肠（CD 多见）、小肠镜检查（多为经口）、PSC（罕见）、全身高凝状态（胰腺缺血）等有关。吸烟、饮酒、家族史是慢性胰腺炎的高危因素，慢性胰腺炎以胰管异常和胰腺外分泌功能不全多见，较少出现腹痛。急性胰腺炎的治疗方案与普通人群相似，包括禁食、早期液体复苏、使用抑酸、抑制胰腺分泌、针对病因治疗等，有文献报道，糖皮质激素、治疗 IBD 的药物治疗对治疗急性胰腺炎有效。

（二）护理措施

1. 病情监测

密切观察患者有无腹痛、发热、恶心、呕吐、食欲减退、乏力、皮肤巩膜黄染、尿黄、皮肤瘙痒、下肢水肿、腹水等症状，定期监测血肝肾功能、胆红素、淀粉酶、脂肪酶、CRP、白细胞、白蛋白、电解质等相关实验室指标。完善肝胆胰脾彩超、腹部 CT、MRCP、ERCP 等检查。因肝胆胰腺病变有部分症状与 IBD 本身肠道症状相似，容易混淆，注意区分和鉴别。

2. 用药护理

遵医嘱使用药物。告知患者需按时用药，尤其是服用糖皮质激素时，不可擅自减量及停药。使用护肝、退黄、抗炎、抗凝、抑制胰酶分泌、补充白蛋白、利尿等药物时，观察用药的反应、效果及不良反应，尤其是长期使用利尿剂的患者，观察有无低钾、低钠等电解质紊乱的情况。急性胰腺炎腹痛明显者，可使用曲马多、哌替啶等镇痛药，避免使用吗啡，以免引起 Oddi 括约肌痉挛，加重病情。

3. 一般护理

卧床休息为主，减轻肝脏负担，指导患者床上活动，预防深静脉血栓。保证充足睡眠，充分休息，避免劳累。

4. 饮食护理

戒烟酒。急性胰腺炎急性期需禁食。可进食的患者指导其以低脂、清淡、易消化饮食为主，提供足够的碳水化合物、蛋白质，保证患者每日的热量需求。指导患者多吃含维生素 B、维生素 C、维生素 K、镁、锌丰富的食物，如西红柿、绿叶蔬菜、粗粮、橘子、香蕉等。患者饮食摄入不足，可通过口服营养补充剂额外补充，必要时需通过静脉补充营养。

5. ERCP 内镜治疗术后护理

关注患者术后复苏期的生命体征及神志，卧床休息，监测是否存在胸痛、恶心、呕吐、咯血等异常表现。禁食至少 24h，遵医嘱，查验患者血、尿、淀粉酶等指标。

6. 留置引流管护理

留置腹腔引流管、脓肿引流管、PTCD 引流管、胆囊穿刺引流管、盆腔引流管等的患者，保持管道的固定、通畅，进行充分引流。观察和记录引流液的颜色、性质、量，预防脱管及逆行感染。

7. 心理护理

IBD 肝胆胰腺等肠外表现给患者诊治增加难度、延长 IBD 病程、增加患者生理心理压力及经济负担等，严重影响患者的生活质量，还可能增加结肠癌、胰腺癌等风险，PSC 和 PVT 可能会威胁患者的生命。护理过程中，注意观察患者的情绪变化，多沟通多交流，及时了解其心理变化，给予相应的心理护理措施。

8. 健康指导

指导患者饮食均衡，避免暴饮暴食；指导患者识别肝胆胰腺病变肠外表现的症状和体征，发现异常及时就诊，避免诊断和治疗不及时，带来更严重的危害。

五、口腔黏膜病变

（一）概述

IBD 患者的口腔患病率高于正常人群，可出现复发性阿弗他溃疡（recurrent oral ulcer，RAU）、口腔扁平苔藓（oral lichen planus，OLP）、口角炎、萎缩性舌炎、慢性特异性唇炎、"鹅卵石样"改变和增殖性化脓性口炎（pyostomatitis vegetans，PV）等肠外表现，发病机制尚不明确，一般认为是多种因素综合作用的结果。口腔病变可为 IBD 首发症状，也可在病程过程中出现，其发病率 UC 为 5% ~ 10%，CD 为 6% ~ 20%。RAU 是最常见的口腔黏膜病变，CD 患者中更多见，它的高发性可能与缺乏铁、叶酸、维生素 B_2、维生素 B_{12} 等有关，常表现为口腔黏膜反复出现圆形或椭圆形、单发或多发的浅表溃疡，伴有疼痛，具有红、黄、凹、痛的特点。口腔病变表现多样，"鹅卵石样"改变和 PV 是口腔黏膜特异性的表现，在我国的发病率较低。"鹅卵石样"改变多发生于唇颊黏膜，口腔黏膜纵行溃疡与增生隆起性黏膜混合形成"鹅卵石样"结节为典型表现，严重时疼痛明显，吞咽和进食受到影响。PV 多发生在肠道表现之后，充血的口腔黏膜表面出现容易破裂的小脓包，脓疱增殖、融合、破溃后形成浅表溃疡为典型表现。OLP 具有较高致癌性，属于难治性慢性炎症性口腔黏膜疾病，使用美沙拉嗪、免疫抑制剂、柳氮磺砒啶等药物治疗及病程延长是其发病的危险因素。口腔黏膜病变的治疗，多以加强口腔清洁、止痛、促进溃疡面愈合等对症治疗为主。

（二）护理措施

1. 病情监测

每日观察和记录患者口腔黏膜的颜色、性质，黏膜病变的范围、颜色、形状及有无脓疱、破溃、出血等，询问患者有无疼痛、张口困难等症状，评估患者口腔清洁度及饮水、饮食是否受到影响。遵医嘱留取口腔溃疡黏膜表面分泌物行细菌培养，明确有无继发感染。必要时，请口腔科会诊，完善相关检查。

2. 对症护理

禁食禁饮者，需要经常漱口，保持口腔湿润。遵医嘱予口腔护理每日 2 次，分泌物较多时可增加口腔护理的次数。口腔护理时注意动作轻柔，避免损伤口腔黏膜，张口困难时，可使用开口器。

3. 用药护理

局部用药前，需要先进行口腔护理或漱口，清除口腔内分泌物。疼痛明显者，可用 2% 利多卡因漱口液含漱或 1% 地卡因局部喷雾。为了促进创面愈合，可使用蒙脱石散，如思密达、肯特令等，调成糊状，涂于溃疡处。必要时，通过口服药物补充铁、锌、叶酸、维生素 B_2、维生素 B_{12}、维生素 C 等微量元素。

4. 漱口液选择

为了预防口腔黏膜病变，加强口腔清洁，可用温开水或生理盐水漱口；口臭明显时，可选用复方硼酸溶液漱口；口腔黏膜红肿、出血时，可选用中药漱口液，如含金银花、野菊花配方的漱口液；口腔有溃疡、坏死组织时，可选用 1% ~ 3% 过氧化氢漱口液；合并细菌感染时，可选用 0.02% 氯己定（洗必泰）溶液、0.02% 呋喃西林溶液、2% ~ 3% 硼酸溶液等；合并真菌感染时，可选用 1% ~ 4% 碳酸氢钠溶液、配制制霉菌素漱口液等。

5. 饮食护理

煎炸、油腻、辛辣等刺激性食物增加口腔病变的风险，注意饮食需清淡，多吃含铁、叶酸、维生素 B_{12} 丰富的食物，如新鲜的蔬菜水果、瘦肉、鱼肉、动物内脏、蛋类、芝麻、玉米、乳制品等。口腔溃疡严重者，应少食多餐，给予高热量、高蛋白、丰富维生素的半流食或软食，避免进食过热、过酸、过辣、粗糙等刺激溃疡面的食物。多饮水，多选择液体含量多的食物，保证每日摄入液体 > 1 500 mL。

6. 心理护理

告知患者压力过大、情绪低落及焦虑、抑郁等负性情绪增加口腔病变的发生率，且不利于疾病的恢复。指导患者与病友、家属、朋友交谈，阅读，看令人愉悦的电影等方式宣泄不良情绪，做好心理调适。

7. 健康指导

加强预防口腔黏膜病变的指导。保证生活规律，避免劳累；保持充足睡眠，不熬夜；保持口腔清洁卫生，勤刷牙、多漱口。养成晨起、餐后、睡前刷牙漱口的习惯，推荐使用牙线及时清理口腔残渣，减少口腔细菌滋生。口腔有异味时需警惕，加强口腔的清洁卫生，可使用生理盐水、温水或漱口液等漱口。出现口腔病变情况，及时就诊。

六、肾脏病变

（一）概述

IBD 肠外表现可累及肾脏，其发生率低于骨、皮肤黏膜、眼部等病变，起病隐匿，容易被忽视。IBD 患者肾功能不全发生率为 15.9%，以肾结石、肾小球肾炎、肾淀粉样变常见，可影响 IBD 的预后，增加患者死亡风险。低尿 pH、高尿酸盐水平、低尿柠檬酸、低尿镁、肠道手术、慢性腹泻、肠瘘是 IBD 肾结石的危险因素，肾结石的发病率 CD 患者高于 UC 患者。肾脏超声及泌尿系统影像学检查是确诊的主要辅助检查手段。肾小球肾炎以 IgA 肾病多见，常表现为持续蛋白尿、血尿，需肾脏组织活检才能确诊。肾淀粉样变发生率极低，但属于 IBD 严重的肠外表现，一般于 IBD 病程的 10 ~ 15 年出现。部分患者确诊肾淀粉样变肠外表现时可无肾损害的表现，常表现为肾性蛋白尿或肾病综合征。肾淀粉样变治疗关节在于控制炎症反应、清除免疫复合物，英夫利西单抗有一定的治疗效果。

（二）护理措施

1. 病情监测

评估患者有无肾绞痛、排尿不畅、泡沫尿、血尿、尿量减少、高血压及双下肢水肿等肾脏病变常见的症状和体征；定期监测患者的肾功能、血脂、电解质、血清白蛋白、白细胞、CRP、ESR、红细胞、血红蛋白等实验室指标；必要时，提示医师联系肾内科会诊，协助患者完善肾彩超、影像学、肾穿刺活检等辅助检查。

2. 休息与活动

肾小球肾炎急性期、严重水肿、腹水等患者，应卧床休息，症状明显者，绝对卧床休息 4 ~ 6 周，以减轻肾脏负担。双下肢明显水肿的患者，可适当抬高下肢，促进血液回流。

3. 用药护理

发生肾脏病变时，应避免使用损伤肾脏的药物。水钠潴留患者，遵医嘱给予利尿剂，使用呋塞米等强效利尿剂时，注意监测患者电解质。低蛋白血症者，遵医嘱补充白蛋白，定期复查血清白蛋白水平。高血压患者，首选血管紧张素转换酶抑制剂，如硝苯地平、普萘洛尔等，用药期间密切监测血压、心率的变化，避免降压过快，出现直立性低血压，同时要做好防跌倒宣教。口服碳酸氢钠碱化尿液，纠正代谢性酸中毒，严重时可通过静脉补碱。糖皮质激素改善肾功能和蛋白尿症状有一定的疗效，告知患者坚持用药，切忌随意减量或停药。

4. 饮食护理

肾结石患者，避免摄入过多的脂肪和草酸盐，增加饮水量。保持充足的热量供应，避免出现负氮平衡。肾小球肾炎患者，需低蛋白低磷饮食，限制蛋白质每日摄入量为 0.5 ~ 0.8 g/kg，选择优质蛋白为主，血压偏高患者，低盐饮食，每日盐摄入量 < 3 g。持续蛋白尿患者，宜优质低蛋白饮食，减轻肾脏负担；无蛋白尿患者，保持正常的蛋白质摄入量，以优质蛋白为主。高脂血症者，控制脂肪的摄入量，脂肪摄入选择富含不饱和脂肪酸的食物，如选用植物油等。同时注意补充钙、铁、锌及维生素含量丰富的食物。指导患者记录每日的饮食情况，护士及时评估和饮食干预，当饮食摄入不足时，可通过额外口服营养补充剂，必要时予静脉补充营养。

5. 心理护理

多与患者沟通，介绍和解释出现肾脏肠外表现的相关知识，鼓励患者面对和战胜疾病；注意倾听，了解患者的内心感受和担忧，耐心回答患者的疑问，指导其寻找抒发不良情绪的正确途径。

6. 健康指导

注意休息，避免劳累；指导患者注意保持个人卫生，避免受凉，避免与上呼吸道感染者接触，戴口罩等预防感染措施，出现咽喉疼痛、鼻塞、流鼻涕等症状，须及时就诊。介绍各类药物的作用、用法和注意事项，指导患者定时定量服药，定期到医院复查。

七、肺部病变

（一）概述

肺部病变是 IBD 相对少见且容易被忽视的肠外表现之一，其发病机制尚未明确，主要包括气道病变、肺实质性病变、肺血栓栓塞性疾病、胸膜病变等，气道病变最常见为肺损伤、支气管扩张、慢性支气管炎，通常与 IBD 的疾病活动无关。支气管扩张在 UC 较常见，结肠切除术后是其发病的高风险因素，主要表现为咳嗽、咳脓性痰，吸入性或全身使用糖皮质激素为一线治疗方案。约有 25% 肺部病变累及肺实质，其中 UC 患者发生率高于 CD 患者，最常见的是以发热、胸闷、干咳等表现为主的间质性肺炎（interstitial lung disease，ILD），包括机化性肺炎（organizing pneumonia，OP）、特发性肺纤维化、非特异性间质性肺炎等。其发病可能与氨基水杨酸类制剂应用有关，糖皮质激素治疗 ILD 有较好的效果，减量过程中注意复发的可能性。除此之外，肺结节也是肺实质病变肠外表现之一，通常预后较好，CD 患者常出现坏死性肺结节，糖皮质激素是常用的治疗药物，若无效可选用英夫利西单抗治疗。肺静脉血栓栓塞是 IBD 致死的重要原因之一，发病机制未明确，可能与炎症反应、免疫反应介导的血管内皮功能障碍有关，血液高凝状态、使用激素和生物制剂、疾病活动期是其发生的危险因素。使用药物预防血栓形成是关键，但是需进行个体化用药，避免胃肠道出血。IBD 患者合并胸膜疾病较少见，UC 缓解期年轻的男性患者、使用氨基水杨酸类制剂是胸膜疾病的高发人群，以气胸、单侧胸腔积液、胸膜炎为主要表现，全身性应用糖皮质激素是主要治疗方法。肺部病变的肠外表现虽然较罕见，但是仍需要重视，提高护士的识别和护理的能力，有利于改善患者的预后，提高其生活质量。

（二）护理措施

1. 病情监测

评估患者是否有咳嗽、咳痰、胸痛、气促等呼吸道症状；有咳痰患者，观察痰液的颜色、性质、量、气味等，正确留取痰液标本化验；听诊患者的呼吸音、痰鸣音、评估有无胸膜摩擦音；应密切观察患者的动脉血气分析，水、电解质、酸碱平衡情况，血氧饱和度，呼吸频率；协助患者完善 X 线胸片、胸部 CT、肺功能、支气管镜等检查。必要时，请示医师联系呼吸科会诊。

2. 一般护理

保持室温在 22 ~ 25℃，空气新鲜流通。协助患者取舒适体位，痰液较多者，给予摇高床头，协助翻身叩背，促进痰液排泄。必要时，采用持续鼻导管低流量吸氧，缓解呼吸困难。

3. 用药护理

明确肺部病变与药物相关者，予以停用相关药物。遵医嘱使用抗生素、支气管舒张药物、化痰药物，密切观察药物的疗效及不良反应。正确使用激素雾化吸入治疗，口服或静脉使用糖皮质激素时，注意观察不良反应。

4. 饮食护理

指导高热量、高蛋白、丰富维生素、清淡易消化饮食，避免饮食辛辣、生冷等刺激性食物，避免食用可能引发哮喘的食物，如虾、蟹、奶制品等。评估患者的食物摄入情况，必要时给予口服营养补充剂或静脉输注营养液。

5. 心理护理

多讲解疾病相关知识，提高患者治疗的依从性。引导患者保持积极乐观的心态，通过音乐、谈话、影视作品等转移注意力，缓解患者焦虑、抑郁、恐惧等情绪。

6. 健康指导

指导深呼吸及有效咳痰的方法。天气寒冷时，注意保暖，避免冷空气刺激气道。IBD 缓解期，适量运动，增强体质。

八、肠瘘

（一）概述

肠瘘的发生率为 17%～50%，可表现为肠内瘘、肠外瘘、肛瘘。它是 IBD 复杂的、难治的肠外表现，是患者行外科手术干预的常见原因之一，可出现消化道出血、严重营养不良、腹腔感染等导致患者死亡的并发症。有研究表明，出现肠瘘肠外表现在男性 CD 患者中更常见，20～30 岁是高发年龄段，以回结肠吻合口瘘及末端回肠瘘最为多见。确诊为 CD 的患者伤口、引流管口瘢痕处有肠液渗出，或未确诊的 CD 患者因不明原因出现腹腔、盆腔及肛周脓肿，且脓肿穿刺引流出肠液；既往出现发热、腹痛、腹泻、肛周或其他肠外表现可明确为肠瘘。穿透型 CD 瘘口累及胃或十二指肠时，推荐切除原发病灶和进行瘘口修补。保守治疗以抗生素、出血、纠正水电解质紊乱、早期营养支持、诱导 CD 缓解为主，必要时需外科手术干预。肛瘘是肛门直肠瘘的简称，建议无症状的单纯性肛瘘不需要处理，有症状者、复杂性肛瘘需抗感染与免疫抑制剂联合治疗，外科干预如肛周挂线、脓肿切开引流、瘘管切除等手段、使用英夫利西单抗治疗对肛瘘的愈合有较好的效果。

（二）护理措施

1. 病情监测

观察患者瘘管的位置、大小、颜色、周围皮肤情况及分泌物的量、性质、颜色、气味等，询问患者有无疼痛、瘙痒等自觉症状；MRE、CTE、肛周 MR、肛周彩超对早期发现瘘管形成、肠内瘘及瘘管愈合评估具有重要意义，指导患者完善上述检查，必要时，还可行消化道管造影明确病变位置。发现肛周脓肿时，及早干预，避免肛瘘形成。

2. 瘘口的护理

保持瘘口周围皮肤清洁干燥，避免感染，指导患者便后不可用力擦拭肛周皮肤；穿宽松、柔软透气的衣物，避免摩擦损伤瘘口；渗液较多时，可用棉垫、卫生棉等吸收，需及时更换；注意避免瘘口受压。

3. 坐浴的护理

指导患者行温水或 1∶5 000～1∶10 000 高锰酸钾溶液坐浴每日 2～3 次，每次

20 min，促进肛周血液循环，有利于炎症消散、吸收。

4. 用药护理

有症状的单纯性肛瘘首选甲硝唑或环丙沙星治疗，维持治疗一般使用硫唑嘌呤或 6- 巯基嘌呤。复杂性肛瘘在抗感染治疗基础上，联合英夫利西单抗并辅以外科手段干预有较好的治疗效果。因肛门周围神经丰富，痛觉敏感，术后疼痛剧烈者，遵医嘱使用镇痛药。

5. 肛瘘挂线术的护理

术前保持会阴部及肛周清洁、排空大小便；术后疼痛明显时，可遵医嘱使用镇痛药物；术中协助患者保持侧卧位、膝胸卧位，告知患者疼痛时可做深呼吸以减轻不适，不可移动身体，以免引起误伤或影响医师操作；术后坐硬板凳 2 h 左右以压迫止血，观察敷料渗血、渗液较多时及时更换敷料，无特殊情况可每日更换 1 次敷料，便后用湿纸巾轻轻擦拭以保持创面清洁，每日检查结扎线是否有松脱。

6. 饮食护理

戒烟酒，进食高蛋白、高热量、丰富维生素清淡易消化食物，如鸡蛋、瘦肉、鱼肉、新鲜蔬菜水果等，避免进食辛辣、刺激、生冷、油腻食物，少食多餐，多饮水，保持大便通畅。

7. 心理护理

做好心理疏导，告知患者肛瘘的可治愈性及克罗恩病的可控制性，保持心情愉快的重要性；介绍肛瘘的相关知识、治疗的方法和配合要点，增加患者的依从性和对治疗的信心；主动关心患者，解答其疑虑问题，减轻其焦虑心理。

8. 健康指导

出院患者无明显渗液者每隔 2 d 到门诊或社区换药，直至创面愈合；讲解肛门功能锻炼的方法，深吸气时收缩肛门 5 s，深呼气时舒张肛门 5 s，每天锻炼 3～5 次，每次 5 min，以促进肛周血液循环；向患者介绍克罗恩病及肛瘘的病因和预后，术后并发症的预防。生活环境尽量通风，防止伤口捂热而导致感染，尽量保持每天充足的睡眠，注意保暖，预防呼吸道感染。适当下床活动，以促进肛门局部引流。养成规律排便的习惯，并保持肛门周围皮肤及创面的清洁。

（黄美娟　张勤　张铭光）

第三节 全身表现及其护理

一、发热

（一）概述

除了消化道症状外，部分 IBD 患者还伴随发热等全身表现，发热一般与合并感染相关，单纯 IBD 患者活动期出现发热情况一般无明显特异性表现。

（二）护理措施

1. 用药护理

遵医嘱使用抗生素：甲硝唑和环丙沙星是最常用于 CD 的抗生素，常用于暴发性结肠炎。使用抗生素使发生艰难梭状芽孢杆菌相关疾病的风险增加，因此患者出现腹泻加重时需检测艰难梭菌。体温连续 2 d 超过 37.5℃以上者，遵医嘱予最大剂量美沙拉嗪或激素治疗。注意不得随意减量或停药，注意忌用止泻剂、抗胆碱能药物、阿片类制剂、NSAID 等，以避免诱发结肠扩张。不可随意使用镇痛药，注意观察药物不良反应。

2. 遵医嘱予物理降温

如冰袋降温、乙醇擦浴等。

3. 病情监测

遵医嘱每天记录体温 4 次，若有恶化，如体温≥38.5℃，增加记录次数，给予物理降温，遵医嘱使用药物降温应 30 min 后复测体温并记录，关注患者血液中感染相关指标。

4. 休息

休息可减少能量消耗，有利于机体康复。高热者绝对卧床休息，低热者可酌情减少活动适当休息，保持休息时环境安静，室温适宜，空气流通。

5. 生活护理

协助患者做好生活护理，保持床单位整洁干燥，若患者出汗较多，及时更换衣物，做好皮肤清洁，戒烟酒；调节情绪，减轻心理压力等。

6. 心理护理

体温上升期患者可出现畏寒、寒战、面色苍白等症状，可能会产生紧张不安、害怕等心理反应，护理中应加强巡视，耐心解答患者疑问，尽量满足患者需要，给予精神安慰。

7. 预防感染

机会性感染是指对健康人体致病能力有限或无致病能力的微生物，在疾病或治疗因素诱发机体免疫功能低下时，引发感染。首先患者营养状况普遍欠佳；其次，应用糖皮质激素、免疫抑制剂和生物制剂可严重抑制患者的免疫力，因此 IBD 患者是机会性感染的高风险人群，约 3% 的患者可出现重度机会感染，故积极预防感染是改善患者预后的前提。

（1）营养不良：可以降低机体免疫功能，促进感染的发生，IBD 患者由于食欲减退、肠道吸收不良、空回肠病变或切除、药物干扰等因素，易出现营养不良。因此在应用免疫抑制剂前或外科手术前，建议评估体质量指数和营养评分，根据建议循序渐进给予营养治疗防止机会感染发生。

（2）防止感染遵医嘱预防性应用药物，防止机会感染。

（3）宣教接种疫苗的重要性：虽然 IBD 患者疫苗接种的必要性高于健康人群，但是实际的疫苗接种率低于健康人群。有研究显示，接近 90% 的患者存在机会性感染的高危因素，然而只有 28% 的患者接种了流感疫苗，不到 10% 的患者接种了肺炎疫苗。出现疫苗低接种率的原因可能为以下两点：①患者对疫苗缺乏正确的认识，害怕疫苗会导致病情复发或引起新的感染；②医师对疫苗的把握度不高，在接诊 IBD 患者的过程中没有详细询问疫苗接种史，而主要以缓解症状为治疗目的。

（4）洗手：勤洗手，按七步洗手法，用洗手液（或肥皂）在流动水下洗手。

（5）戴口罩：外出请戴好口罩，避免用不洁净的手接触眼、鼻、口，预防呼吸道感染性疾病。

（6）戒烟：吸烟可能增加病毒感染的风险和严重程度，并避免使用非甾体抗炎药（如布洛芬）。

（7）环境通风消毒：保持生活环境干净整洁，保持室内通风，病房给予定期消毒。

二、营养不良

（一）概述

1. 营养不良表现

IBD 的营养不良表现包括蛋白质 - 能量营养不良、身体组成成分改变和微量营养素缺乏症等，疾病后期也会出现混合型营养不良。患者出现营养不良的情况普遍存在，住院 IBD 患者达 85% 以上。

2. 产生原因

营养吸收不良问题往往由以下因素造成：摄入减少、吸收不良、营养物质丢失增加、药物的作用、消耗和营养需求的增加等方面。营养不良增加患者感染机会，增加手术风险和病死率。对儿童和青少年而言，营养不良导致生长发育迟缓，青春期延迟，大大影响患者的生活质量。因此，改善营养状况是 IBD 患者终身治疗的一个目标，也是 IBD 综合治疗的重要组成部分。

3. 营养筛查与评估

营养筛查与评估是营养治疗的第一步。目前国内外学界推荐通过营养筛查工具对患者营养状况进行筛查与评估，操作简便，适用性较强，常见的工具有营养风险筛查（nutrition risk screening，NRS）、微型营养评价法（mini-nutritional assessment，MNA）、营养不良通用筛查工具（malnutrition universal screening tool，MUST）等。我国 IBD 营养支持治疗专家共识（2013）推荐，对 IBD 患者常规采用 NRS 进行筛查，国内指南推荐营养风险筛查工具 2002（NRS—2002），评分≥3 分，则考虑有营养风险，需要进行营养支持治疗。

（二）护理措施

1. 早期营养支持

早期营养支持可以有效改善营养状况。

（1）入院后进行 NRS—2002 营养风险筛查评分，对于总分＜3 分的患者，分析影响患者营养状况的因素，及时解除影响因素、恢复饮食、促进合理营养；总分≥3 分的患者，请营养科会诊，制订营养支持计划。每 7 d 重新评估患者营养评分。

（2）观察患者进食情况，定期检测血清电解质及白蛋白的变化；经中心静脉置管使用肠外营养，记录大便情况，检测体重变化及并发症。

（3）注意饮食搭配，食物与口服药应具有协调作用，不能产生拮抗作用。

2. 营养支持治疗的途径

营养支持治疗的途径包括肠内营养（enteral nutrition，EN）及肠外营养（parenteral nutrition，PN），两者各有利弊，但总的原则应遵循"只要肠道有功能，就用肠道；如果部分肠道有功能，就用这部分肠道；如果部分肠道有部分功能，也要用这部分肠功能"的原则，首选 EN。

3. 饮食和生活方式

疾病活动时要适当减少纤维饮食，少渣饮食可能减少排便次数。乳制品的量可以维持，除非不能耐受。UC 若病变局限于直肠，则患者可能以便秘为主要表现，则建议高渣饮食。CD 患者采取流质饮食、预消化食物或禁食状态可以减轻梗阻症状。完全的肠道营养可控制炎症病变，特别是儿童患者。戒烟在 CD 患者有益于疾病控制，而在 UC 患者则从整体健康考虑。减轻压力可能改善症状或改进治疗方案，精神卫生工作者的参与可能有一定价值，同时必须注意到患者及家属的精神心理状态。

4. 营养素补充

营养不良或摄入减少期间需注意补充营养。使用激素的患者常规补充维生素 D

和钙剂，维生素 B_{12} 缺乏者需注意补充，阳光不足者需注意补充维生素 D。所有患者均可常规补充复合维生素。慢性缺铁性贫血患者若口服铁剂不能耐受则可给予肌注或静脉滴注铁剂。

（师瑞月　莫焱）

参 考 文 献

［1］陈灏珠，钟南山，陆再英.内科学［M］.9版.北京：人民卫生出版社，2018.

［2］尤黎明，吴瑛.内科护理学［M］.7版.北京：人民卫生出版社，2022.

［3］中华医学会消化病学分会炎症性肠病学组.炎症性肠病诊断与治疗的共识意见（2018年，北京）［J］.中华消化杂志，2018，38（5）：292-311.

［4］中华医学会消化病学分会炎症性肠病学组，中华医学会肠外与肠内营养学分会胃肠病与营养协作组.炎症性肠病营养支持治疗专家共识（第二版）［J］.中华炎性肠病杂志（中英文），2018，2（3）：154-172.

［5］叶子茵，肖书渊，李增山，等.中国炎症性肠病病理诊断专家指导意见［J］.中华炎性肠病杂志，2021，5（1）：5-20.

［6］Torre S J，Bonova S S，Dohert Y G，et al. ECCO Guidelines on therapeutics in Crohn's disease：medical treatment［J］. J Crohns Colitis，2020，14（1）：4-22.

［7］李猛，丁康，杨旭，等.炎症性肠病皮肤表现的分类和总结［J］.胃肠病学和肝病学杂志，2019，28（7）：821-825.

［8］聂伟杰，刘家旗，张锦，等.炎症性肠病肠外表现的临床特点及治疗进展［J］.胃肠病学和肝病学杂志，2021，30（2）：225-228.

第四章
并发症预防及护理

第一节　肠　梗　阻

一、概述

肠梗阻发生时肠内容物不能正常运行，不能顺利通过肠道，这是 CD 患者最常见的并发症。该症的主要表现为腹痛、呕吐、腹胀、停止排便、排气等。单纯机械性肠梗阻患者表现为阵发性腹部绞痛，绞窄性肠梗阻患者表现为腹痛间歇期不断缩短，呈持续性剧烈腹痛。

二、护理措施

（一）术前护理

1. 缓解疼痛与腹胀

（1）胃肠减压：有效的胃肠减压对单纯性肠梗阻和麻痹性肠梗阻可达到解除梗阻的目的。现多采用鼻胃管减压，先将胃内容物抽空，再行持续低负压吸引。胃肠减压期间应妥善固定引流管，保持管道通畅和减压装置有效的负压，注意观察引流液的颜色、性状和量，并正确记录。如发现引流液为血性液体，应考虑肠绞窄的可能。

（2）体位：取低半卧位，减轻腹肌紧张，有利于患者的呼吸。

2. 维持体液与营养平衡

（1）补充液体：严密监测呕吐次数、呕吐物的量和性状以及皮肤弹性、尿量、尿比重、血清电解质、血气分析结果等，根据病情遵医嘱补充液体的量和种类。

（2）饮食护理：肠梗阻时需禁食，并给予肠外营养支持。若梗阻解除，患者开始排气、排便，腹痛、腹胀消失 12 h 后，可进流质饮食，忌食用易产气的甜食和牛奶等；如无不适，24 h 后进半流质饮食；3 d 后进软食。

（3）呕吐护理：呕吐时坐起或头偏向一侧，及时清除口腔内呕吐物，以免误吸，引起吸入性肺炎。呕吐后给予漱口，保持口腔清洁。观察和记录呕吐物颜色、性状和量。

（4）病情观察：定时监测体温、脉搏、呼吸和血压，以及腹痛、腹胀和呕吐等变化，及时了解各项实验室指标。观察患者有无绞窄性肠梗阻的发生，若患者病情危重，在给予抗休克、抗感染的同时，积极做好术前准备。

（5）肠道准备：慢性不完全性肠梗阻需做肠切除手术者，除常规术前准备外，还应按手术要求做肠道准备。

（二）术后护理

1. 体位

全身麻醉后未清醒时予以平卧位，头偏向一侧；清醒血压平稳后给予半卧位。

2. 饮食护理

术后暂禁食，禁食期间给予静脉补液。待肠蠕动恢复、肛门排气后可开始进少量流质；进食后若无不适，逐步过渡至半流食。

3. 并发症的护理

（1）肠粘连：鼓励患者术后早期活动，如病情平稳，术后 24 h 即可开始床上活动，3 d 后下床活动，以促进机体和胃肠道功能的恢复，防止肠粘连。一旦出现阵发性腹痛、腹胀、呕吐等，应采取禁食、胃肠减压、纠正水、电解质及酸碱平衡失调，防治感染，一般多可缓解。

（2）腹腔内感染及肠瘘：如患者有引流管，应妥善固定并保持通畅，观察记录引流液的颜色、性状和量。更换引流管时注意无菌操作。监测生命体征变化及切口情况，若术后 3~5 d 出现体温升高、切口红肿及剧痛时应怀疑切口感染；若出现局部或弥漫性腹膜炎表现，腹腔引流管周围流出液体带粪臭味时，应警惕腹腔内感染及肠瘘的可能。遵医嘱进行积极的全身营养支持和抗感染治疗，局部双套管负压引流。引流不畅或感染不能局限者需再次手术处理。

（三）导管患者的护理

1. 病情观察

观察患者的腹部症状、体征，有无腹痛、腹胀，每日测量腹围并记录。

2. 体位与活动

嘱患者采取半卧位，病情允许时鼓励患者下床活动。

3. 口腔护理

每日给予患者行雾化吸入治疗，插管患者可在胃管侧鼻腔滴入液体石蜡，帮助患者咳出痰液，降低导管对鼻黏膜的刺激。

4. 导管的护理

妥善固定肠梗阻导管，注意观察导管外露长度，导管前气囊注入液体一般为 15 mL 左右，不宜 > 25 mL，注入液体时动作应缓慢且轻柔，注入气囊内的液体尽量为不易结晶的蒸馏水。每天宜多次用注射器抽取适量盐水冲洗导管，减少堵塞的发生。拔管前嘱患者喝液体石蜡，然后缓慢、轻柔向外拔出导管。注意观察患者有无消化道穿孔、肠绞窄坏死等并发症的发生。

（黄婵　卞秋桂）

第二节　肠　穿　孔

一、概述

肠穿孔是一种病情严重的急腹症，起病急，病情进展快。肠穿孔由于肠内容物流入腹腔，可造成腹腔感染，引起腹膜炎。患者可表现为剧烈腹痛，难以忍受，呈持续性，疼痛最先从病变部位开始，随炎症扩散而延及全腹。患者可出现腹部压痛、反跳痛、肌紧张等腹部体征。

二、护理措施

（一）术前护理

1. 病情观察

观察患者腹部症状和体征，腹痛的部位、性质和程度，监测患者血压、心率等生命体征的变化，记录 24 h 出入量。

2. 饮食护理

遵医嘱禁食、水，持续胃肠减压，并给予肠外营养治疗。

3. 用药护理

建立静脉输液通道，遵医嘱给予抗生素、补液、电解质等药物治疗，向患者讲解药物的作用及不良反应。

4. 术前准备

备皮、留置导尿管、胃管等，术前协助患者穿抗血栓梯度压力弹力袜，告知患者注意事项。

5. 心理护理

做好患者及其家属的沟通和解释，稳定患者情绪，减轻焦虑。向患者及其家属介绍疾病相关知识，提高其配合治疗和护理；帮助其面对和接受疾病带来的变化，增强患者战胜疾病的信心和勇气。

（二）术后护理

1. 病情观察

密切监测患者的生命体征，观察并记录 24 h 出入量，观察患者腹部体征的变化；观察患者有无出血、切口感染、吻合口瘘等并发症的发生。

2. 体位与活动

协助患者取适宜体位：头偏向一侧，卧床 6～24 h 后若生命体征平稳、病情允许可下床活动。

3. 禁食、胃肠减压

告知患者留置胃管期间禁食水，遵医嘱给予肠外营养，术后 48～72 h 待肛门排气或肠造口开放后遵医嘱拔除胃管，拔除胃管后当日可饮温水约 20 mL，每 2～3 小时 1 次。

4. 引流管护理

观察并记录胃管及腹腔各引流管的位置及胃液颜色、性状、量，保持引流通畅并妥善固定。若引流液颜色变为鲜红色，立即报告医师，给予处理。告知患者床上翻身、肢体活动时动作轻柔，勿牵拉引流管，避免管路受压、打折、脱出。

5. 伤口护理

保持伤口敷料清洁干燥，使用腹带保护，以减少切口张力，预防切口裂开。

6. 镇痛护理

使用镇痛泵的患者，给予镇痛评估。

7. 休息与活动

患者卧床期间，鼓励患者床上翻身、活动四肢，遵医嘱使用抗血栓梯度压力弹力袜预防深静脉血栓，鼓励患者早期下床活动。

8. 造口护理

详见第十一章第一节"肠造口的护理"部分。

（黄婵　卞秋桂）

第三节　中毒性巨结肠

一、概述

中毒性巨结肠是 UC 最严重的并发症之一。约 5% 的重症 UC 患者可出现中毒性巨结肠。因结肠病变广泛而严重、肠壁张力减退，结肠蠕动消失，肠内容物与气体大量积聚，致急性结肠扩张，一般以横结肠最为严重，常因低钾、钡剂灌肠、使用抗胆碱能或阿片类药物而诱发。临床表现为病情急剧恶化，毒血症明显，有脱水与电解质平衡紊乱，出现肠型，腹部压痛，肠鸣音消失。血白细胞计数显著升高。X线腹部平片可见结肠扩大，结肠袋形消失。易引起急性肠穿孔，预后差。

二、护理措施

（一）术前/非手术治疗的护理

1. 病情观察

遵医嘱给予心电监护，密切观察患者意识、生命体征等情况。监测血常规、电解质的变化，观察有无低钾、低蛋白血症等情况。观察体温的变化，遵医嘱给予物理降温等。

2. 饮食护理

急性期遵医嘱给予禁食、肠外营养等治疗。病情好转后给予肠内营养。缓解期给予高热量、高蛋白饮食。

3. 肠道减压

遵医嘱给予肛管排气、胃肠减压等。妥善固定胃管，观察引流液的颜色、性质和量。指导患者间断地转动体位或肘膝卧位，可促进结肠气体的排出并减轻肠道内的压力。

4. 用药护理

遵医嘱给予患者抗生素、糖皮质激素等药物，向患者讲解药物的作用及不良反应。

5. 并发症的观察与护理

观察患者有无肠穿孔或出血等症状，若患者出现持续发热、腹痛、肌紧张、全身中毒症状等肠穿孔征象时，应积极进行手术治疗，并应完善术前准备。对拟进行肠造口手术患者进行造口定位，向患者介绍相关知识。

6. 心理护理

关心和体贴患者，向患者及其家属讲解疾病相关知识，树立患者同疾病做斗争的勇气与信心，多给予患者关怀，增强患者治疗疾病的信心。

（二）术后护理

1. 病情观察

密切监测患者的生命体征，观察患者有无出血、切口感染、吻合口瘘等并发症的发生。遵医嘱应用抗生素等药物治疗。

2. 体位与活动

术后可协助患者取平卧或半卧位，减轻腹部张力，不能自主活动的患者应定期协助其更换体位，麻醉清醒后协助患者取半卧位，头偏向一侧，若生命体征平稳、病情允许，鼓励患者下床活动。

3. 禁食、胃肠减压

术后早期禁食、胃肠减压，遵医嘱给予肠外营养，术后 48~72 h 待肛门排气或肠造口开放后遵医嘱拔除胃管，无不适后可进流质饮食。若无腹胀、恶心、呕吐等不良反应，次日进免糖免奶流食。

4. 尿管及引流管护理

妥善固定导尿管，保持导尿管通畅、会阴部清洁，观察尿液的颜色、性质和量。妥善固定腹腔引流管，保持引流通畅，观察引流液的颜色、性质和量，保持引流口周围皮肤清洁、干燥，定时更换敷料。告知患者床上翻身、肢体活动时动作轻柔，勿牵拉引流管，避免管路受压、打折、脱出。

5. 伤口护理

保持伤口敷料清洁干燥，使用腹带保护，以减少切口张力，预防切口裂开。

6. 镇痛护理

使用镇痛泵的患者，给予镇痛评估。

7. 休息与活动

患者卧床期间，鼓励患者床上翻身、活动四肢，根据患者凝血状况，遵医嘱使用抗血栓梯度压力弹力袜，预防深静脉血栓，鼓励患者早期下床活动。

8. 造口护理

详见第十一章第一节"肠造口的护理"部分。

（黄婵　卞秋桂）

第四节　消化道出血

一、概述

消化道出血是临床常见症候群，可由多种疾病所致。上消化道出血是指十二指肠 Treitz 韧带以上的食管、胃、十二指肠、上段空肠以及胰管和胆管的出血。十二指肠 Treitz 韧带以下的肠道出血统称为下消化道出血。IBD 患者多以下消化道出血为主，因消化道炎症性损伤，UC 出血多源于溃疡，CD 出血较少见，其发生率为 0.9%~6%，5%~10% 的 CD 患者可见胃溃疡或十二指肠溃疡。

二、护理措施

1. 病情监测

（1）监测患者的大便颜色、性质、次数及量；密切监测患者生命体征、意识和情绪状态，观察患者尿量、面色、皮肤和甲床色泽，肢体温暖度等。

（2）遵医嘱上心电监护、吸氧。并发急性消化道大出血者，迅速建立两条以上静脉通道，以保证输血、止血药物和扩容液体等有效输入。

（3）遵医嘱监测患者实验室指标，如血红蛋白浓度的变化，粪便常规、培养、隐血检查等。

2. 内镜下止血

若IBD处于活动期，尤其是消化道炎症明显严重时，可考虑行内镜下注射含去甲肾上腺素高渗盐水止血或高频电凝止血，不宜行止血夹止血，因为出血灶及其邻近消化道管壁脆弱，难以支撑止血夹钳夹，容易发生穿孔。若IBD处于缓解期，消化道炎症得到明显控制，则可行止血夹钳夹止血。若消化内镜下无法有效止血，可选择外科手术治疗止血。若患者反复消化道出血，常规治疗效果差、出血部位难确定时，需要及时通过肠镜定位或剖腹探查确定病变情况与出血部位，尽快止血，必要时切除病变部位。

（1）术前护理：操作前应与患者或家属签好治疗同意书及疾病知情书，详细向患者及其家属说明本操作对患者的必要性及术中、术后可能出现的并发症，取得患者及其家属的同意后方可进行本治疗，术前做血常规、血型、凝血功能、肝肾功能等检查。

（2）术中护理：协助患者取左侧卧位，全身放松。嘱患者采取适当深呼吸，术中协助医师用喷药导管对准出血病灶喷洒止血药物。应用注射组织胶及硬化剂止血时推药速度要均匀，量要准确。密切注意患者血压、脉搏、神志的变化。

（3）术后护理：操作结束后观察患者的血压、脉搏、神志等，如无异常，用平车运送患者回病房，将术中情况做好交班。密切观察病情变化。观察有无恶心、呕吐、腹胀、便血等表现。

3. 饮食护理

出血急性期应禁食，除常规补液治疗外，还可予患者肠外营养，出血停止后可予患者流质、少渣饮食，饮食过程中以柔软、易消化、高热量食物为主，注意定时定量、少食多餐、细嚼慢咽，禁食辛辣、高纤维、刺激性食物。

4. 心理护理

护士应重点通过聆听讨论法等疏导措施舒缓患者负面情绪，与患者建立良好的护患关系，并指导其家属加强社会支持，增强患者的心理抗压力。消除患者的紧张焦虑情绪。出院时做好出院宣教，包括饮食、药物、随访等，给患者更多的关爱和帮助。

5. 生活护理

戒烟酒，避免剧烈运动，保证充足的睡眠。

（师瑞月 莫焱）

第五节 肛门狭窄

一、概述

炎症性肠病可能引起肛门狭窄，特别是克罗恩病，狭窄的特征是透壁的瘢痕性炎症过程。CD 的肛门狭窄发生率较高，有时在整个病程中可发生数次，有时也可见于 UC。肛门狭窄是由于肛管的生理功能丧失和柔软的组织被皮肤上的瘢痕组织所取代，同时包括肛门括约肌在有炎症或伤口的情况下收缩更紧，容易粘连造成狭窄。

患者肛门狭窄后，腔道变窄，以致大便通过受阻，排出困难。患者多半有肛门疼痛、便形细窄、肛门分泌物流出等，影响患者日常生活及生活质量。

二、护理措施

（一）饮食护理

指导患者应以居民健康饮食指南为基础，补充包括各种水果和蔬菜、谷类、富含蛋白质的食物，适度 / 减少高脂肪，特别是动物脂肪、高糖和加工（腌制、盐腌或烟熏）肉类，避免谷物种子、坚果的摄入。狭窄型 CD 患者可能需要改变膳食纤维和纤维性食物的摄入，需要补充肠内或肠外营养，以达到他们的能量和营养需求。

（二）心理护理

指导患者放松心情，保持良好情绪，积极配合医护治疗，按时服药，和健康人一样正常上班、生活，让自己的日常生活充实，不要有心理负担，平时休息在家可做自己喜欢的事情，听音乐、看电影等，改善自己的饮食习惯和生活不良嗜好，如熬夜、吸烟、喝酒；可与同病种患者互加微信，聊聊治疗疗效，互相加油打气；如感不适，随时返回医院门诊 / 急诊检查。

（三）非手术治疗护理

保守治疗主要应用于轻度狭窄，对 CD 患者和既往放疗患者特别有用，与疾病性质相关，任何外科手术都可能导致潜在的治疗并发症，尤其是低位肛管狭窄。治疗包括纤维素补充、大便软化和扩肛术。护理需注意以下几方面。

1. 环境

环境清洁干燥，光线适宜，根据季节气候调节好室内适宜的温、湿度，并注意患者的隐私保护及保暖。

2. 体位

取仰卧位，扩肛器插入后与患者身体保持平行，往下轻压肛门，固定好扩肛器，防止扩肛器来回滑动。

3. 病情观察

扩肛时动作宜轻柔，待肛门括约肌舒张时缓慢插入，切勿在肛门括约肌收缩时强行插入，以免用力过猛扩肛器插入过深导致肠穿孔。

（四）手术治疗护理

对中度至重度肛门狭窄及轻度狭窄的难治性病例，可进行手术治疗。通过切除或切开纤维性瘢痕，创造一个健康组织边缘。

1. 术前护理

（1）肠道准备：①术前1周给予乳果糖20 mL每日2次口服，嘱患者多饮水，清洁肠道。②术前3 d嘱患者流质饮食：粥粉面及鸡蛋羹、鱼肉汤均可；禁食蔬菜、肉类、水果、杂粮等不易消化的食物，术前日晚遵医嘱予口服复方聚乙二醇电解质散或其他清肠药清洁肠道，术前禁食禁水6 h。

（2）心理护理：肛门为隐私部位，且肛门狭窄病史长，患者可有烦躁、自卑、敏感、多疑、焦虑不安等情绪，术前给予积极的心理护理。可给予转移注意力的方式。通过语言及行为充分调动患者积极性，增强患者战胜疾病的信心。通过播放患者喜欢的音乐、电视节目或阅读书籍等转移患者注意力；还可以使用个体开导的方式，与患者保持密切沟通，告知患者保持良好心态对疾病的重要性，教会患者缓解内心不良情绪的方法，自我调节，避免不良情绪的影响。列举成功案例，增加患者的信心。

2. 术后护理

（1）体位：术后6 h取去枕平卧位，6 h后取舒适体位。

（2）饮食护理：指导患者术后2 d进食半流食，以减少排便导致的出血。第3天起进食营养丰富、富含粗纤维的普食。

（3）手术创面的护理：①术后2 d严密观察患者伤口敷料渗血渗液情况；②术后第2天起，指导患者中药坐浴，通过药物热力作用改善新陈代谢，促进伤口愈合，解毒止血，改善术后症状；③碘伏棉球消毒伤口后，用生肌散中药换药，每日2次，指导患者保持创面的清洁干燥，手纸、内裤宜柔软，避免刺激和摩擦；④术后第3天遵医嘱给予局部微波治疗，将微波集中照射到病变组织部位加速血液循环，促进伤口部位新鲜肉芽组织生长和水肿吸收，缓解疼痛；⑤术后第3～5天行扩肛术，详见非手术治疗的护理。

（4）疼痛护理：①观察患者疼痛的部位、程度、持续时间、伴随症状；②耳穴贴压，通过刺激耳郭上的穴位以起到缓解疼痛的作用；③必要时遵医嘱用药，常用的镇痛药有尼美舒利、曲马多等，观察用药反应及副作用。

（5）排便的护理：①术后24 h应控制排便，避免对切口带来不利影响，如水肿、出血和疼痛等；②早期下床活动，指导患者顺时针方向按摩腹部，促进肠蠕动，帮助排便；③清热润肠通便，多吃水果、蔬菜，多饮水；④开塞露灌肠，协助排便等。

（6）功能锻炼：术后第2天即可指导患者进行提肛运动。

（7）健康教育：告知患者功能锻炼的重要性，出院后也要继续坚持，养成定时排便的好习惯。饮食以营养丰富、易消化吸收的食物为宜，忌辛辣刺激，少食煎炸类食物，多食蔬菜水果，保持大便通畅。

3. 特殊情况护理

CD患者肛门狭窄具有较高手术并发症的可能性。如果进行外科手术，并且术后不愈合会使情况复杂化，必要时需要行造口术。

（1）心理护理：在腹壁上做造口，改变了大便的排出途径，使患者感到生活不便，且发现肠管外露时都会感到害怕、失落，对于能否顺利恢复会产生严重的怀疑和失去自信心，影响工作和学习，不愿与他人交往，有的患者出现焦虑、抑郁、自卑甚至自杀倾向等负性情绪。做好心理护理以现身说法和图片的方式正确指导患者如何进行造口的护理，消除患者的心理压力，提高他们生活自理能力。鼓励家属对患者给予安慰和理解，让他们共同参与对患者的心理治疗和造口护理知识的学习。

（2）造口的观察及护理：术后早期及时地对造口及造口周围皮肤进行观察和评估，并采取相应的处理措施，是预防并发症、促进造口康复的关键。①观察造口的颜色、大小、高度、形状、位置、造口周围皮肤的情况、肠造口的排气排便情况；②根据造口的大小、位置选择合适的造口袋。术后早期选择透明的开口造口袋，以便观察造口的血运、肠蠕动的恢复和排泄物的性状。

（3）造口处的护理及更换造口袋：造口处肠黏膜皮肤可予清水或生理盐水冲洗，冲洗干净后用无菌纱布擦拭待干；在造口皮肤周围喷洒液体敷料，待液体敷料干燥成膜后将造口粉喷于腹部皮肤与肠黏膜结合处，再用无菌棉签扫去多余造口粉；将防漏膏涂抹于腹部皮肤与肠黏膜结合处，最后将造瘘袋剪成大小合适的口，贴于造口处。教会患者正确使用，定时开放，养成定时排便的习惯，排便后清洁处理造口袋。

（4）饮食护理：饮食应清淡、易消化、无刺激、富营养。少吃干果、油炸等易引起便秘的食物，多吃蔬菜水果并进行适量的活动。避免食用豆类、碳酸饮料、鸡蛋、巧克力等易引起胃肠胀气，应尽量少吃葱、蒜类食物，以减少排泄物的臭味。

（师瑞月 莫焱）

第六节 癌 变

一、概述

癌变是个体因素与外部因子之间相互作用的结果，组织细胞从炎症、增生、赘生、息肉、化生到癌变发展的过程，细胞不但会生长失控，还会局部侵入周边组织甚至其他器官，形成肿瘤的扩散和转移，通常是由良性的细胞增殖，变为不规则、无秩序地增殖。

研究发现，CD 癌变率约为 4.8%，可发生于大肠、小肠和肛门等部位，UC 患者结直肠癌的发生率在 10 年为 2%，20 年 8%，30 年之后达 18%。在炎症性肠病患者的死因中，癌症占到 10% ~ 15% 的比例。结直肠癌是 IBD 的严重并发症，也是 IBD 患者死亡的主要原因之一。结直肠癌风险增加与 IBD 的持续时间、范围、起病年龄及炎症严重程度有关，其他危险因素包括结直肠癌家族史、原发性硬化性胆管炎（PSC）等。患者有排便习惯和粪便性状的改变：大便次数增多、不成形、稀便及血性、脓性或黏液性粪便；腹痛部位不确切，为持续性隐痛或仅为腹部不适如腹胀感等；腹部肿块；肠梗阻；可出现贫血、消瘦、乏力、低热等全身表现。晚期可出现肝大、腹水、黄疸、水肿、锁骨上淋巴结肿大及恶病质等。

二、护理措施

（一）定期内镜监测

加强结直肠癌筛查，通过结肠镜检查早期发现和处理 IBD 患者的癌前病变是降低癌变风险最重要的方式。推荐在疾病发生的 8 ~ 10 年即开始接受结肠镜筛查项目。美国胃肠病学院（ACG）和美国胃肠病学会（ACG）均建议结肠镜筛查的随访间期设定为 1 ~ 3 年，英国胃肠病学会（BSG）和欧洲克罗恩和结肠炎组织（ECCO）的指南对患者进行了危险度分层，广泛结肠型病变、结肠狭窄、伴有 PSC、结直肠癌家族史、结肠异型增生个人史和严重的病史较长的结肠炎症等危险因素被应用于 IBD 癌变的危险分层中。对于低风险、中风险和高风险，其推荐的随访间期分别为 5 年、2 ~ 3 年和 1 年。

结肠镜退镜过程中，每隔 10 cm 在结肠黏膜四象限随机活检，可疑病变部位也需要取活检。

（二）化学预防药物的应用

反复的慢性炎症是引起 IBD 发生癌变的主要原因，氨基水杨酸类制剂、免疫抑制剂和抗 TNF-α 单克隆抗体是治疗 IBD 和减轻炎症的主要药物。免疫抑制剂和抗 TNF-α 单克隆抗体预防癌变的研究较少，能否达到预防 IBD 癌变的效果还需要进一步研究。

1. 加强患者的营养治疗

疾病活动期指导患者进食清淡、易消化、少渣流质饮食。定期对 IBD 患者进行营养筛查与评估，根据患者情况加强肠内、肠外营养支持。

2. 用药护理

指导患者遵医嘱合理用药，不可随意停药、减药。指导患者及其家属观察药物的疗效及副作用，定期复查。对于化疗患者，告知化疗注意事项及不良反应，做好用药护理。

3. 心理护理

给予患者及其家属心理支持，关注患者及其家属心理健康。

（张华　黄婵）

第七节　机会性感染

一、概述

机会性感染（opportunistic infection）是指通常对正常人体致病能力有限或无致病能力的微生物，当疾病如获得性免疫缺陷综合征（AIDS）或治疗因素诱发机体免疫功能低下时，则可致病而引发感染。IBD 患者是合并机会感染的高风险人群，其主要原因为疾病本身可导致患者营养状况下降，应用糖皮质激素、免疫抑制剂和生物制剂也会抑制患者的免疫力，因此患者的机会感染率显著增加，需要予以关注与重视。常见的机会性感染有：IBD 合并巨细胞病毒感染、EB 病毒感染、病毒性肝炎、细菌感染、结核分枝杆菌感染、真菌感染、寄生虫感染和疫苗等。合并巨细胞病毒感染时表现为水样便或血水样便、腹痛，不同程度全身症状，肝酶升高等；合并 EB 病毒感染可无明显症状或有发热，肝、脾、淋巴结肿大，肝酶升高等表现；常见的合并病毒性肝炎有甲型、乙型、丙型、戊型肝炎病毒感染。合并艰难梭菌感染表现为水样泻、腹痛、不同程度全身症状；合并结核分枝杆菌感染更易发生肺外结核，多表现为发热、C 反应蛋白升高等。

二、护理措施

（一）重视 IBD 相关机会性感染的危险因素

高龄、营养不良、先天性免疫缺陷、人类免疫缺陷病毒（HIV）感染、合并慢性疾病（如糖尿病、肺气肿），以及应用激素、免疫抑制剂、抗肿瘤坏死因子（TNF）治疗等，是机会性感染的高危因素。

（二）早期识别机会性感染，做好规范化诊治与护理

1. 筛查有无巨细胞病毒及艰难梭菌感染

UC 患者治疗过程中出现糖皮质激素抵抗、病情好转后再次恶化，抑或出现巨细胞病毒（CMV）感染的相关症状（如发热、淋巴结炎、呼吸困难或脾大时），需要进一步筛查 CMV。艰难梭菌感染也是常见的机会性感染之一，艰难梭菌是一种革兰阳性厌氧芽孢菌，能够分泌毒素，从而导致腹泻。早期识别机会性感染，做好规范化诊治与护理。指导患者定期复查，注意观察病情变化。

2. 合并巨细胞病毒感染治疗

对于肠道 CMV 再激活的 IBD 患者，一般不应停止免疫抑制治疗，激素应逐渐减量。对于出现 CMV 结肠炎的激素难治性 IBD 患者，应考虑抗病毒治疗。对于有症状的播散性 CMV 感染，建议停止免疫抑制治疗。发生糖皮质激素抵抗的重度 UC 患者若合并 CMV 结肠炎，建议及时给予抗病毒治疗，治疗疗程建议 3 ~ 6 周。治疗 CMV 活动性感染的主要药物是更昔洛韦（ganciclovir）和膦甲酸钠（foscarnet sodium），其中更昔洛韦用法为：5 mg/kg，静脉注射，每日 2 次，疗程一般不少于 3 周；膦甲酸钠：疗效与更昔洛韦相当，用法为：180 mg/（kg·d），静脉注射，分 2 ~ 3 次给药，疗程一般不少于 3 周。

3. 合并 EB 病毒感染治疗

合并 EB 病毒感染时，建议停止使用免疫抑制剂，然而目前对是否使用抗病毒药物仍有争议。

4. 合并病毒性肝炎治疗

对于非免疫抑制患者，在开始免疫抑制治疗前应考虑接种甲肝疫苗。患者应接种乙肝疫苗，以达到抗 HBs 抗体水平 >10 IU/L；慢性乙型肝炎感染的 IBD 患者，应接受特异性抗病毒核苷类似物治疗。建议所有慢性乙肝病毒感染的 IBD 患者，在接受免疫抑制治疗前 2 周开始预防性治疗（替诺福韦或恩替卡韦），并且应在停用免疫抑制剂后至少持续 12 个月，并且仅在基础疾病缓解时才停用。在预防期间和停药后至少 12 个月内，每 3 ~ 6 个月检测 1 次肝功能和 HBV DNA。不推荐对隐匿性 HBV 感染（HBcAb 核心抗体阳性，HBsAg 阴性）的 IBD 患者，使用抗病毒药物进行预防性治疗。

5. 合并艰难梭菌感染治疗

手卫生是防止艰难梭菌院内感染的重要手段，目前并不建议对进行药物预防。对于艰难梭菌感染可选用甲硝唑和万古霉素治疗；对于严重艰难梭菌感染者，万古霉素疗效优于甲硝唑，建议作为首选。对于急性艰难梭菌感染，建议每 6 h 口服万古霉素 125 mg。为预防艰难梭菌感染复发，建议万古霉素逐渐减量或间断用药，具体用法为：每 3 天 125 ~ 500 mg，持续 2 ~ 3 周。其他抗生素如硝唑尼特、利福昔明等主要用于复发型艰难梭菌感染。替加环素静脉给药对于严重、复杂、复发型艰难梭菌感染有效。合并反复艰难梭菌感染时，可行标准化粪菌移植治疗。

6. 合并结核感染治疗

对有潜伏结核感染的患者在应用抗 TNF-α 制剂或糖皮质激素治疗过程中建议采用以下方案：异烟肼 0.3 g/d，利福平 0.45 g/d，连续用药 6 个月；或异烟肼 0.9 g/ 周，利福喷丁 0.9 g/ 周，连续用药 3 ~ 6 个月。一旦诊断活动性结核，应立即开始规范抗结核治疗，并停用抗 TNF-α 制剂及免疫抑制剂（如嘌呤类、甲氨蝶呤），糖皮质激素是否继续应用或减量则需权衡利弊，或与专科医师讨论后决定。如果疾病治疗需要，可进行 2 ~ 3 个月的规范抗结核治疗，且患者结核相关指标改善后恢复使用生物制剂。

7. 合并真菌感染治疗

一旦合并侵袭性真菌感染，对机体免疫功能具有抑制作用的药物原则上需要停止使用，并及时启动抗真菌治疗。根据感染的部位、病情严重程度等不同，对真菌感染的治疗策略也有所不同。局灶性浅表真菌感染通常局部应用抗真菌药物，而播散性真菌感染通常需要静脉应用抗真菌药物，视情形可能还需要外科清创术、免疫疗法等。

8. IBD 合并寄生虫感染治疗

如果怀疑合并寄生虫感染，免疫抑制剂可酌情减量，当感染控制后，必须使用免疫抑制剂控制 IBD 病情时，可参考感染专科医师意见进行二级预防。

（三）免疫抑制剂使用前行常规筛查

充分告知患者及其家属免疫抑制剂的作用、副作用、适应证及禁忌证，用药前对患者进行充分用药评估。推荐所有 IBD 患者，在接受免疫抑制治疗之前或治疗期间，进行甲肝、乙肝、丙肝、HIV、EBV、CMV、水痘、带状疱疹病毒和麻疹病毒的血清学筛查，也推荐进行人乳头瘤病毒巴氏涂片筛查。在我国，IBD 患者使用免疫抑制剂遇到 HBV 的感染或潜伏性感染的概率极高，因此所有拟使用免疫抑制剂的患者在使用前均需常规筛查乙肝。IBD 患者拟应用免疫抑制剂治疗，如果 HBsAg 阳性，均需预防性使用核苷类抗病毒药物治疗。长期应用糖皮质激素、免疫抑制剂及生物制剂均为感染结核分枝杆菌或发生潜伏性结核感染（LTBI）激活的高危因素。

使用免疫抑制剂的患者，在使用前需要常规筛查结核。结合既往结核病史、结核接触史、X 线胸片和（或）胸部 CT、结核菌素皮肤试验（PPD 皮试）和（或）干扰素释放试验（IGRAs）。

（四）疫苗接种

患者应用免疫抑制剂治疗后处于免疫抑制状态，应避免接种活疫苗，包括麻疹疫苗、脊髓灰质炎疫苗、鼠疫疫苗、卡介苗等。如果应用免疫抑制药物期间需要接种减毒活疫苗（如麻疹减毒活疫苗、甲型肝炎减毒活疫苗、乙型脑炎减毒活疫苗、风疹减毒活疫苗和腮腺炎减毒活疫苗等），需要停用糖皮质激素 1 个月，停用免疫抑制剂 3 个月以上。如果在免疫抑制剂应用前需要接种减毒活疫苗，则需要推迟免疫抑制剂至少 3 周。血清学阴性 IBD 患者（抗 –HBs 阴性和抗 –HBc 阴性）建议注射乙肝疫苗。接种时机为确诊 IBD 时，双倍剂量接种 / 再接种程序可能更好。

（五）一般护理

1. 加强营养治疗

疾病活动期指导患者清淡、易消化、少渣流质饮食。定期对患者进行营养筛查与评估，根据患者情况加强肠内、肠外营养支持。

2. 用药护理

指导患者遵医嘱合理用药，不可随意停药、减药。指导患者及其家属观察药物的疗效及副作用，定期复查。

3. 心理护理

给予患者及其家属心理支持，关注患者及其家属的心理健康。

（张华 黄婵）

第八节 深静脉血栓

一、概述

IBD 相关的并发症中，静脉血栓栓塞症（venous thromboembolism，VTE）是一类相对不常见，但可显著增加 IBD 病死率的疾病。VTE 由深静脉血栓（deep venous thrombosis，DVT）和肺动脉栓塞（pulmonary embolism，PE）两大类组成。DVT 是一类深静脉系统中血液异常凝集的疾病，以下肢 DVT 最为常见，还包括上肢深静脉、颅脑静脉窦等，另外腹腔内脏静脉血栓也是 IBD 合并 DVT 中值得关注的一类。研究显示中国 IBD 患者合并 VTE 的风险高于普通人群，中、重度疾病活动期是 IBD 患者发生 VTE 的重要危险因素，并且当 IBD 患者处于疾病活动期时，住院患者合并 VTE

风险高于非住院患者。患侧肢体肿胀和疼痛是 DVT 最常见的临床表现，如进一步发展可能会出现肢体皮肤颜色和温度改变，严重时会发生股青肿。若血栓较小、仅仅局限于小腿腓肠肌静脉丛或局部侧支循环已建立，故部分患者临床表现并不明显。若患者出现呼吸困难、胸痛、咳嗽和（或）咯血、口唇发绀、烦躁不安等，听诊肺部闻及哮鸣音、细湿啰音或血管杂音，应警惕急性 PE 发生，严重时可导致休克甚至猝死；内脏静脉血栓的症状和其他不典型的 VTE 症状还表现为腹痛、肝酶升高、肾区叩痛、上肢水肿等。

二、护理措施

（一）基础预防与护理

1. 早期活动

鼓励卧床患者早期活动和腿部锻炼，指导踝泵运动，以促进静脉回流。

2. 避免脱水

在病情允许下，予以患者适度补液，保证患者足够的水化，避免血液浓缩，建议患者饮水 1 500 ~ 2 500 mL/d。

3. 加强健康教育

指导患者养成科学合理的饮食习惯，建议患者改善生活方式，如戒烟限酒、控制血糖及血脂等。

（二）机械预防与护理

1. 抗血栓袜

在抗血栓袜（anti-embolism stockings，AES）使用期间，建议患者白天、晚间和夜间均使用，直到患者活动量不再明显减少或恢复到疾病前活动水平，但应每天至少脱下一次以评估患者下肢皮温、皮肤颜色、足背动脉搏动情况以及肢体有无疼痛、麻木等。

2. 间歇充气加压装置

使用间歇充气加压（intermittent pneumatic compression，IPC）装置时，应注意腿套上充气管保持在腿套外表面以避免器械相关性损伤，操作过程中注意患者保暖，防止体温过低。若一侧肢体存在伤口等情况不宜应用，可在对侧肢体实施预防。

3. 足底静脉泵

足底静脉泵（venous foot pump，VFP）是一种模仿生理性足泵的、能有效预防 DVT 的空气脉冲物理治疗仪。

4. 经皮电刺激装置

经皮电刺激装置（transcutaneous electrical nerve stimulation，TENS）是指将电流脉冲通过电极施压于皮肤，产生神经动作电位，引起肌肉收缩。使用期间，注意观察患者应用部位皮肤，若出现过敏、皮肤损伤等，应及时调整部位或停止使用。

（三）药物预防与护理

抗凝药物推荐低分子肝素、低剂量普通肝素或磺达肝癸钠。不推荐抗血小板药物如阿司匹林、氯吡格雷代替上述药物用于预防性抗凝治疗。使用药物预防性抗凝前应评估患者出血风险。活动性大出血、失血性休克、严重凝血功能障碍是药物抗凝治疗的绝对禁忌证；出血导致的血红蛋白明显下降、需要输血等是药物抗凝治疗的相对禁忌证，此时应严格评估利弊，谨慎使用药物预防 VTE。告知患者及其家属遵医嘱按时服药，不随意调整药物剂量或停药，及时复查相关实验室检查结果，按要求（门诊）随访。指导患者观察有无局部或全身出血倾向，清楚讲解潜在药物不良反应和与其他药物、食物之间的相互作用。嘱患者避免磕碰，刷牙宜使用软毛牙刷。若因其他疾病就医时，需要主动告知医护人员正在服用的抗凝血药物。根据患者的情况，综合考虑是否进行抗凝、溶栓、介入治疗、手术治疗。

1. 住院患者合并 VTE 的治疗

应遵循中国《深静脉血栓形成的诊断和治疗指南》。首选低分子肝素联合维生素 K 拮抗剂作为深静脉 VTE 的治疗药物。与血管外科、介入科等合作，决定是否联合手术、介入治疗。

2. 确诊为急性内脏静脉血栓的患者

若有相关症状，则推荐抗凝治疗；若无症状，建议与血液科讨论，必要时抗凝血治疗。

3. 疾病活动期初发 VTE 的住院患者

应至少药物抗凝治疗至 IBD 缓解后 3 个月，甚至长期使用抗凝血药物。

4. 疾病缓解期初发 VTE 的住院患者

若无其他 VTE 危险因素，建议长期药物抗凝治疗，并定期（推荐 3 个月）随访，调整抗凝治疗策略。

5. 疾病缓解期初发 VTE 的住院患者

若存在与 IBD 无关的、可逆的 VTE 危险因素，药物抗凝治疗应不少于 3 个月且至少持续治疗至危险因素解除后 1 个月。

（张华　黄婵）

参 考 文 献

［1］陈灏珠，钟南山，陆再英 . 内科学［M］. 9 版 . 北京：人民卫生出版社，2018.

［2］尤黎明，吴瑛 . 内科护理学［M］. 7 版 . 北京：人民卫生出版社，2022.

［3］李乐之，路潜 . 外科护理学［M］. 7 版 . 北京：人民卫生出版社，2022.

［4］付俊豪，赵宁，刘博，等．肠梗阻导管防治肠梗阻的临床应用进展［J］．中华胃肠外科杂志，2021，24（10）：931-935.

［5］陈孝平，汪建平，赵继宗．外科学［M］．9 版．北京：人民卫生出版社，2018.

［6］宋平．非创伤性结肠穿孔临床结局相关因素分析［D］．青岛：青岛大学，2016.

［7］赵姣姣，王玉平，周永宁．中毒性巨结肠发病机制及内科治疗新进展［J］．胃肠病学和肝病学杂志，2018，27（4）：445-448.

［8］中华医学会消化病学分会炎症性肠病学组．炎症性肠病外科治疗专家共识［J］．中华炎性肠病杂志，2020，4（3）：180-199.

［9］Knowles S R，Keefer L，Wilding H，et al. Quality of life in inflammatory bowel disease：a systematic review and meta-analyses-part Ⅱ［J］．Inflamm Bowel Dis，2018，24（5）：966-976.

［10］段红霞，赵玉洁，刘占举．炎症性肠病 607 例临床分析［J］．中华消化杂志，2018，38（5）：334-336.

第五章
消化内镜检查的护理

消化内镜不仅在 IBD 的诊断、鉴别诊断、疗效评估、病情随访和监测中发挥着重要作用，而且对 IBD 的并发症（如狭窄性病变、穿透性病变、脓肿、消化道出血、肠道癌变等）也有治疗作用。因此，消化内镜是 IBD 不可或缺的基本诊疗技术。由于常并发消化道狭窄和穿透性病变，患者的内镜检查、治疗以及术前的肠道准备均存在较高风险。因此，诊疗过程中良好的质量控制和标准化管理，是规范内镜诊疗医技人员技术行为及提升各诊疗中心医疗质量的重要保障。作为护理人员，应熟悉并掌握内镜诊治过程中的相关注意事项，避免不良事件发生，提高护理质量。

一、胃镜检查的护理

胃镜检查是指应用于食管、胃、十二指肠等上消化道部位的一项侵入性操作技术，是应用最早、进展最快的消化内镜检查技术。其方法是将胃镜插入患者食管、胃、十二指肠等上消化道待检查部位，以协助诊断或治疗，亦称上消化道内镜检查。

对于已确诊或疑似 CD 的患者，尤其是合并上消化道症状者，建议常规行胃镜检查，必要时多处活检行病理学检验（文末彩图 5-1）。部分 UC 患者可有上消化道症状，通过胃镜检查可发现部分患者胃内存在炎症改变（如充血、糜烂和浅小溃疡等），但多数 UC 患者胃镜下的病理检查不具有特异性。因而，UC 胃镜检查的临床价值尚待评估。

对于神志不清、精神失常及不能合作的患者，严重心肺疾病或极度衰竭不能耐受检查者，胃肠穿孔、腐蚀性食管炎及胃炎急性期患者，以及急性严重咽喉疾病、严重脊柱成角畸形或纵隔疾患（如胸主动脉瘤）等患者，不建议行胃镜检查。

（一）检查前护理

1. 术前准备

术前准备包括：①医护人员应详细讲述检查的方法、风险、签署知情同意书；②详细了解患者病情，评估患者病变部位与性质；③全面了解患者的整体健康状况，如有无高血压、冠心病、心律失常等合并症，有无咽喉疾病、青光眼、主动脉瘤、前列腺肥大、凝血功能障碍等其他疾病；④详细询问患者用药史及过敏史，如有无服用阿司匹林等抗凝血药物用药史及局部麻醉药物过敏史；⑤对需要内镜检查又有相对禁忌证者，应根据患者的具体病情做好相应准备。

2. 饮食指导

饮食指导包括：①检查前1日患者应以低渣、易消化的软食及半流食为主；②检查前禁食、禁水，一般要求检查前禁食4 h，禁饮至少2 h；③对存在上消化道梗阻、胃排空障碍、胃－食管反流等特殊患者，则应酌情延长禁食禁饮时间，必要时行术前胃肠减压。

3. 用药指导

用药指导包括：①降压药：高血压患者检查当日早晨可用一小口水送服降压药物，防止检查过程中因血压过高发生不良反应。②降血糖药：糖尿病患者检查当日早晨应暂停降血糖药或胰岛素，以免发生低血糖反应。③抗血栓药物：术前长期服用抗血栓药物（主要包括抗凝血药、抗血小板药和纤溶药）的患者，围手术期如继续服用可增加手术出血风险，而停用则可致血栓栓塞事件的风险增加。因而，需要外科、麻醉科、内科等多学科会诊制订个体化的用药管理方案。一般情况下，长期口服阿司匹林、华法林等抗凝血药物的患者，需行胃镜下微创治疗时，应与医师充分沟通，通常建议在检查前需停药1周，防止发生消化道出血。

4. 健康宣教

健康宣教包括：①告知患者胃镜检查前取下活动性义齿、眼镜，并妥善保管。②行无痛胃镜检查的门诊IBD患者须家属陪同，贵重物品及义齿交与家属保管。③术前10～15 min由内镜室护士指导患者口服咽麻祛泡剂，以达到咽部表面麻醉作用。同时，去除胃肠道内泡沫及黏液，保持视野清晰。④钡剂检查结束3 d后方可行胃镜检查，以排清胃内残留钡剂，否则会影响视野，并且残留钡剂会堵塞内镜的抽吸孔道，严重损害内镜。⑤如同一日行腹部B超检查，应先行超声检查，再行胃镜检查。

5. 心理护理

评估患者各项准备情况及心理状态，告知其检查过程中可能出现的不适，做好心理安慰，帮助患者减轻紧张不安的情绪。

（二）检查中的护理

1. 查对

内镜护士再次查对患者信息，检查知情同意书签字情况，并询问患者饮食情况。

2. 体位

协助患者取屈膝左侧卧位，嘱患者放松，取下义齿及眼镜，头部略向后仰。

3. 术中配合

①垫治疗巾于患者颌下，置牙垫于患者上、下齿间，检查中嘱患者始终咬住牙垫，不能吐出，以防咬坏镜身。②指导患者用鼻吸气、口呼气，全身放松。③嘱患者检查过程中不能吞咽唾液，如有唾液让其从口角自然流出。④需做活检者，协助术者进行标本采集。使用活检钳时，要稳、准、轻巧、小心地钳取病灶组织，妥善放置于标本固定液内，标记清楚，查对无误后及时送检。

4. 病情观察

病情观察包括：①胃镜检查过程中密切观察患者的呼吸、面色等情况，同时向患者做简单解释，指导其深呼吸、不能吞下口水，让其自然流出。②可应用适当的安抚手段，如握住患者的手；同时安慰、鼓励患者，给予其心理支持。

5. 整理用物

检查结束后取出牙垫，清洁患者颜面部，协助患者取舒适体位。询问患者有无不适，告知患者术后注意事项。整理床单位及物品。

6. 物品消毒

对使用后的胃镜进行床边预处理，再置于污染盆内经污物通道或污物传递窗送往洗消室。

（三）检查后的护理

1. 饮食指导

饮食指导包括：①一般胃镜检查结束后 30 min 即可进温凉流质饮食；②行无痛胃镜后须禁食 1～2 h 后方可进温凉流质饮食；③行胃镜活检者，须待检查结束 2～4 h 后进食温凉半流质饮食，以减少对胃黏膜创伤面的摩擦。

2. 病情观察

注意观察患者有无呕血、黑便、腹痛、腹胀等表现，发现异常立即报告医师，以确保及时有效的处理。

3. 健康教育

健康宣教包括：①检查后如咽部不适或疼痛，声音嘶哑，可用淡盐水含漱或含服喉片；不能缓解者可报告医师，做进一步处理。②行无痛胃镜的门诊患者，应在医院观察 30 min，监测血压、心率、血氧饱和度及意识情况，经镇静苏醒评估合格后须由家属陪同方能离院，术后 24 h 内不可驾驶车辆、从事高空及精细作业，以防意外发生。

二、结肠镜检查的护理

结肠镜检查全称为电子结肠镜检查，始于 20 世纪 60 年代初期，是诊断和治疗结肠疾病的新技术，主要通过内镜的操作和肠腔的气体调节使结肠缩短变直，结肠镜便可顺利地通过直肠、乙状结肠、降结肠等到达回肠末端，全面观察肠壁及皱襞里的情况。随着电子内镜的发展和电子结肠镜检查术的提高，电子结肠镜不仅能对各种大肠疾病做出正确的诊断，在治疗方面也体现出重要的地位，目前电子结肠镜已成为结肠疾病诊断和治疗中最常用的有效方法。

全结肠镜检查是诊断 UC 最重要的手段。通过全结肠内镜观察患者是否存在 UC 的特异性临床表现，从而建立临床诊断，还可评估病变特征、范围、活动度及并发症等；全结肠镜检查还可行活检组织病理学检查，以排除其他疾病或合并症；同时，全结肠镜检查还用于结肠型及回结肠型 CD 的诊断与鉴别诊断（文末彩图 5-2、彩图 5-3）。

结肠镜检查适宜于原因不明的腹泻、便血超过数周，对症处理无缓解，临床疑诊 IBD 患者。对于 IBD 患者复查评估病情（包括大肠肿瘤的筛查），需做止血、扩张及息肉摘除等治疗者，也较适宜。

对于存在心、肺、脑等重要脏器明显功能障碍者，存在电解质、血浆白蛋白、血红蛋白和凝血功能等明显异常者，肛门、直肠严重狭窄者，极度虚弱不能耐受肠道准备者，重症 UC 患者，应酌情避免全结肠镜检查，替代方案可选择限制性结肠镜或乙状结肠镜检查。对于近期发生的心肌梗死或肺栓塞者、腹膜炎患者（无论是否伴有肠穿孔），则应严格禁止进行结肠镜检查。

（一）肠道准备

1. 肠道准备的意义

结肠镜检查是筛查、诊断和治疗结肠病变的重要手段，而检查前的准备工作是检查顺利进行的重要保证。其中，肠道准备对进行高质量的结肠镜检查至关重要，其诊断的准确性和治疗的安全性很大程度上取决于肠道准备的质量。充分的肠道准备可使肠道获得较高的清洁度，从而更清晰地观察黏膜表面，对实现高质量的肠镜诊疗具有重要意义。而肠道准备不足会导致检查遗漏、手术取消、盲肠插管率显著降低、结肠镜操作时间显著延长等，还可能会缩短结肠镜随访间期，另外，重复结肠镜检查也会增加治疗成本及不良事件的发生率。

2. 患者肠道准备不充分的风险

许多 IBD 患者都有假息肉（或炎症性息肉），需要与癌前病变或肿瘤性病灶相区别。因此，肠道准备的质量直接影响着病情的评估和异型增生的检出率，并且多项指南中均强调色素内镜有利于病变的评估和异型增生的检出，而色素内镜检查更需要充分的肠道准备。因此，对于 IBD 患者肠道准备显得尤为重要。急性重度或暴发性结肠炎除外，可能会诱发中毒性巨结肠。如果考虑是急性重度（暴发型）结肠炎、急性难治性结肠炎及中毒性巨结肠，直肠乙状结肠镜检查也可获得有价值的信息。有患者可能进行过结肠切除术，或回肠和结肠的狭窄或结肠动力的改变，则会导致肠道准备质量降低；腹痛、腹胀、恶心或呕吐等急性期症状可能会限制肠道清洁剂的完全摄入，由于上述急性期症状可降低对肠道准备的耐受性和可接受性，并进一步影响肠道清洁度。

3. 肠道准备方案

（1）推荐将聚乙二醇（polyethylene glycol，PEG）制剂作为 IBD 患者首选肠道清洁剂，并可根据患者病情及意愿选择高容量或低容量肠道准备方案。

（2）进行肠道准备时需注意避免肠道清洁剂对病变肠黏膜的进一步损伤。应用磷酸盐类肠道清洁剂可能导致患者的肠黏膜出现类似 IBD 早期的病变，使在内镜检查过程中对病变的判断受到影响，故应避免在 IBD 患者中使用磷酸盐类肠道清洁剂；因匹可硫酸钠可诱发肠道黏膜炎症性改变，活动期患者应避免使用；由于镁盐有引起肠黏膜炎症、溃疡的风险，并可造成黏膜形态改变的可能性，因此也不推荐使用硫酸镁导泻。

（3）对习惯性便秘患者在应用标准肠道准备方案的同时采取额外肠道准备措施，如采用 3~4 L PEG 方案，内镜诊疗前 3 天进食少渣易消化饮食、使用促胃肠动力药物等，以便提高检查当日清洁肠道的效果。新的研究表明，使用聚卡波菲钙片联合复方聚乙二醇电解质散（polyethylene glycol electrolytes powder，PEG-EP）进行肠道准备与单用 PEG-EP 对比，结果显示，联合用药组不仅肠道波士顿评分显著提高，而且聚卡波菲钙亲水凝胶的形成也在一定程度上减少肠道泡沫量的残留，使结肠镜检查视野更为清晰，提示聚卡波菲钙片辅助肠道准备的肠道清洁效果显著优于单用 PEG-EP；同时显著降低患者不良反应的发生率。因此，该研究结果提示聚卡波菲钙片可为结肠镜检查前肠道准备提供一种新的辅助药物选择，值得临床进一步推广应用。

（4）指南建议增加口服祛泡剂西甲硅油用于肠道准备。用法推荐：西甲硅油 30 mL，可与最后一份泻药同时服用，或者于泻药服用完成后 30~60 min 服用；也可选用二甲基硅油，但最佳剂量及服用时间尚待进一步研究确证。

（5）服用泻药时应指导患者以适当的速度口服泻药，避免饮用过急导致呕吐，并观察排便情况，肠道准备要求排出物为清水样，或淡黄色无渣水样便，可将肠道清洁度做成卡片以供患者取用。并指导患者或家属如何判断肠道清洁度，有研究表明可采用手机拍照辅助判断肠道清洁度，既能提高肠道清洁质量，又能增加患者对护理方式的接受度，并及时合理调整肠道清洁方案，是一种简单有效、切实可行的方法。

（6）如排便性状达不到上述要求，请及时与医师沟通，根据患者的实际情况选择灌肠或追加泻药，当日再次或改期行结肠镜检查。

（7）如果患者一般情况较差、肠道病变严重，可在清洁灌肠后进行结肠镜检查。

必要时，可不经过任何肠道准备直接进行急诊结肠镜检查，进镜深度视患者病情和肠道清洁情况而定，如果风险和难度较大，可仅达直肠或乙状结肠，了解肠道基本病变即可。重症 UC 患者若不宜服用导泻药物，可酌情局部灌肠后行乙状结肠镜观察和活检。总之，IBD 患者的肠道准备方案需要结合患者的病情、意愿等制订个体化的方案，且仍需要更多研究来探讨 IBD 患者的最佳肠道准备方案。

（二）检查前护理

1. 评估

选择肠道清洁方案时应充分考虑患者的整体健康状况、病史、服药史、偏好、既往肠道准备情况等因素，结合清洁方案的疗效、成本、安全性和耐受性等条件，制订个体化肠道准备方案。

2. 健康宣教

肠道准备前应强化患者教育和沟通，向患者提供口头及简单易懂的书面指导，有条件的单位可联合电话、短信及微信等辅助方式，指导患者进行肠道准备，提高患者对结肠镜检查的依从性。

3. 饮食指导

（1）结肠镜检查前 1 日低纤维或低渣饮食。有研究指出，肠镜检查前限制饮食（如膳食纤维）超过 24 h 无助于提高肠道准备质量，便秘患者可提前准备。检查前一日应食用易消化的、少渣饮食，如馒头、白米饭、白米粥、面条、鸡蛋等。检查前一日应避免的食物：多籽多彩的水果，如西瓜、哈密瓜、猕猴桃、火龙果、百香果等；高纤维蔬菜，如海带、芹菜、韭菜、空心菜等；带颜色的饮料，如红酒、果汁等。

（2）如进行无痛肠镜检查，则需术前禁食 6～8 h，禁饮 4 h。

4. 用药指导

同胃镜检查的用药指导。

5. 不良反应的观察

PEG 制剂的最常见不良反应为腹胀、恶心和呕吐等消化道症状，罕见不良反应包括过敏性反应、吸入性肺炎、贲门撕裂、胰腺炎、结肠炎、心律失常、加重抗利尿激素释放综合征等，因此服药过程中密切观察患者的不良反应。

（三）检查中的护理

1. 体位

协助患者取左侧卧位，双腿弯曲，告知患者在操作中的不适感及缓解的办法，使患者保持安静卧床，避免躁动导致并发症。

2. 病情观察

肠镜检查时，注意观察患者的生命体征、腹痛的程度，有无心慌、冷汗、气紧、恶心、呕吐等不适，护士要注意观察，随时向医师汇报，及时给予适当处理。

3. 清洁度评估

评价肠道准备质量可采用波士顿量表或渥太华量表。

4. 微创治疗注意事项

活动期患者避免行内镜微创治疗，如需行内镜止血，可考虑行内镜下注射含去甲肾上腺素高渗盐水止血或高频电凝止血，不宜行止血夹止血。

（四）检查后的护理

1. 休息与活动

（1）麻醉患者必须卧床休息 30 min 左右，直至完全清醒；门诊患者须由家属陪同方能离院，术后 24 h 内不可驾驶车辆、从事高空及精细作业，以防意外发生。

（2）肠镜检查中行活检术者嘱患者注意观察大便情况，3 d 内勿剧烈活动，防止出血。

2. 病情观察

（1）告知患者检查后可能会出现轻微腹胀、腹痛等不适，这种不适与检查时注气有关，一般可自行缓解，或嘱患者适当走动，帮助排气。

（2）嘱患者注意观察有无剧烈腹痛腹胀，或腹痛腹胀程度有无逐渐加重，有无便血等，如有异常，及时报告医护人员。

3. 饮食指导

未做特殊治疗者，检查后可进普通饮食或遵医嘱进食，行内镜微创治疗者根据具体情况决定禁食时长。

4. 健康教育

如果结肠镜检查过程中发现患者肠道准备不充分，应积极评估并采取补救措施，当日再次或改期行结肠镜检查，或在 1 年内再次进行结肠镜检查，再次行肠镜检查时建议根据可能的失败原因采用更加积极的、个体化的肠道准备方案。

三、小肠胶囊内镜检查的护理

小肠胶囊内镜是一次性胶囊状的无线检查工具，借助胃肠动力作用向前推进，自动拍摄肠道黏膜情况，拍摄的图像通过无线传输方式传输至患者佩戴的数据记录仪中。小肠胶囊内镜检查系统主要由胶囊内镜、有数据记录仪的传感系统、用于图像查看分析的计算机工作站组成。由于胶囊内镜属于非侵袭性检查，克服了传统的插入式内镜所具有的耐受性差、不适用于年老体弱和病情重等缺陷，现已发展成为一种安全有效的内镜成像技术，能够在早期发现黏膜病变，对于 IBD 的诊断与治疗有重要意义。但由于缺乏病理组织取样的能力，胶囊内镜在 IBD 诊治过程中的应用受限。

对于以下情况，可考虑胶囊内镜检查（文末彩图 5-4）。①患者疑诊 CD，胃肠镜和影像学评估无明确阳性发现；②患者疑诊 CD，但胃肠镜和影像学检查呈阴性；③患者确诊 CD，但结肠镜及影像学检查无法判断病变数量、范围和特征；④评估小肠病变的疗效，监测术后小肠吻合口复发。

对于以下情况，应相对禁止或严格禁止行胶囊内镜检查。①相对禁忌证：已知或怀疑胃肠道梗阻、狭窄及瘘管者；心脏起搏器或其他电子仪器植入者；吞咽障碍者；孕妇。②绝对禁忌证：无手术条件或拒绝接受任何腹部手术者（一旦胶囊滞留或无法通过将行手术取出）。

（一）检查前护理

1. 健康宣教

（1）明确患者的适应证和禁忌证。告知患者胶囊内镜检查的原理、检查方法、可能出现的并发症、存在检查盲区的局限性及费用问题，以达成患者及其家属的充分知情，并签署知情同意书。

（2）检查前 3 天不可做钡餐或钡灌肠检查。

2. 饮食准备

（1）一般患者只需在胶囊内镜检查前日的晚餐进食半流食即可。平素有便秘的患者建议在胶囊内镜检查的前两日起即开始少渣饮食，检查前日的晚餐进食半流食。

（2）肠道清洁准备后可少量饮水但不能再进食。

3. 肠道准备

胶囊内镜的肠道准备要求与结肠镜基本相同。《中国小肠胶囊内镜临床应用指南》提出小肠胶囊内镜检查前，应采取饮食限制，可采用"2L PEG"方案，检查前 4~6 h 服用肠道清洁剂，并常规应用祛泡剂。

（二）检查中的护理

1. 环境

吞服胶囊前注意营造轻松愉快的环境，避免受检者精神紧张，导致喉肌痉挛，吞服胶囊失败。

2. 卧位

右侧卧位有利于胶囊通过幽门，如果胶囊长时间（1~2 h）不能进入十二指肠，遵医嘱肌内注射甲氧氯普胺（胃复安）可有助于胶囊通过幽门。

3. 注意事项

在整个检查过程中，不能脱下穿戴在身上的记录仪，不能移动记录仪的位置；不要接近强电磁波信号源，以免造成信号干扰；避免剧烈运动。

（三）检查后的护理

1. 饮食

建议吞服胶囊 2 h 后可饮用清水，4 h 后可进食少许清淡固体食物。

2. 确认胶囊排出

检查结束后，提醒受检者在胶囊排出体外前，应使用便盆排便，以便观察胶囊是否排出。如果胶囊内镜检查未完成（胶囊未到达结肠），且吞服 2 周后未见排出，推荐行腹部 X 线检查以确认胶囊是否仍在体内。

3. 胶囊滞留的处理

胶囊内镜检查并发症主要为胶囊滞留（文末彩图 5-5）。一般指 ≥2 周胶囊未排出体外。对有肠梗阻风险者，建议先行影像学检查评估，推荐 CT 小肠造影（CTE）或磁共振小肠造影（MRE）。对于已发生胶囊滞留者，无症状可予以观察随访；对于诱发急性小肠梗阻或肠穿孔者，应考虑急诊手术治疗。胶囊取出术包括内镜和外科手术两种方法。

四、小肠镜检查的护理

不同于胶囊内镜对组织学诊断的局限性，小肠镜能够通过染色、放大和超声检查对小肠黏膜病灶进行更仔细地观察，能够对小肠病变进行黏膜活检及病理检查，并可进行止血、狭窄扩张、息肉切除或取异物等治疗措施。但是，小肠镜耗时较长，且对操作技术要求较高，限制了其在临床中的应用。随着胶囊内镜等微创方式的发展，小肠镜检查在疑诊 IBD 患者的初步评估中作用也变得有限。

小肠镜检查适宜于疑诊小肠型 CD 的诊断与鉴别诊断（文末彩图 5-6）。此外，对于以下情况，也可考虑进行小肠镜检查：①潜在小肠出血；②疑似克罗恩病；③不明原因腹泻或蛋白丢失；④疑似吸收不良综合征（如乳糜泻等）；⑤疑似小肠肿瘤或增殖性病变；⑥不明原因小肠梗阻；⑦外科肠道手术后异常情况（如出血、梗阻等）；⑧临床相关检查提示小肠存在器质性病变可能；⑨已确诊的小肠病变（如克罗恩病、息肉、血管畸形等）治疗后复查；⑩小肠疾病的治疗，如小肠息肉切除术、小肠异物（如胶囊内镜等）取出术、小肠血管病变治疗术、小肠狭窄扩张术等。

对于以下患者，应相对禁止或严格禁止行小肠镜检查。①相对禁忌证：小肠梗阻无法完成肠道准备者；有多次腹部手术史者；孕妇；其他高风险状态或病变者（如中度以上食管 - 胃底静脉曲张者、大量腹水等）；低龄儿童（<12 岁）。②绝对禁忌证：严重心肺等器官功能障碍者，无法耐受或配合内镜检查者。

（一）检查前护理

（1）向患者详细解释检查目的、方法、注意事项，签署知情同意书。

（2）饮食指导。经口小肠镜检查前，禁食 8~12 h，禁水 4~6 h。

（3）肠道准备。小肠镜的肠道准备要求与结肠镜肠道准备的要求相同。鉴于 IBD 患者的特殊性，尤其伴有消化道出血、不全性幽门或肠梗阻、低蛋白血症、严重贫血、水电解质紊乱等情况或老年患者时，应酌情调整肠道准备用药。

（4）建立静脉通道，备好术中用药。

（二）检查中护理

1. 体位

左侧卧位，双腿弯曲，全身放松。

2. 术中配合

（1）协助患者取下义齿，咬好口垫，并妥善固定；行全身麻醉者，需气管插管。

（2）当内镜向深部插入困难时，护士协助患者变换体位或通过按压患者腹部，配合医师回拉镜身、反复将肠腔套叠在内镜上，减少肠袢形成。

3. 病情观察

严密观察患者生命体征，检查中持续吸氧，及时清理患者的口咽分泌物，保持呼吸道通畅。

（三）检查后护理

1. 饮食指导

（1）经口检查者，外套管反复摩擦咽喉，出现咽喉疼痛，一般不需特殊处理，如无特殊治疗要求，术后 1 h 可进食，以进食清淡温凉半流食 1 d 为宜，忌食过热、刺激性及粗糙食物，以免引起咽喉部出血，次日饮食可恢复正常。

（2）经肛检查者如无特殊，可进普食或根据医嘱进食。

2. 病情观察

（1）术后严密观察患者生命体征是否稳定，待患者清醒后，详细询问有无不适，注意观察患者意识状态、胸腹部体征，住院患者由专人护送至病房。

（2）告知患者检查后可能会出现轻微腹胀、腹痛等不适，指导或协助患者进行腹部顺时针按摩，或嘱患者适当走动，促进排气，症状会逐渐缓解。

（3）嘱患者注意观察有无剧烈腹痛、腹胀或腹痛腹胀程度逐渐加重，有无便血等，如有异常，及时报告医护人员。

五、超声内镜检查的护理

IBD 的诊断缺乏金标准，治疗方案的选择主要取决于病变范围和病情严重程度。因此，早期诊断并准确评估疾病活动性对于 IBD 的诊治至关重要。普通内镜检查虽然在 IBD 诊治及随访过程中有着重要的作用和地位，却不能满足诊断、鉴别诊断及治疗方面的临床需求。超声内镜（endoscopic ultrasonography，EUS）是将内镜和超声相结合的消化道检查技术，将微型高频超声探头安置在内镜顶端，能够显示消化道管壁全层以及管壁外网膜、系膜和淋巴结声像学特征，对消化性溃疡病变（尤其是局限性或孤立的溃疡性病灶）具有重要的诊断和鉴别诊断价值。此外，超声内镜检查对 IBD 相关的消化道狭窄和穿透性病变的诊断也有一定的帮助。近几十年来，EUS 已广泛应用于临床，在 IBD 的诊断与鉴别、评估疾病活动度、指导治疗、判断预后等方面也发挥着重要作用（文末彩图 5-7 至彩图 5-10）。

超声内镜检查的禁忌证同普通内镜检查禁忌证。超声内镜检查前、检查中、检查后的护理要点同常规胃肠镜的护理。

（刘梅娟　朱秀琴）

参 考 文 献

［1］中国炎症性肠病消化内镜诊疗共识［J］.中华消化病与影像杂志（电子版），2021，11（1）：1-7.

［2］席惠君，张玲娟.消化内镜护理培训教程［M］.上海：上海科学技术出版社，2014.

［3］中华医学会消化病学分会炎症性肠病学组.中国消化内镜技术诊断与治疗炎症性肠病的专家指导意见［J］.中华炎性肠病杂志，2020，4（4）：283-291.

［4］王莉慧，刘梅娟，王箭.消化内科护理健康教育［M］.北京：科学出版社，2018.

［5］常见消化内镜手术麻醉管理专家共识［J］.临床麻醉学杂志，2019，35（2）：177-185.

［6］王洛伟，马爽，宛新建.中国消化内镜诊疗镇静/麻醉操作技术规范［J］.中华消化内镜杂志，2018，35（12）：946-949.

［7］中国无痛苦消化内镜应用指南（2013）［J］.中国实用内科杂志，2014，34（1）：32-36.

［8］抗血栓药物围手术期管理多学科专家共识［J］.中华医学杂志，2020，100（39）：3058-3074.

［9］邱枫，钟英强.实用消化内镜治疗技术［M］.北京：人民军医出版社，2009.

［10］柏愚，杨帆，马丹，等.中国早期结直肠癌筛查及内镜诊治指南（2014 年，北京）［J］.胃肠病学，2015，20（6）：345-365.

［11］Froehlich F，Wietlisbach V，Gonvers J，et al. Impact of colonic cleansing on quality and diagnostic yield of colonoscopy：the european panel of appropriateness of gastrointestinal endoscopy European multicenter study［J］. Gastrointest Endosc，2005，61（3）：378-384.

［12］Menees S B，Kim H M，Elliott E E，et al. The impact of fair colonoscopy preparation colonoscopy use and adenoma miss rates in patients undergoing outpatient colonoscopy［J］. Gastrointest Endosc，2013，78（3）：510-516.

［13］Hassan C，East J，Radaelli F，et al. Bowel preparation for colonoscopy：European society of gastrointestinal endoscopy（esge）guideline-update 2019［J］. Endoscopy，2019，51（8）：775-794.

［14］李兆申，令狐恩强.中国消化内镜诊疗相关肠道准备指南（2019，上海）［J］.中华内科杂志，2019，58（7）：485-495.

［15］都贤，时晓冬，牛巍巍，等.2019欧洲胃肠道内镜学会结肠镜检查肠道准备指南解读［J］.河北医科大学学报，2020，41（4）：373-376.

［16］张华娟，宋希，王新雅.手机拍照辅助在行结肠镜检查患者肠道清洁中的应用［J］.齐鲁护理杂志，2021，27（5）：126-128.

［17］Li L，Ling L，Ying W，et al. The effect of calciumpoly carbophiltablets combined with compound polyethylene glycolelectrolyte powder on bowel preparation［J］. Acta Medica Mediterranea，2021，37（3）：1857-1861.

［18］国家消化系统疾病临床医学研究中心（上海），国家消化内镜质控中心，中华医学会消化内镜学分会胶囊内镜协作组，等.中国小肠胶囊内镜临床应用指南（精简版，2021年，上海）［J］.中华消化杂志，2021，41（8）：509-513.

［19］陈轶凡，孙克文.现代内镜成像在炎症性肠病中的应用［J］.中华炎性肠病杂志，2020，4（4）：341-343.

［20］韩泽民，王宇欣.中国小肠镜临床应用指南［J］.中华消化内杂志，2018，35（10）：693-702.

［21］缪佳蓉，南琼，文韵玲，等.结肠镜和超声内镜对炎症性肠病诊断和病情评估的价值［J］.胃肠病学，2020，25（11）：660-665.

［22］李惠，曲波.超声内镜及相关技术在炎症性肠病诊治中的应用［J］.中国临床医生杂志，2021，49（3）：259-262.

第六章

影像学检查的护理

炎症性肠病病情复杂、临床表现多样，缺乏特异性表现，诊断有难度，需要多种辅助检验、检查结果等进行综合判断。其中，影像学检查在炎症性肠病的诊断和疗效评估中发挥重要作用。尤其是 CT 和 MR 检查，具有便捷、无创等特点，可显示出肠镜无法到达部位的肠道病变情况，在评估 IBD 疾病的活动性、并发症方面准确度高，因此广泛用于 IBD 患者的诊断和随访中。《炎症性肠病的诊断及治疗的共识意见》指出，CTE、MRE 是评估小肠炎症性病变的标准影像学检查方法。护理人员做好患者影像检查的护理，检查前进行充分准备、检查中积极配合、检查后做好不良反应观察及处理，对保证检查效果、保障患者的安全有重要作用。

一、肠道 CT 检查的护理

CT 是临床上常用的一种功能齐全的病情探测仪器，它是电子计算机 X 线断层扫描技术简称。它根据人体不同组织对 X 线的吸收与透过率的不同，应用灵敏度极高的仪器对人体进行测量，然后将测量所获取的数据输入电子计算机，电子计算机对数据进行处理后，就可摄下人体被检查部位的断面或立体的图像，发现体内任何部位的细小病变。肠道增强 CT 在临床上应用广泛，可清晰显示肠道黏膜外改变、肠外并发症、小肠和结肠的受累情况。检查过程中，口服大量造影剂有利于肠道充盈扩张，以帮助肠壁清晰显影。护士应做好肠道 CT 检查患者的护理，保证患者顺利完成检查，确保图像的清晰度和可信性。

（一）检查前准备

检查前，应评估患者的年龄、配合程度、过敏史、病情。检查前 3 d 禁止行胃肠道钡餐检查。检查前 4 h 禁食，可饮少量水，盆腔 CT 需清洁灌肠。年龄较大、沟通障碍、配合度差的患者需家属陪同。

（二）检查中的配合

（1）勿穿含金属的衣物，检查前取下金属纽扣、文胸扣、发卡及项链等。

（2）增强 CT 检查需注射造影剂，造影剂过敏者不能进行检查。检查前，需留置 20 G 以上静脉留置针，应选择上肢粗直、弹性良好的血管进行穿刺，避免造影剂外渗。

（3）上腹部增强 CT 检查前 5 ~ 10 min 口服 2.5% 等渗甘露醇溶液 500 mL；中腹部增强 CT 检查前 30 min 口服 2.5% 等渗甘露醇溶液 500 mL，检查前 5 min 口服等渗甘露醇溶液 300 mL；全腹部或盆腔增强 CT 检查前需清洁灌肠，检查前 1 h 分次口服等渗甘露醇溶液 1 000 ~ 2 000 mL，并进行膀胱憋尿，膀胱充盈后再口服等渗甘露醇溶液 300 ~ 500 mL。

（4）对躁动者或儿童，可遵医嘱使用镇静剂。

（三）检查后的护理

（1）观察穿刺部位有无红肿、硬结、疼痛等。若发生造影剂外渗、造影剂过敏，及时处理。

（2）增强 CT 检查后，需饮水 500 ~ 1 000 mL，促进造影剂排泄。

（3）检查结束后 1 ~ 3 d，部分患者可能出现腹泻症状。密切观察患者的大便次数、颜色、性质、量及肛周皮肤情况，腹泻严重者，做好肛周皮肤护理，遵医嘱予服用止泻药。

二、CT 小肠造影检查的护理

CT 小肠造影（computed tomography enterography，CTE）影像技术充分地将 CT 检查与肠道造影相结合，使肠道影像出现程度不等的强化。与肠道 CT 相比，CTE 在炎症性肠病检查中有更高的准确度和灵敏度，并能有效鉴别 CD 和 UC。CTE 显像以肠壁增厚多见，提示患者有慢性肠壁纤维组织增生或急性肠黏膜水肿。CD 在 CTE 检查影像图片上表现多为累及全肠道、非对称性、节段性、不光滑的肠壁增厚。UC 的影像图片显示多为结肠直肠受累，对称性、连续性、浆膜面光滑的肠壁增厚。因此，CTE 显像示肠黏膜呈阶段性强化或增厚，为 CD 诊断的敏感指标。CTE 检查图像出现脂肪间隙模糊或肠周有渗出，提示炎症侵犯到肠壁浆膜层。CTE 检查具有成像快、操作简单的特点，能清晰显示肠道病变形态，可评估肠道炎症程度，清晰显示内瘘、腹腔脓肿、肠道淋巴结肿大等情况，已成为临床常规的检查方法，可作为 IBD 疾病活动度监测手段，为疗效评估提供依据。

（一）检查前准备

（1）评估患者的病史、过敏史、病情（有无肠梗阻、肠道狭窄）。

（2）掌握好适应证、禁忌证，筛选高危人群。

（3）向患者及其家属做好注意事项、检查目的、不良反应等方面的健康教育，及时排解患者存在的紧张、焦虑等情绪。

（4）饮食。检查前 2 d 少渣饮食，少吃水果、蔬菜、肉类；检查前 1 d 流质饮食。

禁食奶制品。

（5）肠道准备。检查前 1 周不能做钡剂检查；于检查前 8 h 禁食，开始口服泻药清洁肠道，如复方聚乙二醇电解质 2 包（68.56 g/ 包）＋温开水 2 000 mL，指导患者边喝边快步走，2 h 内喝完，彻底清洁肠道，检查前 4 h 可饮少量水。有肠梗阻、肠道狭窄的患者，减慢喝泻药速度，为了肠道准备充分，肠道狭窄患者可提前开始肠道准备。

（6）练习屏气。练习屏气 10 s 左右。

（7）孕期禁止检查。

（二）检查中配合

（1）含金属的物品提前取下，如金属纽扣、文胸扣、药膏、发卡及项链等。

（2）充盈肠道。检查前 1 h 口服 2.5% 等渗甘露醇溶液 1 600～2 000 mL（甘露醇粉 50 g 加温开水 2 000 mL），分 4 次服用，每隔 15 min 口服甘露醇溶液 400～500 mL；最后 1 次口服甘露醇 10～15 min 后再上机扫描，以充盈小肠，有利于获取空肠充盈相。完全性梗阻患者，不宜服用甘露醇溶液。专家指导意见推荐上机前予 2.5% 等渗甘露醇 300～500 mL 灌肠，以充盈直肠。

（3）询问过敏史，签署造影剂注射知情同意书。

（4）取仰卧位，先行全腹部及盆腔平扫，后采用团注法动态增强扫描，高压注射器经肘前静脉注射（使用 20G 以上套管针）高浓度碘对比剂（350 或 370 mgI/mL），总量 1.5～2 mL/kg，流速 3～4 mL/s。

（三）检查后的护理

1. 恶心、呕吐

身体质较弱者，清肠准备短时间内喝入大量液体而引起胃部不适所致，应给予安慰，以减轻患者心理压力；喝泻药后，腹胀明显者，可顺时针按摩腹部，病区内快步行走，促进胃肠蠕动；呕吐严重者，暂停喝泻药，协助患者头偏向一侧，以防误吸。

2. 头痛、发热、口干、视物模糊等

一般是由盐酸消旋山莨菪碱不良反应所致，检查结束后几天内还可能出现此类症状，因此检查前对患者进行解释，嘱其检查后多喝水，促进药物代谢。视物模糊者，嘱其卧床休息，预防跌倒。

3. 造影剂外渗

（1）外渗原因：高压注射器注药速度过快，对血管壁的冲击力大，导致血管脆弱者出现血管破裂，引起造影剂外渗。

（2）外渗表现：一般 6 h 内会出现局部红、肿、热、痛，24～48 h 达高峰，严重出现水疱、溃疡。

（3）对策：穿刺前评估血管，选择粗直、弹性好的血管，保证留置针装置通畅；

检查时，控制注射速度和注射量；检查后，注意密切观察注射部位是否出现肿胀。

（4）局部处理：抬高患肢，冷敷或以地塞米松、50% 硫酸镁外敷，地塞米松配方为生理盐水 100 mL + 地塞米松 5 ~ 10 mg 湿敷，每天 2 次，一般 2 ~ 3 d 恢复。出现静脉炎患者给予喜辽妥软膏外涂、皮肤溃烂予皮维碘外用，必要时请烧伤科处理。

4. 造影剂过敏

（1）发生率为 0.07%。患者检查后观察生命体征，让患者在候诊室内观察 30 min，并保留注射造影剂的留置针，评估无严重不良反应后方可拔除，允许其离开。发生过敏反应可注射抗过敏药，严重者需紧急抢救。

（2）嘱患者多喝水以加快对比剂的排出，尤其前 4 h 是造影剂排出高峰，一般 24 h 排泄完。

5. 尿潴留

（1）原因：是由于盐酸消旋山莨菪碱降低了膀胱括约肌的张力，再加上患者心理紧张，从而导致了尿潴留的发生。

（2）措施：甲硫酸新斯的明注射液为拮抗药，有肌松作用，以缓解尿潴留。

6. 腹胀

（1）原因：甘露醇液体扩张小肠，致使尿液积聚在膀胱，导致患者有腹胀的感觉，发生率 0.2%。

（2）措施：嘱患者深呼吸，腹部顺时针按摩，以缓解症状。

7. 肠梗阻

（1）原因：口服甘露醇后，肠道形成高渗环境，大量的液体积聚在肠道，盐酸消旋山莨菪碱延缓肠道蠕动，形成了麻痹性肠梗阻，发生率为 0.07%。

（2）措施：采取禁食、胃肠减压、维持水电解质平衡、营养支持、口服促消化动力药等治疗措施可缓解。

8. 对比剂肾病、肾衰竭

肾功能正常时，造影剂无明显损害；肾功能受损时，CT 造影剂、MR 造影剂有明显副作用，可加重肾功能不全，甚至导致肾衰竭、肾纤维化。应观察尿量，发现尿量减少，及时通知医师处理。

三、磁共振小肠造影检查的护理

磁共振小肠造影（magnetic resonance enterography，MRE），又称为磁共振弹性成像，是一种新的成像技术，它与 MRI 的不同之处在于，可测量组织弹性，能够显示全胃肠道的肠壁炎症和治疗效果，还可以反映肠壁增厚、水肿、狭窄、肠壁渗出等，较常用于 CD 患者检查，在评估 CD 的跨壁和壁外特征方面与 CTE 准确性相似。CTE 和 MRE 均能显示 IBD 患者肠壁病变情况，诊断的准确度相似。对于体内有金属不能行 MRE 检查的患者，可行 CTE 检查。但 MRE 在评价炎症活动度方面，较 CTE 更敏感，具有软组织对比良好、多方位显像、无放射线接触等优点，MRE 检查会获得更多信息。MRE 检查前需做肠道准备、检查时间长、检查前准备多，做好 MRE 检查的护理，提高患者的配合度，一方面可以保证检查效果，另一方面确保患者的安全，预防和及时处理检查相关的不良反应。

（一）检查前准备

（1）评估患者的病史、过敏史、病情。

（2）向患者及其家属做好注意事项、检查目的、不良反应等方面的健康教育。

（3）介绍舱内狭小封闭，机器运行噪声等，使之解除紧张、焦虑等情绪，预防幽闭综合征。

（4）排除禁忌证。体内有任何金属植入禁止检查，如心脏起搏器、血管支架、钢板、装有胰岛素泵。因金属异物移动可损害重要脏器和大血管，如位于受检部位时，可产生伪影。受孕不到 3 个月的孕妇慎做。

（5）饮食检查前 2 d 少渣饮食，少吃水果、蔬菜、肉类，禁食奶制品。

（6）肠道准备。详见本章节"CTE 检查的护理"。

（7）练习呼吸。屏气 25 ~ 30 s 以上，控制呼吸运动，减少伪影产生。

（二）检查中配合

（1）告知患者注意事项，签署知情同意书。

（2）检查前女性要把带金属内衣钩的胸衣取下，不可携带金属物品（如手表、耳环、戒指、项链、钥匙、金属义齿、眼镜、口罩的钢丝条等）及磁性物体（如磁卡、磁盘、手机等），以防干扰检查结果和损坏所携带的物品。

（3）因检查时间长（一般需 30 min 以上），嘱患者受检过程全身放松，平静呼吸，不移动身体，以免影响影像医生诊断结果。小儿及不合作者需镇静后方能检查。

（4）充盈肠道：于检查前 1 h 口服 2.5% 等渗甘露醇溶液 1 600 ~ 2 000 mL（甘露醇粉 50 g 加温开水 2 000 mL），分 4 次服用，每隔 15 min 口服甘露醇溶液 400 ~ 500 mL；最后 1 次口服甘露醇 10 ~ 15 min 后再上机扫描，以充盈小肠，有利于获取空肠充盈相，指导患者口服甘露醇后快步行走，以减轻腹胀不适感，加快肠道充盈。

（5）观察患者有无头晕、心慌、腹痛等不适，必要时静脉补液支持。

（6）选择肘前粗直静脉，建立静脉通道（20 G 以上留置针），为了增加正常肠道与病变肠道的对比度，检查过程中，高压注射器静脉注射钆对比剂（如钆特酸葡胺、钆喷酸葡胺、钆布醇），总量为 0.1 mmol/kg，1.5 ~ 2 mL/s。

（7）第一次上机检查，指导患者取仰卧位，扫描全腹及盆腔。因检查部位为盆腔，患者需保留尿液，充盈膀胱，扫描时间 15 min 左右下机，建议患者上厕所。

（8）第二次上机检查前 5～10 min，遵医嘱肌内注射盐酸消旋山莨菪碱 20 mg（前列腺增生、青光眼、肠梗阻等患者禁用，儿童需减少药量），以抑制肠道痉挛，降低管壁张力，减少肠蠕动而造成的伪影。

（三）检查后的护理

1. 过敏反应

（1）轻度过敏反应：发生率为 3%～4%，主要表现为皮肤发红、荨麻疹、恶心、头晕、喉咙发热发痒、打喷嚏。

（2）中度过敏反应：发生率为 1%～1.5%，主要表现为全身大量荨麻疹、轻微喉头水肿、血压一过性下降等。轻、中度过敏反应会在较短的时间内自行消失。

（3）重度过敏反应：很少见，发生率仅为 0.01%～0.05%，主要表现为血压明显下降，休克，严重的气管、支气管水肿痉挛，严重的喉头水肿。抢救措施同青霉素过敏。

2. 幽闭综合征

（1）幽闭综合征：人被幽闭在限制空间内的病态恐惧，属于心理疾患，其发生率为 1.1%。

（2）健康教育：介绍磁共振检查的重要性，与患者讨论心理与疾病之间的关系，减轻患者对检查的恐惧。

（3）环境管理：检查室光线柔、空气流通，检查床干净整洁，使患者感到舒适，降低患者的恐惧心理。

（4）心理护理和家庭支持：带领患者及其家属进入磁体间，让患者观看其他患者检查的情况，使患者了解到磁共振检查的安全性，并让家属陪同检查，增强患者对检查的安全感。

（5）系统脱敏阶段：年龄较大或紧张的患者，可让家属陪同，告知患者放松全身的方法，让患者闭上眼睛，进行深呼吸。告知患者在检查时若感到不适，及时按下报警球囊呼叫医护人员。可反复多次缓慢进出检查床，以消除患者的顾虑。

（6）药物护理：患者在进行上述护理干预后，配合程度仍然不高时，在取得患者和家属同意后，在进行检查前应用阿普唑仑和地西泮等苯二氮䓬类药物，以起到较好的镇静作用，提高患者的磁共振检查成功率。

（7）检查中护理：在检查过程中，戴上耳塞降低噪声或嚼口香糖；播放舒缓轻松的音乐。

（黄美娟　张勤　张铭光）

参 考 文 献

［1］黄梦庭，于群，韩平 . 炎症性肠病的 CT 与 MR 研究及进展［J］. 临床放射学杂志，2021，40
　　（3）：607-610.
［2］李雪华，冯仕庭，黄丽，等 . 中国炎症性肠病影像检查及报告规范专家指导意见［J］. 中华
　　炎症性肠病杂志，2021，5（2）：109-113.

第七章
炎症性肠病的常见实验室检查

一、血液生化检查

（一）血红蛋白与血浆蛋白

轻型患者多正常或轻度下降，中、重型患者可有轻度或中度下降，甚至出现重度贫血、低蛋白水肿等。可能与慢性炎性出血及蛋白丢失、铁与其他造血物质缺乏或吸收不良等因素有关。

（二）白细胞计数

轻型患者多正常，中、重型患者可有轻度升高，少数重症患者可高达 $30 \times 10^9/L$，有时以中性粒细胞增高为主。白细胞计数增多可能与炎症活动有关。

（三）红细胞沉降率

红细胞沉降率（ESR）可反映病情活动性。IBD 患者活动期 ESR 可见增快。ESR 改变反映 IBD 活动期血清中某些蛋白质浓度的改变。当血清中某些蛋白质浓度，尤其是 γ-球蛋白、纤维蛋白原及血细胞比容改变时，ESR 会相应发生变化。由于与 ESR 相关的血清蛋白半衰期长，若临床症状改善快，而 ESR 在临床症状改善后数天才下降。因此 ESR 不能及时反映患者的病情变化。

（四）血小板计数

IBD 患者复发时血小板计数可升高。相对轻、中型溃疡性结肠炎，重型患者的血小板计数 $> 400 \times 10^9/L$ 更常见。但血小板计数并未广泛用于 IBD 的诊断。

（五）血清 C 反应蛋白

血清 C 反应蛋白（C-reaetive protein，CRP）水平是评估 CD 活动性的重要参考指标。在疾病活动期患者可见 CRP 水平升高、疾病缓解时显著下降。

二、免疫学检查

（一）自身免疫性抗体

包括抗中性粒细胞胞质抗体（anti-neutrophil cytoplasmic antibody，ANCA）、抗

小肠杯状细胞抗体（gobletcell autoantibody，GAB）、抗胰腺腺泡抗体（anti-pancreatic antibody，PAB）等。自身免疫性抗体检测有助于 IBD 的诊断，也有助于 UC 和 CD 的鉴别诊断。

1. 抗中性粒细胞胞质抗体

ANCA 是以中性粒细胞胞质成分为靶抗原的一组自身抗体，是 UC 诊断特异性指标。ANCA 有助于预测 UC 的疾病表型，对疾病治疗方案的制定具有一定的指导价值。

2. 抗小肠杯状细胞抗体

GAB 是以肠道杯状细胞分泌的黏蛋白成分为抗原的自身抗体，是 UC 的一个较特异的标志物，有助于 UC 与 CD 的鉴别诊断。

3. 抗胰腺腺泡抗体

PAB 对 CD 的特异性较高，可能有助于 CD 与 UC 的鉴别诊断，但由于敏感性较低，目前其临床应用仍有限。

（二）抗微生物抗体

1. 抗多糖抗体

抗多糖抗体是一类针对微生物（细菌、真菌）细胞壁多糖类抗原决定簇的抗体，作为 CD 相关的特异性血清学标志物。包括抗酿酒酵母抗体（ASCA）、抗昆布二糖苷糖类抗体（ALCA）、抗甲壳二糖苷糖类抗体（ACCA）、抗甘露糖二糖苷糖类抗体（AMCA）、抗甲壳多糖抗体（anti-C）和抗昆布多糖抗体（anti-L）等。其中 ASCA 对 CD 的诊断效应最高、anti-L 在 CD 中的特异性最高、ACCA 与 CD 肠狭窄及瘘管形成等并发症的发生相关性最强。所有类型的抗多糖抗体敏感性都不高，因此不推荐单独用于 CD 的诊断，建议联合检测以提高诊断的敏感性。

2. 抗大肠埃希菌细胞外膜孔道蛋白 C 抗体

CD 患者抗大肠埃希菌细胞外膜孔道蛋白 C（OmpC）抗体阳性表达可能预示合并肠穿孔或瘘管形成，有利于疾病预后的判断。

3. 抗荧光假单胞菌抗体

抗荧光假单胞菌抗体（anti-I2）检测可指导 CD 患者粪菌移植治疗方案的选择，并可预测其疗效。

4. 抗细菌鞭毛蛋白抗体

抗细菌鞭毛蛋白抗体（anti-cBir1）为阳性的疾病主要为小肠型或小肠结肠型 CD，其阳性程度越高，发生穿孔的风险越大。

（三）巨噬细胞凋亡抑制因子

巨噬细胞凋亡抑制因子（apoptosis inhibitor of macrophage，AIM）是一种细胞凋亡抑制剂，介导巨噬细胞生长凋亡并对各种诱导凋亡因子起抑制作用，被认为是参与 CD 发病的重要组成部分。AIM 对 CD 的诊断效应优于 ASCA。因此，AIM 有望取代 ASCA 作为首选的 CD 诊断指标。

（四）采集方法

血液生化及免疫检测标本采集需要专用采血管，抽取患者相应量的空腹血，常温下 2 h 内送检。严禁在患者输液、输血侧肢体上采集血标本。

三、粪便检查

（一）粪便常规

检查肉眼可见糊状黏液脓血便。少数患者以血便为主，伴有少量黏液或无黏液。镜检可见大量红细胞、脓细胞，亦可见嗜酸性粒细胞，急性发作期粪便涂片可见大量多核的巨噬细胞。

粪便标本采集需用专用的检查器皿，留取一部分粪便放入检查器皿中即可。在取标本时尽量保证没有其他的杂物混入，如尿液、月经血等。如果大便异常，则应选取异常部分的大便，如含有黏液、脓血等成分的大便。标本留取后要及时送检，避免标本长时间的放置。

（二）病原学检查

炎症性肠病病原学检查的目的是排除感染性结肠炎，是本病诊断的一个重要步骤。粪便病原学检测主要是查找肠道致病菌和寄生虫，标本采集需专用容器、留样后立即送检。

（三）粪便钙卫蛋白

检测粪便钙卫蛋白是由中性粒细胞或巨噬细胞释放的一种胞浆蛋白，可作为体内炎症细胞活化标志。粪便钙卫蛋白比全身性炎症标志物更具有敏感性、特异性，且与组织学病变程度一致。通过检测粪便钙卫蛋白，可以区别 IBD 和 IBS、评估 IBD 炎性的活动性、评估 IBD 黏膜的治愈情况。粪便钙卫蛋白的正常值在 0 ~ 50 μg/g 之间，＞ 200 μg/g 为 IBD 活动期，50 ~ 200 μg/g 为 IBD 临床缓解期或者非 IBD 黏膜愈合指标。

粪钙卫蛋白标本采集需专用容器、选取异常部分的粪便，如含有黏液、脓、血等病变成分，外观无异常的粪便从表面、深处及粪端多处取样，留样后常温 2 h 内送检。

（张铭光　黄美娟）

参 考 文 献

［1］王昆华，缪应雷，李明松. 炎症性肠病临床实践［M］. 北京：人民卫生出版社，2019.

［2］肖书渊，姜支农，刘秀丽. 炎症性肠病病理鉴别诊断［M］. 杭州：浙江大学出版社，2018.

第八章

用药护理

第一节　5-氨基水杨酸的用药护理

一、概述

（一）定义

5-氨基水杨酸（5-amino salicylic acid，5-ASA）是用于治疗 IBD 的一线药物，用于溃疡性结肠炎、克罗恩病的急性发作，以及防止其复发，常与硫嘌呤类药物合用。有大量研究表明，合用 5-ASA 可能影响硫嘌呤类药物的代谢，从而对其疗效和不良反应产生影响。

5-ASA 进入体内后主要经肠和肝中的乙酰化酶 1 转化为非活性代谢产物。5-ASA 常用于 UC 稳定期的诱导和维持治疗，也被认为可用于 CD 缓解期的诱导和预防复发。

（二）作用机制

5-ASA 治疗 IBD 的具体作用机制目前尚不清楚，但有研究认为，一方面是通过抑制环氧酶和脂氧合酶的活性以减少前列腺素、白三烯和自由基的合成；另一方面通过抑制肠道黏膜免疫反应而发挥局部抗炎作用。试验表明 5-ASA 对维持溃疡性结肠炎的缓解与柳氮磺吡啶同样有效，但不良反应少（如骨髓抑制和男性不育）。

二、护理措施

（一）监测药物不良反应

对水杨酸类药物过敏的患者，禁用 5-ASA；用药期间密切关注患者症状、体征。治疗开始时可能会出现头痛、恶心、呕吐等症状。如出现急性症状（如痉挛、腹痛、发热、严重头痛和皮疹）立即停药。

孕妇及哺乳期妇女必须遵医嘱用药，本品可以通过胎盘屏障；妊娠期间，只有在孕妇使用本品的益处超过可能对胎儿的风险时才能使用。

（二）根据病变部位不同，选择不同剂型及给药方式

5-ASA 分为缓释颗粒、缓释片、肠溶片、栓剂、灌肠液。

缓释颗粒由乙基纤维素包衣的美沙拉嗪微颗粒（直径为 0.7~1 mm）组成。在胃中开始崩解，微颗粒通过幽门进入小肠，在肠道内可持续均匀地释放美沙拉嗪，约 50% 在小肠内释放，50% 在大肠内释放。给药时告知患者勿咀嚼、可餐时服用，也可餐后服用，提高药物利用度。血液从小肠经门静脉流入肝脏的速度约 500 mL/min，小肠组织中的血流速度影响着药物在小肠的清除效率。人体摄入食物能引起小肠血流量改变。进餐后的小肠血流量可以增加 30%~130%。

缓释片无须胃排空，无药物大量倾泻现象，无血药峰浓度，在胃中残留时间短，服药后 20 min 内血中即可测出 5-ASA。缓释片还可防止美沙拉嗪在近端小肠被过早吸收，从而保证它在远端小肠具有较高的生物利用度。口服后 1 h 药物主要存在于十二指肠，同时与禁食无关。给药时告知患者不可咀嚼。可掰开服用或置入水（或橘汁）中形成悬浮液后饮用。

肠溶片必须在餐前服用，且用药时用大量液体吞服，不能嚼碎，减少药物在胃内停留时间。

栓剂由缓释微囊组成，可直接到达作用部位，缓慢释放，局部浓度高。可通过直肠给药，绕过门静脉直接进入体循环，避免了肝肠首过效应，提高药物利用度。

病变部位局限在直肠、乙状结肠时用灌肠剂，灌肠液使用前，嘱患者排空二便，取左侧卧位，选择细肛管，药液温度控制在 37℃左右，防止温度过高或过低刺激肠道，肛管插入要深（达乙状结肠的中段，25~30 cm），药液压力要低（液面距肛门 <30 cm）应缓慢滴入，一般不超过 200 mL。灌肠后嘱患者取膝胸位或俯卧位，可用枕头垫高臀部 15~30 min，以保证药液充分流入肠内，灌肠液在肠内保留的时间越长越好，至少 15 min。使用时关注患者症状体征，避免出血、疼痛等。

（三）注意药物配伍禁忌

包括：①5-ASA 与肾上腺皮质激素若同时使用，可能增加胃肠道出血的危险；②与抗凝血药物同时使用会增加出血倾向；③与磺脲类口服降血糖药同时使用可能增加其降糖作用；④与螺内酯和呋塞米同时使用可能降低其利尿作用；⑤与丙磺舒和苯磺唑酮同时使用可能降低其排尿酸作用；⑥与抗代谢药（如甲氨蝶呤、巯基嘌呤和硫唑嘌呤）同时使用可能增加毒性，出现骨髓移植、肾毒性和黏膜炎等；⑦与利福平同时使用可能降低其抗结核作用。

因此，应避免 5-ASA 与以上药物一起使用，低剂量合用时仍需谨慎，注意监测血药浓度及患者症状、体征。

（四）心理护理

向患者讲解疾病及相关用药知识，缓解患者由于疾病知识缺乏导致的恐惧、焦虑心理，增加患者应对疾病的积极性，改善患者的心理韧性，提高患者服药依从性等自我管理能力，增强自我效能，从而提高患者的生存质量。

（五）健康教育

向患者及其家属介绍 IBD 的相关知识及治疗进展，根据患者的病因及具体情况进行指导。能够正确了解疾病的发生发展及治疗的重要性，积极配合治疗，努力提高自我管理能力。

（关玉霞 王倩）

第二节 激素的用药护理

一、概述

（一）定义

糖皮质激素（glucocorticoid）是临床上使用最为广泛而有效的抗炎和免疫抑制剂，具有抗炎、抗毒、抗变态反应、抗休克、非特异性免疫及退热等多种作用，可以防止和阻止免疫性炎症反应及病理性免疫反应的发生，对任何类型的变态反应性疾病几乎都有效。在紧急或危重情况下，糖皮质激素往往为首选。糖皮质激素也是诱导活动性 CD 及 UC 缓解的最常用、最重要的治疗手段。

临床常见的糖皮质激素类药物有泼尼松、甲泼尼龙、倍他米松、丙酸倍氯米松、泼尼松龙、氢化可的松、地塞米松等。常见糖皮质激素类药物相关作用见表 8-1。

表 8-1 常见糖皮质激素类药物相关作用

类别	药物名称	对受体的亲和力	半衰期（min）	半效期（h）	抗炎强度（比值）	等效剂量（mg）
短效（8~12 h）	可的松	0.01	90	8~12	0.8	25
	氢化可的松	1	90	8~12	1	20
中效（12~36 h）	泼尼松	0.05	>200	12~36	3.5	5
	泼尼松龙	2.2	>200	12~36	4	5
	甲泼尼龙	11.9	>200	12~36	5	4
	曲安西龙（去炎松）	1.9	>200	12~36	5	4
长效（36~54 h）	地塞米松	1.1	>300	36~54	30	0.75
	倍他米松	5.4	>300	36~54	25~35	0.75

（二）作用机制

1. 抗炎作用

糖皮质激素对各种原因引起的炎症都有抑制作用。表现在炎症早期改善红、肿、热、痛等症状，炎症后期防止粘连和瘢痕形成。

2. 抗免疫作用

糖皮质激素对细胞和体液免疫均抑制，抑制巨噬细胞对抗原的吞噬和处理；干扰淋巴细胞的识别能力；促进致敏淋巴细胞解体。

3. 抗毒作用

糖皮质激素对抗内毒素对机体的刺激性反应，减轻细胞损伤，其机制可能为抑制下丘脑对致热原的反应及抑制白细胞致热原的生成和（或）释放。

4. 抗休克作用

糖皮质激素大剂量可对抗各种严重休克，特别是中毒性休克。

（1）扩张痉挛血管，加强心肌收缩力，改善微循环。

（2）降低血管对缩血管物质的敏感性，改善重要器官的供血供氧。

（3）稳定溶酶体膜，使心肌抑制因子生成减少。

（4）提高机体对内毒素耐受力。

5. 对血液及造血系统的作用

糖皮质激素能使红细胞、血红蛋白增多，血小板、纤维蛋白原浓度升高；中性粒细胞增多，但功能降低；嗜酸性粒细胞及淋巴细胞减少。

6. 其他作用

糖皮质激素可使中枢神经系统兴奋，出现欣快、失眠，可诱发精神失常和癫痫；抑制体温中枢对致热原反应，起到退热作用；促进胃酸、胃蛋白酶分泌，大剂量或长期应用可诱发或加重溃疡；对抗维生素 D 对钙的促吸收作用，久用易致骨质疏松。

二、护理措施

（一）密切监测药物不良反应

（1）观察有无延迟不愈的伤口、皮肤破损、炎症等，防止掩盖感染症状。

（2）观察有无情绪、行为、睡眠及精神状态改变。

（3）注意有无胃部疼痛、食欲缺乏及胃酸增高症状，有无柏油样便，应高度警惕类固醇性溃疡和胃肠出血，必要时调整用量或停药，也可在服用本品同时给予胃黏膜保护剂加以预防。

（4）注意有无急性胰腺炎征象，如上腹部突发、持续性剧痛。而且疼痛向腰、背部放射，进食加剧，弯腰、起坐或前倾可减轻等，一旦发现，立即告知医师，遵医嘱进行救治。

（5）观察有无全身过敏反应，如有立即停药处置。

（6）注意有无背痛、腰痛或其他部位骨痛，防止发生骨折和肱或股骨头缺血性坏死。

（7）注意有无出血倾向，合用维生素 C 可减轻 / 预防。

（二）预防并发症

长期应用可引起一系列不良反应，其严重程度与用药剂量及用药时间成正比。患者治疗初期糖皮质激素的用量较多，容易出现较为严重的消化性溃疡注意观察患者是否存在消化道损伤现象，比如反酸、恶心等症状。预防库欣综合征，可以补充钾盐及维生素，记录 24 h 内液体的摄入量及排出量，控制好患者的水、电解质平衡，观察患者药物治疗效果。一旦患者有并发症现象出现，及时对症处理，实现对并发症的有效治疗和控制。主要并发症如下。

（1）医源性库欣综合征，如向心性肥胖、满月脸、皮肤紫纹瘀斑、类固醇性糖尿病（或已有糖尿病加重）、骨质疏松、自发性骨折或骨坏死（如股骨头无菌性坏死）、女性多毛、月经紊乱或闭经不孕、男性阳痿、出血倾向等。

（2）诱发或加重细菌、病毒和真菌等各种感染，伤口愈合迟缓。

（3）诱发或加剧胃、十二指肠溃疡，甚至造成消化道大出血或穿孔。

（4）精神症状如焦虑、兴奋、欣快或抑郁、失眠、性格改变，严重时可诱发精神失常、癫痫发作。

（5）高血压、充血性心力衰竭和动脉粥样硬化、血栓形成；高脂血症，尤其是高甘油三酯血症。

（6）激素性青光眼、激素性白内障。

（7）其他长期外用糖皮质激素类药物可出现局部皮肤萎缩变薄、毛细血管扩张、色素沉着、继发感染等不良反应；在面部长期外用时，可出现口周皮炎、酒糟鼻样皮损等；吸入型糖皮质激素的不良反应包括声音嘶哑、咽部不适和念珠菌定植、感染。长期使用较大剂量吸入型糖皮质激素者也可能出现全身不良反应。

（三）严格遵医嘱规范用药

（1）糖皮质激素给药途径：包括口服、肌内注射、静脉注射或静脉滴注等全身用药，以及吸入、局部注射、点滴和涂抹等局部用药。

（2）结核活动期、感染急性期避免使用。激素治疗前，应先做结核菌素试验，排除潜在的结核病，以免结核扩散或急性发作。

（3）口服时，可于餐时给药，以减少胃部不适。

（4）肌内注射时，宜深注于臀大肌，应每次更换注射部位，注意观察注射点情况，不可肌内注射三角肌，防止局部肌萎缩。

（5）局部用药时，用药不可过多，时间要短，避免皮肤萎缩。

（6）静脉滴注时，速度宜慢，不可超过 25 mg/min。

（7）遵医嘱给药，提高患者用药依从性，避免随意减药、停药。

（四）注意药物配伍禁忌

①糖皮质激素与非甾体抗炎药可加强其致溃疡作用；②可增强对乙酰氨基酚的肝毒性；③与两性霉素 B 或碳酸酐酶抑制剂合用，可加重低钾血症，长期与碳酸酐酶抑制剂合用，易发生低血钙和骨质疏松；④与蛋白质同化激素合用，可增加水肿的发生率，使痤疮加重；⑤与抗胆碱能药（如阿托品）长期合用，可致眼压升高；⑥三环类抗抑郁药可使其引起的精神症状加重；⑦与降血糖药如胰岛素合用时，因可使糖尿病患者血糖升高，应适当调整降糖血药剂量；⑧甲状腺激素可使其代谢清除率增加，故甲状腺激素或抗甲状腺药与其合用，应适当调整后者的剂量；⑨与避孕药或雌激素制剂合用，可加强其药物疗效的同时，加重雌激素制剂的不良反应；⑩与强心苷合用，可增加洋地黄毒性及心律失常的发生；⑪与排钾利尿药合用，可致严重低血钾，并由于水钠潴留而减弱利尿药的排钠利尿效应；⑫与麻黄碱合用，可增强其代谢清除；⑬与免疫抑制剂合用，可增加感染的危险性，并可能诱发淋巴瘤或其他淋巴细胞增生性疾病；⑭可增加异烟肼在肝脏代谢和排泄，降低异烟肼的血药浓度和疗效；⑮可促进美西律在体内代谢，降低血药浓度；⑯与水杨酸盐合用，可减少血浆水杨酸盐的浓度；⑰与生长激素合用，可抑制后者的促生长作用。

因此，应避免糖皮质激素与以上药物一起使用，低剂量合用时仍需谨慎，注意监测血药浓度及患者的症状和体征。

（五）饮食护理

（1）宜选择高蛋白、高膳食纤维饮食，根据患者病情制订合理饮食计划，激素治疗过程中，蛋白质消耗增加，如果摄入不足，可出现负氮平衡，组织蛋白破坏，应给优质蛋白饮食，如鸡蛋、鱼、牛肉、大豆、大米。

（2）长期用药者应限制钠摄入量，多食清淡及高钾食物，如香蕉、绿叶蔬菜、芦笋、全麦片及柑橘等。

（3）较长时间用药后，出现向心性肥胖是常见不良反应，停药后可逐渐恢复，禁忌使用减肥药。

（六）感染预防

（1）做好对患者血压、体温、呼吸、脉搏生命体征的监测，及时发现患者的感染情况。患者服用糖皮质激素之后，抵抗力会有一定的下降，受感染概率有一定的增加。需要指导患者保持充足的休息，注意保暖，尽量不要去人多的地方，同时进行适当的身体锻炼，保持良好的室内环境，探视人数进行合理的控制。

（2）同时注意患者的个人卫生，做好皮肤护理，保持床单位平整、清洁、干燥、无渣屑。协助患者更换衣服，勤用温水擦澡，擦洗皮肤时动作要轻，便盆要轻拿轻放，严防擦破皮肤，避免感染。

（3）对危重患者，尤其是水肿明显者，勤剪指甲，定时协助其翻身，建立翻身卡，每次翻身后轻轻按摩骨隆突部及受压部位，促进血液循环，增加皮肤抵抗力，预防压力性损伤发生。

（4）针对患者口腔展开相应的护理，早晚清洁口腔，避免有口腔溃疡现象的出现，同时防止患者出现呼吸道感染。

（七）防止深静脉血栓

激素治疗可增加血液黏稠度，在应用药物之前，建议患者戒烟戒酒，避免久坐不动、过度疲劳，让患者适当加强肢体活动，促进血液循环，防止血栓形成。长期卧床者，遵医嘱进行抗凝治疗；指导患者床上运动，踝泵运动等，使用梯度压力弹力袜、间歇充气加压泵等物理措施预防静脉血栓。根据疾病情况，尽早下床活动。

（八）避免跌倒及骨折

激素治疗过程中可抑制胃肠对钙的吸收，抑制成骨细胞生成，使骨质疏松，易骨折。嘱患者穿合适衣裤及防滑拖鞋，必要时家属24 h陪伴，防止跌倒，遵医嘱可补充维生素D及钙剂。

（九）心理护理

（1）向患者讲解疾病及相关用药知识，小剂量使用一般不会导致不良反应，不必恐惧，缓解患者由于疾病知识缺乏导致的恐惧、焦虑心理；提高服药依从性，增加患者应对疾病的积极性，改善患者的心理韧性，从而提高患者的生存质量。

（2）运用合理情绪疗法，指导患者改变非理性信念。合理情绪疗法是美国著名心理学家A-Ellis首创的一种心理治疗理论和方法，这种理论强调情绪的来源是个体的想法和观念，个体可以通过改变这些因素来改变情绪。

（3）对于焦虑、抑郁患者，要多沟通，多安慰，进行详细而全面的健康宣教，及时告诉患者治疗和护理的进行情况，指导患者如何配合医师预防并发症，正确对待不良反应，消除患者的疑虑，消除误解。

（4）指导患者进行放松训练，如听轻音乐，适当进行散步、下棋、控制呼吸等活动。

（5）指导患者进行正确的腹式呼吸可有效缓解其焦虑程度。通常认为患者的焦虑会导致呼吸急促，并以胸式呼吸为主。胸式呼吸又反过来刺激胸腔迷走神经，引起更高的焦虑反应。而腹式呼吸可以阻断这种循环，使全身紧张性下降，焦虑程度减轻。

（十）健康教育

向患者及其家属介绍糖皮质激素的相关知识，及时解答他们的相关疑问。服药时应告知患者：①必须按医嘱服药，不可擅自增减剂量、变更服药次数和时间或停止服药；②用药期间，勿饮酒及咖啡，并避免服用 NSAID 药物。

（关玉霞　王倩）

第三节　免疫抑制剂的用药护理

一、硫嘌呤类药物

硫嘌呤类药物包括硫唑嘌呤（AZA）和 6- 巯基嘌呤（6-MP），是一种嘌呤类似物，属于嘌呤拮抗剂类抗代谢物。硫嘌呤类药物通过抑制酰胺转移酶，干扰嘌呤核苷酸合成，抑制 DNA 合成，同时抑制 T 细胞活性。6- 硫鸟嘌呤核苷酸（6-TGN）是 AZA 代谢产物中发挥主要免疫抑制作用的产物。

（一）作用机制

AZA 为甲基咪唑替代 6-MP 结构中的氢原子和硫原子所形成的非特异免疫抑制剂，在体内通过抑制淋巴细胞的增殖，发挥免疫抑制作用。

（二）适应证

（1）适用于激素无效或依赖者。

（2）用于激素诱导缓解后的维持治疗。

（3）是 CD 维持缓解最常用的药物，也是激素依赖性 UC 患者的主要维持治疗药物。

（三）禁忌证

（1）对硫唑嘌呤或其他任何成分有过敏史者禁用。

（2）对 6-MP 过敏者禁用。

（3）孕妇或准备近期内受孕的妇女禁用。

（4）服用本品的患者不应进行哺乳。

（四）用法用量

用法为口服。硫唑嘌呤欧洲共识意见推荐的目标剂量为 1.5 ~ 2.5 mg/（kg·d），有研究认为中国患者剂量为 1.0 ~ 1.5 mg/（kg·d）亦有效，对于使用硫唑嘌呤维持撤离激素缓解有效的患者，疗程一般不少于 4 年。欧美共识意见推荐 6- 巯基嘌呤的目标剂量为 0.75 ~ 1.50 mg/（kg·d），使用方法和注意事项与硫唑嘌呤相同。

（五）不良反应

（1）血液系统：如骨髓抑制、粒细胞缺乏、白细胞减少、再生障碍性贫血。

（2）消化系统：如胃肠道反应如恶心、呕吐、肝功能异常、胰腺炎。

（3）全身反应：如头晕头痛、发热、感染。

（4）皮肤：如脱发、皮疹、过敏反应。

（六）注意事项

（1）硫唑嘌呤存在量效关系：剂量不足会影响疗效，增加剂量会增加药物不良反应风险，有条件的单位建议行 6- 巯基嘌呤核苷酸 6-TGN 药物浓度测定指导调整剂量。在剂量稳定 1 个月后，进行 6-TGN 浓度测定并指导剂量调整。6-TGN 浓度在 $230 \sim 450 \ \text{pmol}/8 \times 10^8$ 红细胞间是有效的治疗窗浓度；如与 IFX 联用，则 6-TGN 药物浓度 $\geqslant 125 \ \text{pmol}/8 \times 10^8$ 红细胞即可获得满意的疗效。

（2）严密监测硫唑嘌呤的不良反应：不良反应以服药 3 个月内常见，又尤以 1 个月内最常见。但骨髓抑制可迟发，甚至有发生在 1 年及以上者。用药期间应全程监测，定期随诊。最初 1 个月内每周复查 1 次全血细胞，第 2 ~ 3 个月每 2 周复查 1 次全血细胞，之后每月复查全血细胞，半年后全血细胞检查间隔时间可视情况适当延长，但不能停止；最初 3 个月每月复查肝功能，之后视情况复查。

（3）使用前推荐进行相应酶基因型检测：欧美的共识意见推荐在使用硫唑嘌呤前检查硫嘌呤甲基转移酶（thiopurine methyltransferase，TPMT）基因型，对基因突变者避免使用或在严密监测下减量使用。TPMT 基因型检查预测骨髓抑制的特异性很高，但灵敏性低（尤其是在汉族人群中），应用时须充分认识此局限性。研究显示，NUDT15 基因多态性检测对预测包括我国在内的亚洲人群出现骨髓抑制的灵敏性与特异性高，有条件的单位使用硫唑嘌呤前可行检测。

（4）多措并举，帮助患者做好自我管理：在药物随访中，利用多渠道与患者建立有效沟通，帮助患者做好疾病自我管理。充分调动患者主动进行疾病管理的积极性，随时与专业的医师、护士联系并得到及时有效的反馈，帮助患者进行个体化给药，出现不良反应及时处理，每日药物提醒，鼓励患者书写用药日记，一系列的举措均可有效提高患者服药依从性，调动患者主动进行自我管理。避免饮酒或含乙醇的饮料。用药期间严格避孕及避免献血。用药期间不可接种疫苗。

二、甲氨蝶呤

（一）作用机制

甲氨蝶呤（MTX）是叶酸拮抗剂，主要抑制二氢叶酸还原酶，从而使二氢叶酸不能还原成有生理活性的四氢叶酸，使嘌呤核苷酸和嘧啶核苷酸的生物合成过程中一碳基团的转移作用受阻，导致 DNA 生物合成受抑制，由此抑制活化的外周 T 细胞，发挥抗炎活性。

（二）适应证

（1）激素依赖的 CD 患者。

（2）重度 CD 药物诱导缓解后。

（3）复发频繁的 CD 患者。

（4）临床上有被视为"病情难以控制"高危因素等需考虑免疫抑制剂维持治疗，当 AZA 不耐受或无效可考虑换用 MTX。

（三）禁忌证

（1）已知对本品高度过敏者禁用。

（2）妊娠患者。

（四）用法用量

国外推荐诱导缓解期的甲氨蝶呤剂量为 25 mg/周，肌内或皮下注射。12 周达到临床缓解后，可改为 15 mg/周，肌内或皮下注射，亦可改口服，但疗效可能降低。疗程可持续 1 年，更长疗程的疗效和安全性目前尚无共识。

（五）不良反应

（1）早期胃肠道反应常见，叶酸可减轻胃肠道反应，应常规同时使用。

（2）口腔黏膜溃疡、皮疹、头痛，以及轻度转氨酶升高，也可引起骨髓抑制造成白细胞、血小板减少，甚至全血细胞减少。

（3）有研究显示，长期低剂量 MTX（4 年）治疗后肝纤维化/肝硬化的发生率为 2.7%，但同时也有研究显示，长期 MTX 治疗不增加肝纤维化风险。

（4）更容易出现并发人类疱疹病毒 4 型（EB）感染的淋巴瘤风险。

（六）注意事项

（1）定期监测血常规、肝肾功能等，第 1 个月每周 1 次，之后每月 1 次，连续 6 个月，再之后每 3 个月 1 次，不仅能判断药物疗效，适时调整治疗措施，还能降低患者体内发生恶性病变的风险。

（2）用药期间及停药后 6 个月内均应避免妊娠。

（3）长期用药可监测肝纤维化标记物，但肝穿刺活检不作为常规监测手段。

（4）避免饮酒或含乙醇的饮料。

（5）避免献血。

（6）用药期间不可接种疫苗。

三、沙利度胺

（一）作用机制

（1）沙利度胺可抑制核因子 KB 的活性，可降低肿瘤坏死因子 α、白细胞介素 1β 等炎症因子的表达，同时增加抗炎因子的表达，从而减轻肠道黏膜炎性损害并恢复正常功能。

（2）沙利度胺通过刺激机体产生各类型的 T 淋巴细胞，增强免疫功能，从而治疗肠黏膜免疫失衡所致的克罗恩病。

（3）沙利度胺可抑制血管内皮生长因子在肠道血管内的高表达，使血管内皮细胞的生长被抑制，从而减少血管生成，进而减轻克罗恩病患者肠道血管的炎症反应。

（4）沙利度胺还具有镇静、止痛等作用，可缓解克罗恩病患者的焦虑情绪，利于恢复。

（二）适应证

（1）对激素、免疫制剂或生物制剂效果欠佳或者不耐受的 CD 患者可以考虑使用沙利度胺治疗。

（2）对 CD 的诱导及维持缓解均有效。

（3）抗 TNF-α 单抗治疗失败的 CD 患者的备选方案。

（4）有并发症的 CD：严重的 CD 患者可并发瘘管形成、消化道出血等。

（5）合并其他疾病的 CD：当 CD 患者合并特殊感染，如结核或结核可疑时，沙利度胺则可作为此类患者一项可选择的治疗方案。对于常规治疗方案存在禁忌证的 CD 患者，沙利度胺可能为相对安全的替代选择，但需评估其获益与风险。

（6）沙利度胺可用于抗 TNF-α 单抗治疗有效的难治性 CD 患者的维持缓解治疗。

（三）禁忌证

（1）孕妇、哺乳期妇女及未采取可靠避孕措施的具有生育能力的女性禁用。

（2）对沙利度胺及其成分过敏者禁用。

（3）驾驶员、其他复杂且具有危险性机器的操纵者禁用。

（四）用法用量

起始剂量建议为 75 mg/d 或以上，成人给予 50～100 mg/d 或 200～300 mg/d，儿童给予 1.5～3 mg/（kg·d），睡前口服。

（五）不良反应

（1）致畸性。

（2）周围神经炎。

（3）消化系统症状、皮炎、记忆力下降等，多数患者症状较轻，停药后可恢复。其他极少见的不良反应包括深静脉血栓形成、骨髓抑制等。

（4）嗜睡、水肿、皮疹、乏力、血栓栓塞等，较少见的不良反应包括高血压、眩晕、便秘、白细胞较少等。多较轻微，停药后即可好转。当用药过程中出现心律失常、机会性感染等，需及时停药。

（5）过敏、视物模糊、肝功能损害等，部分女性患者可能会引起月经紊乱。

（六）注意事项

（1）用药期间需严格避孕，若计划妊娠，须停药 6 个月以上。妊娠期、哺乳期禁止使用。

（2）外周神经炎是沙利度胺最常见的不良反应，与药物的累积量有关，多出现在沙利度胺使用的 3~10 个月，治疗过程中一旦出现，须及时停药，大多患者停药后可好转。

（3）在顽固性 CD 患者中，当其他方法治疗效果不佳时，在征得患者同意后，可考虑选用沙利度胺，但用药前需严格评估，用药后需密切监测其副作用。

（4）避免饮酒或含乙醇的饮料。

（5）避免献血。

（6）用药期间不可接种疫苗。

四、环孢素 A

（一）作用机制

环孢素 A（CsA）分离自土壤真菌多孢木霉菌的代谢产物，可以抑制 T 细胞介导的免疫反应，是一种具有强效免疫抑制作用的脂溶性多肽，干扰由 T 辅助细胞分泌的 IL-2、IL-3、IL-4、IFN-γ、TNF-α 等细胞因子的生成。CsA 的细胞内受体主要是环菲林 A（CypA），CsA 与环菲林以高亲和力结合，CsA-CypA 复合物再与钙神经素（calcineurin，CaN）结合。CaN 是一种依赖钙和钙调蛋白的丝氨酸 - 苏氨酸磷酸酶，它是经 T 细胞受体信号转导途径激活的 *IL-2* 基因发生钙依赖性转录的必需成分，由于 CsA-CypA-CaN 的结合使 CaN 酶失活，从而阻止了 *IL-2* 基因的转录，因而 CsA 作为 CaN 抑制物减少了 *IL-2* 及其受体的生成，从而干扰 T 细胞功能，用来治疗自身免疫性疾病。体内与体外的研究还发现，它可以影响人肥大细胞产生组胺、前列腺素 D2 和白三烯 C4。

（二）适应证

（1）国内外指南、共识及相关文献均明确提出重度溃疡性结肠炎常规治疗无效时，可考虑使用环孢素进行拯救治疗或称为二线药物治疗。

（2）国内外指南均推荐将 CsA 列为激素抵抗的重度 UC 的药物转化治疗方案。

（3）主要用于治疗重度 UC 且对糖皮质激素治疗无效者，以避免急性期行手术切除结肠。

（三）禁忌证

（1）病毒感染时禁用该品，如水痘、带状疱疹等。

（2）对环孢素过敏者禁用。

（3）严重肝肾损害、未控制的高血压、感染及恶性肿瘤者忌用或慎用。

（四）用法用量

（1）口服或静脉给药均有效，口服主要在小肠吸收。

（2）目前推荐的起始剂量为 2 mg/（kg·d），并依据血药浓度调整剂量，使其血药浓度为 150～250 ng/mL。

（3）当胃肠道功能不良或需要快速有效地达到治疗水平时，静脉给药是首选方式。2～4 mg/（kg·d）静脉滴注，1 周后改为口服，并根据血药浓度调整剂量。

（4）静脉应用 CsA 3～7 d 仍无应答者应及时转换治疗方案。对于有应答者，在临床症状好转后改为 4 mg/（kg·d）两次口服，建议应用 3～6 个月。

（5）有效者待症状缓解后，改为继续口服使用一段时间（不超过 6 个月），逐渐过渡到硫嘌呤类药物维持治疗。

（五）不良反应

（1）肾毒性、过敏、癫痫、肺孢子虫肺炎等。

（2）主要有急慢性肾功能受损、肝脏毒性、胃肠道症状，其他还有感觉异常、多毛、震颤、高血压、头痛、牙龈增生等。

（3）胆固醇升高、甘油三酯升高、肌肉酸痛和痉挛及四肢麻木、电解质紊乱和继发各种机会性感染。

（六）注意事项

（1）治疗过程中需严密监测患者的血药浓度等指标，血药浓度的治疗窗较窄，通过药物浓度监测避免严重不良反应。

（2）血药浓度监测时间一般在第 1 周应检查 2 次，以后每周 1 次（持续 4 周），继之可每 2 周 1 次，直至停药。

（3）CsA 的不良反应与给药剂量相关。

（4）定期检查血常规、肝肾功能、红细胞沉降率、粪便常规、血压。

（5）注意休息、避免劳累，要少渣低脂、高维生素、高热量、高蛋白饮食以减轻肠道负担，严格避免辛辣刺激食物。

（6）《欧洲溃疡性结肠炎循证共识》推荐对于激素无应答者，应首先考虑选用环孢素或 IFX，其次才考虑用他克莫司。

（7）低胆固醇血症、低镁血症和高血压患者不建议用环孢素，环孢素倾向于推荐过去未用过硫唑嘌呤者选用。

（8）避免饮酒或含乙醇的饮料。

（9）避免献血。

五、他克莫司

（一）作用机制

他克莫司（tacrolimus，TAC）为大环内酯类免疫抑制剂，可通过抑制 T 细胞激活和增殖以及抑制炎症因子反应起免疫抑制作用，控制肠道炎症反应. 虽然其免疫调节作用与环孢霉素相似，但其体内免疫抑制活性为环孢素的 10~20 倍，且肠道炎症对其口服吸收影响较小。钙调磷酸酶抑制剂，包括环孢素和他克莫司，已被用作激素难治性 IBD 的二线治疗药物。

（二）适应证

难治性 UC 和 CD。

（三）禁忌证

（1）对他克莫司过敏者禁用。

（2）对聚氧乙烯氢化蓖麻油（HCO-60）过敏者禁用。

（四）用法用量

0.01~0.02 mg/（kg·d）静脉滴注或 0.1~0.2 mg/（kg·d）口服，0.1% TAC 软膏外用。

（五）不良反应

（1）包括震颤、感觉异常、头痛、腹泻和钾代谢紊乱等。

（2）引起急、慢性肾毒性。慢性肾毒性的组织学改变被认为是不可逆的。

（3）恶心、失眠、腿痛性痉挛、血清肌酐升高等。

（六）注意事项

（1）监测肾小球滤过率，必要时可选择肾活检，在长期 TAC 治疗时是重要的。

（2）多数不良反应可以通过剂量减低获得缓解，使用他克莫司建议监测血药浓度以调整剂量。

（3）对于短期诱导难治性 UC 患者的缓解，TAC 的最佳血药浓度范围为 10~15 ng/mL。

（4）避免饮酒或含乙醇的饮料。

（5）避免献血。

（6）用药期间不可接种疫苗。

（张春华　陈亚梅）

第四节　生物制剂的用药护理

生物制剂旨在针对诱发炎症反应的免疫系统发挥作用，当免疫系统活跃时，免疫细胞会分泌细胞因子，诱发炎症，生物制剂通过阻断这些炎症细胞因子的活性而发挥作用。

根据作用机制不同，生物制剂分为三个不同种类，如抗肿瘤坏死因子 α（TNF-α）抑制剂、整合素抑制剂和白介素抑制剂。其中，整合素抑制剂是肠道选择性生物制剂，它能够阻止免疫细胞迁移到肠道内，使炎症反应的"主力军"到不了"战场"，肠道受到的"攻击"也就相应减少。而 TNF-α 抑制剂和白介素抑制剂均属于系统性生物制剂，它们通过抑制炎症因子而干扰炎症反应通路，使免疫反应不能正常发生，这样即使"士兵"到达了"战场"，"攻击程序"也不能正常推进，从而减轻肠道损伤。

目前共有 4 种生物制剂在我国获批应用于炎症性肠病，分别是英夫利西单抗、阿达木单抗、维得利珠单抗和乌司奴单抗。

一、肿瘤坏死因子 α 抑制剂

（一）作用机制

肿瘤坏死因子 α（tumor necrosis factor-α，TNF-α）单克隆抗体。TNF-α 是炎症性肠病发病机制中重要的炎症因子，在炎症性肠病中表达增高，TNF-α 单抗以此作为靶点，通过与患者体内可溶性或跨膜性 TNF-α 结合后由 Fc 段介导 T 细胞补体固定，并引发抗体依赖性细胞介导的细胞毒（ADCC）作用诱导细胞死亡，从而减轻机体炎症反应。运用该作用机制的药品主要有英夫利西单抗和阿达木单抗。

英夫利西单抗（IFX）是炎症性肠病治疗的首个生物制剂，为人－鼠嵌合的 IgG1 单克隆抗体，其中 75% 为人源性，25% 为鼠源性。该单克隆抗体能有效诱导并维持溃疡性结肠炎及克罗恩病的缓解，且能够用于儿童患者的治疗。停用后复发者，再次使用 IFX 可能仍然有效。

阿达木单抗（adalimumab，ADA）为针对 TNF-α 的人源化单克隆抗体。有研究证明，ADA 与 TNF-α 的特异性结合可以阻断 TNF-α 与内源性受体的相互作用，调节炎症活动，从而达到诱导并维持克罗恩病的缓解的目的。近些年发现，ADA 也可用于诱导和维持对激素和免疫抑制剂等反应不足的中重度活动性溃疡性结肠炎的临床缓解。

（二）适应证

1. 非狭窄非穿透型克罗恩病

中至重度活动性 CD，对糖皮质激素（以下简称激素）治疗无效或激素依赖者，和（或）免疫抑制剂（如硫唑嘌呤等）治疗无效者，或不能耐受上述药物治疗（存在禁忌证或严重不良反应）者。对确诊时具有预测疾病预后不良高危因素的 CD 患者，可早期应用抗 TNF 药物。预后不良的高危因素包括：①伴肛周病变；②病变范围广泛，小肠受累长度 > 100 cm；③伴食管、胃、十二指肠病变；④发病年龄 < 40 岁；⑤首次发病即需要激素治疗。

下列临床情况可作为优先推荐使用抗 TNF 药物的指征：①考虑因疾病活动并发的消化道出血；②广泛结肠受累，存在结肠深大溃疡；③肠外表现突出（如关节、皮肤损害）者；④有妊娠愿望的育龄期患者；⑤接受过激素治疗而复发频繁者（每年复发≥2次）；⑥病程＜2年；⑦存在炎性非纤维性狭窄性病变。

2. 瘘管型克罗恩病、狭窄型克罗恩病

CD合并肠皮瘘、肛瘘或直肠阴道瘘经传统治疗（包括充分的外科引流、抗菌药物、免疫抑制剂等）无效者。复杂肛瘘经充分外科引流和抗感染治疗后，建议早期应用抗TNF药物。

3. 儿童和青少年克罗恩病

上述适应证同样适用于6~17岁儿童和青少年CD患者。此外，儿童和青少年CD患者若具有如下危险因素，建议早期使用：①经足量激素和（或）全肠内营养诱导，病情仍持续活动；②明显生长迟缓，身高Z评分＞-2.5；③合并严重骨质疏松症。在美国和欧盟，ADA已被允许用于6~17岁儿童中重度活动性CD的治疗。

4. 肠切除术后克罗恩病

抗TNF药物的早期干预有助于预防CD术后内镜和临床复发。CD肠切除术后早期复发的危险因素包括：①吸烟；②肠道切除手术史；③穿透型CD；④伴肛周病变；⑤肠切除组织病理可见肉芽肿；⑥肠切除术后仍存在活动性肠道病变。

5. 溃疡性结肠炎

抗TNF药物适用于以下几种UC患者的治疗。①静脉激素抵抗的重度活动性UC；②激素依赖活动性UC免疫抑制剂无效或不耐受者（存在禁忌证或严重不良反应）；③活动性UC伴突出肠外表现者（如关节炎、坏疽性脓皮病、结节红斑等）。65岁以上老年UC患者应用抗TNF药物合并感染风险可能增加，建议用药前充分权衡手术和药物治疗风险。

（三）禁忌证

（1）过敏：对IFX、其他鼠源蛋白或IFX中任何药物成分过敏；对ADA或其制剂中其他成分过敏。

（2）感染：活动性结核病或其他活动性感染［包括败血症、腹腔和（或）腹膜后感染或脓肿、肛周脓肿等CD并发症，机会性感染如巨细胞病毒、难辨梭状芽孢杆菌感染等）］。

（3）中重度心力衰竭（纽约心脏病学会心功能分级Ⅲ/Ⅳ级）。

（4）神经系统脱髓鞘病变。

（5）近3个月内接受过活疫苗接种。

（四）用法用量

1. 英夫利西单抗静脉注射

在第0、2、6周以5~10 mg/kg剂量静脉注射诱导缓解，随后每隔8周给予相同剂量的维持治疗，治疗过程中药物剂量应随体质量增长而相应调整。长期规律使用

IFX 可有效维持缓解；若根据症状变化不定期间歇给药，可致疗效下降，不良反应增加，因此推荐定期规律给药的长期维持疗法。判断 IFX 原发无应答的时间应不早于初次使用后的第 14 周，原发无应答的预测因素包括病程长、疾病表现复杂（如纤维性狭窄并发肠梗阻、肠内瘘等）、低体重指数、低白蛋白血症等。

2. 英夫利西单抗静脉滴注

（1）除去药瓶的翻盖，用医用乙醇棉签擦拭药瓶顶部。由于药瓶中不含防腐剂，因此翻盖打开后应立即使用，不得继续储藏后使用，并在复溶后 3 h 内完成输注。

（2）将 21G（0.8 mm）或更小针头的注射器针头插入药瓶胶盖，注入 10 mL 无菌注射用水。

（3）轻轻旋转药瓶，使药粉溶解。避免长时间或用力摇晃，严禁振荡。溶药过程中可能出现泡沫，放置 5 min 后，溶液应为无色或淡黄色，泛乳白色。由于 IFX 是一种蛋白质，溶液中可能会有一些半透明微粒。如果溶液中出现不透明颗粒、变色或其他物质，则不能继续使用。

（4）用 0.9% 氯化钠注射液将本品的无菌注射用水溶液稀释至 250 mL：从 250 mL 0.9% 氯化钠注射液瓶或袋中抽出与本品无菌注射用水溶液相同的液体量，将本品的无菌注射用水溶液全部注入该输液瓶或袋中，轻轻混合。

（5）输液时间不得少于 2 h；输液装置上应配有一个内置的、无菌、无热源、低蛋白结合率的滤膜（孔径 ≤1.2 μm）。

（6）根据不同的输液时间调节滴速，具体调节方法见表 8-2。

表 8-2 英夫利西单抗滴速调节

时间（min）	输注速度
0 ~ 15	10 mL/h × 15 min
15 ~ 30	20 mL/h × 15 min
30 ~ 45	40 mL/h × 15 min
45 ~ 60	80 mL/h × 15 min
60 ~ 90	150 mL/h × 30 min
90 ~ 120	250 mL/h × 30 min 至结束

3. 阿达木单抗皮下注射

2014 年 ECCO 和 ESPGHAN 提出 ADA 诱导治疗的剂量方案，方案内容如下。

（1）初次（第 0 周）剂量 2.4 mg/kg（最高 160 mg）。

（2）第 2 周 1.2 mg/kg（最高 80 mg）。

（3）之后每隔一周的维持剂量为 0.6 mg/kg（最高 40 mg）。

（4）或者按体重 < 40 kg 者调整阶段剂量为 80 mg（第 0 周）、40 mg（第 2 周）、20 mg（每隔一周）；而超过 40 kg 者采用 160 mg（第 0 周）、80 mg（第 2 周）、40 mg（每隔一周）。

（5）另外，对于失应答或者低血药浓度的患者，维持治疗时给药频率可以考虑增至每周。

4. 阿达木单抗预填充式注射笔皮下注射

（1）注射前 15～30 min 从冰箱中取出药盒。

（2）充分清洗双手。

（3）做好准备：注射笔、乙醇消毒片。检查有效期；注射液清澈且无色。

（4）找到合适的注射部位：大腿上部或腹部；与上次注射部位间隔 > 3 cm；不要在发红、淤青或发硬的皮肤区域注射。

（5）消毒注射部位。

（6）先拔除灰色安全帽，再拔除紫红色安全帽，检查注射笔针头。（注意：在开始注射之前，不要按压紫红色的启动按钮）

（7）一只手捏取已消毒的皮肤，另一只手将注射笔的白色端与皮肤呈直角（90°）紧贴皮肤，确保患者可以看见窗口。按压紫红色启动按钮，在听到响亮的"咔嗒"一声后，在皮肤上持续按压并保持约 10 s。

（8）黄色标示移入窗口并停止移动，表示注射完成。从注射部位垂直拔出预填充式注射笔。

（五）不良反应

1. 药物输注反应

IFX 的药物输注反应发生率为 3%～10%，其中严重反应发生率为 0.1%～1.0%。目前认为，抗 IFX 抗体的产生与药物输注反应密切相关。输注反应发生在药物输注期间和停止输注 2 h 内，输注速度不宜过快。对曾经发生过 IFX 输注反应者，在给药前 30 min 先予抗组胺药和（或）激素可预防输注反应。对发生输注反应者暂停给药，视反应严重程度给予处理，反应完全缓解后可继续输注，但需减慢输注速度。多数患者经上述处理后可完成药物输注。

2. 迟发型变态反应（血清病样反应）

发生率为 1%～2%，多发生在给药后 3～14 d，临床表现为肌肉痛、关节痛、发热、皮肤发红、荨麻疹、瘙痒、面部水肿、四肢水肿等血清病样反应。症状多可自行消退，必要时可予短期激素治疗。对曾发生过迟发型变态反应者，再次给药时应于给药前 30 min 和给药后予激素口服。经上述处理后仍再发者应停药。

3. 自身抗体和药物性红斑狼疮

有报道显示，高达 40% 的接受治疗者出现血清抗核抗体，15% 出现抗双链

DNA 抗体。药物性红斑狼疮的发生率约为 1%，一般表现为关节炎、多浆膜腔炎、面部蝶形红斑等，罕有肾或中枢神经系统受累表现，一般在停药后迅速缓解。产生自身抗体者无须停药，若出现药物性红斑狼疮则应停药。

4. 感染

机会性感染可涉及全身，最多见的是呼吸系统和泌尿系统感染。病原学包括病毒、细菌、真菌等。IFX 治疗中的严重感染更多见于联合使用激素者。用药前需严格排除感染，用药期间严密监测感染发生，对用药期间合并严重感染如肺炎、败血症者，宜在感染彻底控制 3~6 个月后再继续 IFX 治疗。应高度警惕抗 TNF 治疗后结核分枝杆菌感染的发生。

5. 恶性肿瘤

抗 TNF 药物与硫嘌呤类联用可增加淋巴增殖性疾病的发生风险。抗 TNF 药物增加黑色素瘤发生风险。目前尚无证据显示单用抗 TNF 药物增加淋巴增殖性疾病或实体肿瘤的发生风险，但并不排除这种可能。抗 TNF 治疗前需排除淋巴瘤或其他恶性肿瘤（包括现症和既往史），治疗期间须注意监测。

6. 皮肤反应

抗 TNF 治疗中可出现皮肤不良反应，如湿疹、银屑病反应等。若局部外用药物治疗效果不理想，需考虑停药，停药后多缓解。

7. 神经系统受损

抗 TNF 治疗期间若出现神经系统脱髓鞘病变，如视神经炎、横贯性脊髓炎、多发性硬化和格林巴利综合征等，应立即停药，与相关专科医师共同讨论给予治疗。

8. 肝功能异常

抗 TNF 药物可致药物诱导性肝损伤、自身免疫性肝炎等，出现下列情况需考虑停药：①血清 ALT 或 AST > 8 倍参考值上限（upper limit of normal value，ULN）；② ALT 或 AST > 5 倍 ULN，持续 2 周；③ ALT 或 AST > 3 倍 ULN，且 TBil > 2 倍 ULN 或 INR > 5；④ ALT 或 AST > 3 倍 ULN，伴疲劳和消化道症状等逐渐加重，和（或）嗜酸性粒细胞增多（> 5%）。

9. 血液系统异常

1.1%~5.7% 的患者可出现白细胞减少，0.5%~1.9% 出现血小板减少，需请血液专科医师会诊评估停药指征。如出现全血细胞减少和再生障碍性贫血，应及时停药，请血液专科医师参与诊治。

10. 其他不良反应

ADA 治疗时不会出现输液反应，其常见的不良反应有注射部位疼痛、皮疹、头痛、神经系统反应、严重感染、狼疮样综合征、充血性心力衰竭、脱髓鞘疾病及恶性肿瘤。

（六）注意事项

（1）对于初次使用生物制剂的患者需进行严格筛查。除常规检查外，还需要排除急性感染性疾病，如肝炎、结核、潜在的隐性感染、肠道感染等。由于我国结核和肝炎的发病率较高，使用生物制剂会抑制机体自身的免疫系统，有可能会造成感染的加重或复发，所以在决定使用生物制剂之前，排除相关疾病是十分必要的。

（2）在使用生物制剂的过程中，仍需定期复查、密切监测疗效和不良反应，及时进行方案评估、调整，以期达标治疗。若出现发热、感染（如感冒、咳嗽、头痛、胸痛等）、肛周肿痛、肛周脓肿等情况，须请专科医师充分评估再确定是否继续使用生物制剂。

（3）为保证使用生物制剂的安全性和疗效，建议患者使用生物制剂前及使用中做以下检查：乙肝全套、结核 T-spot、胸部 CT、EB 病毒、巨细胞病毒、血常规、C 反应蛋白、红细胞沉降率、生化全套、血药浓度、肠镜 / 小肠 CT、粪便钙卫蛋白。

（4）准备生育和妊娠早、中期予抗 TNF 治疗是相对安全的，为降低抗 TNF 药物通过胎盘对胎儿可能造成的影响，建议在妊娠 22 ~ 24 周时停药。出生前曾通过母体暴露于 TNF 的新生儿，在出生后 6 个月内不可接种活疫苗，接种灭活疫苗不受影响。IFX 不进入乳汁，哺乳期使用 IFX 对婴儿无影响。

（5）有恶性肿瘤病史（不包括淋巴增殖性疾病）的患者，若病程超过 5 年且无复发迹象，经与肿瘤科医师共同严格评估肿瘤性质、复发风险后，方可考虑推荐使用抗 TNF 药物，且治疗期间和治疗后需严格监控随访。

（6）抗 TNF 治疗中或治疗后的腹部术后并发症发生率是否增加尚无定论。正在使用 IFX 的患者，如需行择期肠道切除或其他手术治疗，建议在每 8 周 1 次的维持治疗期间，选择 IFX 输注之后 4 ~ 6 周进行手术。术后 4 周在无并发症发生的情况下可继续 IFX 治疗。

（7）近 3 个月内接受过活疫苗接种者禁用抗 TNF 药物，使用抗 TNF 药物期间禁忌接种活疫苗。可按疫苗接种计划接种灭活疫苗，但有影响接种有效性的可能。推荐 CD 患儿在按照疫苗接种指导原则完成所有疫苗接种后 3 个月再开始抗 TNF 治疗。

二、整合素抑制剂

（一）作用机制

作为一种肠道选择性生物制剂，维得利珠单抗是重组人源化免疫球蛋白 G1 单抗，能够特异性地拮抗 α4β7 整合素，阻断活化的 α4β7 整合素与其配体黏膜递质素细胞黏附分子 1（MAdCAM-1）的结合，从而阻止 T 淋巴细胞从血液中迁移至肠黏膜，减轻肠道局部炎症反应。

（二）适应证

（1）对 TNF-α 拮抗剂或免疫调节剂反应不足、失去反应或不耐受的中、重度活动性 UC 和 CD 患者。

（2）对糖皮质激素治疗反应不充分、不耐受或表现出依赖性的 UC 和 CD 患者。

（三）禁忌证

（1）对本品中任何成分过敏者。

（2）活动性重度感染者（如结核病、败血症、巨细胞病毒、李斯特菌）和机会性感染者［如进行性多灶性白质脑病（PML）］。

（四）用法用量

（1）维得利珠单抗静脉输注：推荐剂量为每次 300 mg，在第 0、2 和 6 周静脉输注，以后每 8 周静脉输注 1 次，若在第 14 周时未显示治疗获益则应终止治疗。

（2）维得利珠单抗静脉滴注

1）制备本品静脉输注溶液时应使用无菌技术。

2）取下药瓶的易掀盖，并用乙醇棉擦拭。在室温（20～25℃）下，使用配有 21～25G 针头的注射器，将本品用 4.8 mL 无菌注射用水复溶。

3）将注射针头插入药瓶瓶塞中心，使无菌注射用水沿瓶壁注入，以避免产生过多的泡沫。

4）轻轻旋转药瓶至少 15 s。不得剧烈摇晃或倒置。

5）将药瓶于室温（20～25℃）下静置 20 min，使药粉溶解、泡沫消散；此时可旋转药瓶，观察溶解情况。如果 20 min 后未完全溶解，再静置 10 min，待其完全溶解。如果制剂在 30 min 内未溶解，请勿使用。

6）稀释前，目视检查复溶溶液，观察是否存在不溶性颗粒物和出现变色。溶液应透明或呈乳白色、无色至淡黄色，无可见颗粒物。若混合溶液中出现异常颜色或颗粒物，请勿使用。

7）一旦溶解，则轻轻倒转小瓶 3 次。

8）立即使用配有 21～25G 针头的注射器抽取 5 mL（含 300 mg 维得利珠药品）复溶后本品，加入 250 mL 0.9% 氯化钠溶液或 250 mL 乳酸林格液中，轻轻混合输液袋（加入本品之前，无须从输液袋中抽取 5 mL 溶液）。

9）制备完成的输注液或静脉输注装置中不得添加其他药品。静脉输注需持续 30 min 以上。

10）复溶并稀释后，应尽快使用输注溶液。必要时，输注溶液最长可以保存 24 h，这 24 h 可以包括 20～25℃室温下最长保存 12 h。12 h 之后如继续保存，必须放置在 2～8℃冰箱内，不允许冻存。

（五）不良反应

维得利珠单抗具有与安慰剂相当的安全性和很低的免疫原性，与严重感染或机会性感染风险增加无关，应用维得利珠单抗治疗的 IBD 患者恶性肿瘤的发生率［0.1/（100 人·年）］与通常情况下 IBD 患者的发生率相当。维得利珠单抗相关的输注反应发生率＜5%，产生免疫原性的概率约为 4%，且并没有随着用药时间的延长而增加。

常见的不良反应是头痛和感觉异常，感染事件发生率为 12.6%，主要包括鼻咽炎、上呼吸道感染以及包含艰难梭菌感染在内的胃肠道感染。

（六）注意事项

尽管维得利珠单抗是全人源化单克隆抗体，但患者在使用过程中也可能对药物产生免疫原性，或者由于患者机体药物清除能力变化，导致药物浓度低于治疗浓度，影响药物的持续疗效。因此，临床医师需要通过对治疗药物进行监测来确定维得利珠单抗能够维持长期药物应答的最佳浓度，及时调整治疗方案。维得利珠单抗的潜在弱点是起效较慢，而且对于抗 TNF 药物治疗失败的患者而言，似乎疗效有所降低，但这是所有生物制剂都存在的趋势。

与传统药物和 TNF-α 抑制剂比较，维得利珠单抗的长期药效和真实世界研究数据还相对有限，未来需进一步收集长期不良事件的相关数据。

三、白介素抑制剂

（一）作用机制

乌司奴单抗（ustekinumab）是一种针对白介素 12（IL-12）和白介素 23（IL-23）共有的 P40 蛋白亚单位的人 IgG1-κ 单克隆抗体，白介素 12 和白介素 23 不仅存在于肠黏膜组织，而且存在于全身多个器官系统，并能够通过刺激辅助性 T 细胞（Th）1 和 Th17 细胞增殖而发挥促炎作用。乌司奴单抗是抗白介素 12/23 因子制剂的代表药物，能够阻断白介素 12 和白介素 23 的生物学功能。此外，由于乌司奴单抗对肠道及肠外炎症反应均具有抑制作用，因此其对伴有肠外及全身表现的中重度 CD 患者的治疗效果优于其他新型生物制剂。

（二）适应证

对传统治疗或肿瘤坏死因子（TNF-α）拮抗剂应答不充分、失应答或无法耐受的成年中重度活动性克罗恩病的患者。

（三）禁忌证

（1）对本品中任何成分过敏者。

（2）有临床上重度活动性感染者，例如活动性结核病。

（四）用法用量

本品推荐剂量为首次根据体重确定的单次静脉输注分层剂量（表8-3），8周后90 mg皮下注射，此后建议每12周皮下注射90 mg。

表8-3　乌司奴单抗首次静脉内给药推荐剂量

给药时患者的体重（kg）	130 mg本品的支数	推荐剂量（mg）
≤55	2	260
>55至≤85	3	390
>85	4	520

首次静脉输注8周后，应答不足的患者可在此时接受第二剂皮下注射。如果患者在每12周给药1次期间失去应答，可将给药频率增加至每8周1次，之后患者可以每8周或每12周给药1次，具体由临床状况决定。

1. 乌司奴单抗首次静脉滴注操作步骤

（1）从250 mL输液袋内抽出一定体积的0.9%氯化钠溶液并丢弃，然后向袋内加入相同体积的乌司奴单抗注射液（需要添加1支乌司奴单抗注射液，就要丢弃26 mL氯化钠，2支丢弃52 mL，3支丢弃78 mL）。

（2）从所需的每支药瓶内抽取26 mL乌司奴单抗注射液，并加入250 mL输液袋内，输液袋内的最终体积是250 mL，轻柔混合。

（3）稀释溶液的输液时间至少1 h，一旦稀释，就要在输液袋内稀释后8 h内完成输液。

（4）仅可使用装有管线内置式、无菌、无热源、低蛋白结合性过滤器（孔径0.2 μm）的输液器。

（5）乌司奴单抗注射液不得同时与其他药物共用一条静脉内输液。

2. 乌司奴单抗皮下注射操作步骤

（1）适宜的注射部位为大腿上部或距离脐至少5 cm的腹部；尽量避免在出现银屑病症状的皮肤区域注射；如果有人协助患者进行注射，可选择上臂作为注射部位。

（2）清洗双手，用消毒湿巾擦拭皮肤上的注射部位；在进行注射前，切勿再次碰触此部位。

（3）用一只手的中指和示指夹住预充式注射器，将拇指放在柱塞头上方，用另一只手的拇指和示指轻轻捏住清洁过的皮肤，不要用力挤压。

（4）在任何时候都禁止将柱塞拉回。

（5）迅速将针头尽可能深地插入皮肤。

（6）推动柱塞将所有药物注入体内，直到柱塞头完全推进两个针套翼之间。

（7）当柱塞推到底时，保持施加在柱塞头上的压力，将针头从皮肤上垂直拔除。

（8）慢慢抬起拇指放开柱塞头，使空注射器向上移动，直至针套将整个针头覆盖。

（五）不良反应

1. 常见不良反应

（1）上呼吸道感染、鼻咽炎、鼻窦炎。

（2）头晕、头痛。

（3）口咽疼痛。

（4）腹泻、恶心、呕吐。

（5）皮肤瘙痒。

（6）背痛、肌痛、关节痛。

（7）疲乏、注射部位红斑、注射部位痛。

2. 偶见不良反应

（1）蜂窝织炎、牙齿感染、带状疱疹、下呼吸道感染、上呼吸道病毒感染、外阴阴道真菌感染。

（2）超敏反应，包括皮疹、荨麻疹。

（3）抑郁。

（4）面瘫。

（5）鼻充血。

（6）脓疱性银屑病、皮肤剥脱、痤疮。

（7）注射部位各种反应（包括出血、血肿、硬结、肿胀和瘙痒）、乏力。

3. 特定不良反应

（1）感染：乌司奴单抗治疗患者和安慰剂治疗患者之间的感染率或严重感染率相似。

（2）恶性肿瘤：乌司奴单抗治疗患者报道的恶性肿瘤发生率与一般人群中预期的恶性肿瘤的发生率相当，合用免疫抑制剂可能会增加恶性肿瘤的风险。

（3）可逆性后脑白质脑病综合征（RPLS）：在银屑病和银屑病关节炎的临床研究中，观察到1例RPLS，未在克罗恩病的临床研究中观察到RPLS。若怀疑RPLS，应给予适当治疗并停用本品。

（4）免疫原性：克罗恩病临床研究中，有不到3%的接受乌司奴单抗治疗的患者对其产生抗体，抗乌司奴单抗抗体呈阳性的患者大多存在中和抗体，抗乌司奴单抗抗体阳性患者有疗效偏低的趋势，但抗体阳性并不代表无法达到临床应答。

（六）注意事项

（1）乌司奴单抗可能会增加感染和再度激活潜伏性感染的风险。应在开始治疗前及治疗期间定期评估患者是否存在结核病风险因素，并检测是否存在活动或潜伏性感染。

（2）建议使用乌司奴单抗时，不同时接受活病毒或活菌疫苗接种，可以同时接种非活性或灭活疫苗。末次给药后至少停药 15 周，方可接种活病毒或活菌疫苗。

（3）在治疗期间及治疗后至少 15 周内，有生育能力的女性应使用有效的避孕措施。

（张春华　陈亚梅）

第五节　小分子药物的用药护理

生物制剂主要通过静脉注射或皮下注射方式给药，有引起免疫反应的风险，从而导致抗药物抗体的产生，使疗效降低或者丧失。小分子药物（相对分子量 < 500 kU）可通过细胞膜扩散到胞内发挥作用，一般无免疫原性。因此在给药途径、药物动力学及抗原性产生等方面具有较大的优势。

一、Janus 激酶抑制剂

靶向抑制肠道内的 Janus 激酶（Janus kinases，JAK）可以阻断慢性肠炎的炎症反应。JAK 属于胞内酪氨酸激酶家族，由 JAK1、JAK2、JAK3 和酪氨酸激酶 2 组成，在与不同的细胞因子和受体结合后，激活下游 JAK 相关炎症信号通路，从而扩大炎症反应。通过抑制 JAK 导致 B 细胞和 T 细胞受到抑制，但同时保持部分 T 细胞功能，成为炎症性肠病的一个治疗作用点。通过这种机制，可以使用小分子 JAK 抑制剂阻断一系列细胞因子来治疗炎症性肠病。目前已经研发出来的小分子 JAK 抑制剂包括 filgotinib、tofacitinib、upadacitinib、TD-1473 等（表 8-4）。

托法替尼（tofacitinib）是一种口服剂型的小分子类药物，可抑制 JAK1 和 JAK3，抑制 JAK2 较弱，从而抑制大部分炎症细胞的胞内信号传导，包括 IL-2、IL-4、IL-6、IL-7、IL-9、IL-15、IL-21 和 IFN-γ。尽管这类药物可强烈抑制机体免疫功能，但在 IBD 临床试验中，该药物耐受性良好。接受托法替尼 10 mg 2 次 / 天治疗 8 周的患者具有更高的临床缓解率。不良反应有白细胞减少及带状疱疹感染。在 CD 治疗方面，Ⅱ期临床试验结果提示，对于活动性中、重度 CD，托法替尼未能有效诱导临床缓解。建议在治疗期间采取有效的避孕措施，持续至最后一次用药后的 4 ~ 6 周。

表 8-4 几种 Janus 激酶抑制剂之间的比较

药物	研究阶段	靶点	给药途径	优势	不足
tofacitinib	上市（2013 年 11 月，美国；2018 年 2 月，中国）	JAK1、JAK3	口服	吸收迅速，无明显代谢物蓄积；抢救急重症 UC	血脂和肌酸激酶升高，心血管事件风险升高，需要进一步的高质量对照试验评估 tofacitinib 抢救急重症 UC
filgotinib	正在进行 III 期临床试验	JAK1	口服	代谢物仍有活性	易发生严重感染
upadacitinib	上市（2019 年 8 月，美国）	JAK1	口服	内镜缓解更显著	感染和严重感染发生率更高；血脂升高
peficitinib	上市（2019 年 7 月，日本）	JAK1、JAK3	口服	无剂量 - 反应关系	肌酸磷酸激酶升高；更容易导致感染
TD-1473	正在进行 III 期临床试验	肠道选择性 PAN-JAK	口服	仅分布于胃肠道，降低全身毒性	生物利用度低
PF-06651600	正在进行 II 期临床试验	JAK3、TEC 激酶	口服	对 JAK3 和 TEC 激酶家族的双重活性可能为治疗干预提供了有益的抑制谱	需要进一步的临床前和临床研究来评估 JAK3 和 TEC 激酶家族抑制在炎症性和自身免疫病患者中的生物学影响
PF-06700841	正在进行 II 期临床试验	TYK2、JAK1	口服	服用方便，耐受性良好	肌酐升高，网织红细胞、中性粒细胞、血小板降低风险

二、1- 磷酸鞘氨醇受体调节剂

1- 磷酸鞘氨醇（sphingosine 1-phosphate，S1P）可与 5 次跨膜 G 蛋白耦联受体（S1P1-5）结合，调节炎症反应涉及的不同过程，包括淋巴细胞迁移和从外周淋巴器官进入体循环、内皮细胞的渗透性、血管新生和凋亡等。在炎症部位可发现 S1P 浓度增加，可以促进炎症信号转导并促进免疫细胞的聚集。抑制 S1P 及其与受体的相互作用可阻止白细胞迁移到炎症黏膜组织中，从而使其成为炎症性疾病的治疗靶点。由于 IBD 的特点是自身反应性 B 淋巴细胞和 T 淋巴细胞在黏膜下的聚集，抑制 S1P1R 可改善 IBD 的临床症状。S1P 受体调节剂具有口服方便、半衰期短、无免疫原性等优点（表 8-5）。

表 8-5 几种 S1PR 受体激动药的比较

药物	研究阶段	机制	优势	不足
ozanimod	上市（2020 年 3 月，美国）	S1P1 和 S1P5 受体激动药	代谢物仍有活性且半衰期较长，延长作用时间	外周淋巴细胞减少
fingolimod	上市（2012 年 11 月，美国；2019 年 7 月，中国）	S1P 类似物，S1PR1、3、4、5 受体激动药	PML 风险较低	选择性差，不良反应多，心血管事件
etrasimod	正在进行Ⅲ期临床试验	S1PR1、4、5 受体激动药	2 mg 组的内镜和临床缓解非常显著，长期安全性好，口服方便，无免疫原性	外周淋巴细胞减少
amislimod	Ⅱ期临床试验完成	S1PR1、5 受体激动药	对肾功能影响小，慢性心律失常风险低	神经系统疾病、胃肠道疾病、感染
KRP-203	Ⅱ期临床试验完成	S1PR1、4、5 受体激动药，S1PR3 受体部分激动药	口服方便，半衰期短，无免疫原性	心血管疾病、肺部疾病、癌症风险
laquinimod	欧盟上市遭拒绝	喹诺酮 -3- 羟基小分子	有免疫调节作用，不良反应程度较轻	不良反应发生率高，各剂量组均在 80% 以上

三、以整合素为靶点的小分子药物

（一）AJM-300

AJM-300 是一种以整合素 α4β7 和 α4β1α4 为靶点，具有高度特异性的整合素靶点拮抗剂，可抑制淋巴细胞整合素与炎症内皮细胞表达的黏附分子的结合。研究显示：AJM-300 可缓解 CD 患者的临床症状，改善 UC 患者的临床症状。

（二）PTG-100

PTG-100 是一种选择性口服 α4β7 整合素拮抗剂，正在研发用于治疗中重度 UC。

（张春华　陈亚梅）

参 考 文 献

[1] 尤黎明，吴瑛. 内科护理学 [M]. 7版. 北京：人民卫生出版社，2022.

[2] 冯静，王雪丁，杨健，等. 合用5-氨基水杨酸对炎症性肠病患者硫嘌呤类药物个体化应用的影响及其机制研究进展 [J]. 中国药房，2016，27（27）：3.

[3] Panaccione R, Steinhart A H, Bressler B, et al. Canadian association of gastroenterology clinical practice guideline for the management of luminal Crohn's disease [J]. Clin Gastroenterol Hepatol, 2019, 17（9）: 1680-1713.

[4] 周晓荣，刘美丽，高春燕，等. 心理干预中放松训练的研究进展 [J]. 护理学杂志，2003，18（5）：399-400.

[5] 王珂，彭南海，祁静，等. 基于护士主导的微信平台改善克罗恩病患者硫唑嘌呤服药依从性的研究 [J]. 护理研究，2020，34（5）：828-834.

[6] 杨霞，肖敏，吴斌，等. 硫唑嘌呤不良反应文献分析 [J]. 中国药业，2020，29（7）：134-137.

[7] 中华医学会消化病学分会炎症性肠病学组. 炎症性肠病诊断与治疗的共识意见（2018年，北京）[J]. 中华消化杂志，2018，38（5）：292-311.

[8] 李玥，钱家鸣. 免疫抑制剂在炎症性肠病治疗中的应用进展 [J]. 临床荟萃，2016，31（8）：824-827.

[9] 黄彬彬，吕晓丹，刘耿峰，等. 沙利度胺治疗克罗恩病有效性及安全性的Meta分析 [J]. 广西医学，2020，42（8）：1005-1008+1047.

[10] 田景媛，罗和生. 沙利度胺治疗克罗恩病的研究进展 [J]. 临床内科杂志，2018，35（12）：860-862.

[11] 鲁婷，武希润，张超，等. 沙利度胺治疗克罗恩病疗效的系统评价 [J]. 中华临床医师杂志（电子版），2017，11（7）：1153-1157.

[12] 徐舒，祖晓满，冯瑞，等. 沙利度胺治疗难治性克罗恩病的长期疗效及安全性分析 [J]. 中华内科杂志，2020，59（6）：445-450.

[13] 李骥，韦明明，费贵军，等. 环孢素A治疗糖皮质激素抵抗的重度溃疡性结肠炎疗效观察 [J]. 中华内科杂志，2017，56（4）：279-283.

[14] 陈剑通，孙妍，王莹，等. 环孢素治疗重度溃疡性结肠炎临床分析 [J]. 哈尔滨医科大学学报，2021，55（2）：130-133.

[15] 王静静，范一宏. 他克莫司治疗炎症性肠病的最新进展 [J]. 世界华人消化杂志，2019，27（13）：842-850.

[16] 徐蕾，杨婉花. 甲氨蝶呤治疗克罗恩病的研究进展 [J]. 中国药房，2017，28（6）：857-860.

[17] 中华医学会消化病学分会炎症性肠病学组. 抗肿瘤坏死因子-α单克隆抗体治疗炎症性肠病的专家共识（2017）[J]. 中华消化杂志，2017，37（9）：577-580.

[18] 张岚，胡雪，齐明明，等. 阿达木单抗治疗溃疡性结肠炎的研究进展 [J]. 胃肠病学和肝病

学杂志，2020，29（2）：219–223.

［19］董悦.阿达木单抗在儿童克罗恩病治疗中的研究进展［J］.国际儿科学杂志，2019，46（9）：657–660.

［20］靳琦文，王晓娣.维得利珠单抗治疗炎症性肠病的研究进展［J］.世界华人消化杂志，2021，29（5）：248–255.

［21］周青杨，钱家鸣.新型肠道选择性生物制剂治疗炎症性肠病的研究进展［J］.中华消化杂志，2020，40（2）：141–144.

［22］王慧琴，梁赵良，刘耿烽，等.维多珠单抗治疗炎症性肠病的机制与临床应用研究进展［J］.天津医药，2019，47（7）：765–770.

［23］王英德.新型生物制剂在炎症性肠病中的临床应用：现状与未来［J］.中国全科医学，2021，24（21）：2629–2633.

［24］宋阿倩，丁鹏，郭浩然，等.乌司奴单抗治疗中 – 重度活动性克罗恩病疗效和安全性的Meta 分析［J］.胃肠病学和肝病学杂志，2021，30（3）：297–304+309.

［25］林俊超，梁洁，吴开春.生物制剂与小分子药物在炎症性肠病治疗中的进展［J］.中国医学前沿杂志（电子版），2021，13（7）：6–13.

第九章

特殊治疗措施中患者的护理

第一节　白细胞吸附治疗患者的护理

近年来，促炎细胞因子与 UC 疾病发生的关系越来越被摸清，在日本，应用选择性粒细胞单核细胞吸附法（granulocyte and monocyte apheresis，GMA）治疗 UC 现已比较成熟，临床效果良好。

一、概述

（一）治疗原理

UC 患者存在循环水平和肠道局部水平的免疫紊乱，循环可溶性免疫复合物及外周血中性粒细胞和单核细胞数升高。选择性吸附粒细胞和单核细胞是治疗 UC 的有效方法之一。选择性白细胞吸附器充填的醋酸纤维素微珠，可选择性地吸附循环中的粒细胞和单核/巨噬细胞，直接去除血液中过度活化的白细胞、免疫复合物和炎症介质等，并调节免疫，从而抑制炎症反应，重建肠道黏膜的免疫耐受，动员骨髓细胞从而加快循环白细胞的更新及黏膜愈合。

（二）适应证

（1）对氨基水杨酸类制剂反应不佳、激素抵抗或依赖的中重度 UC 患者，GMA 可有效辅助常规药物诱导并维持缓解。

（2）轻中度 UC 患者，特别是合并机会性感染者可考虑应用。

（3）初发的重症 UC 患者的诱导缓解具有一定的疗效，并可用于维持缓解。

（4）对于合并病毒感染，存在用药禁忌或其他原因不适合使用激素、生物制剂及免疫抑制剂的复杂难治的炎症性肠病患者，GMA 是一种治疗选择。

（5）对于急性重症 UC 患者，GMA 的治疗效果是有限的，必要时需要外科手术干预。

（三）禁忌证

该法的禁忌证主要包括粒细胞减少症、凝血功能异常、严重贫血、严重感染、严重心脑血管疾病等。

（四）安全性与疗效评价

（1）GMA 最早在日本应用，并取得一定疗效，且在 2020 年写入日本活动性 UC 治疗指南中，并逐渐被欧美等国家接受并开始研究应用，显示有一定临床疗效。

（2）疗效观察指标：①临床活动度指数（clinical activity index，CAI）；②内镜活动度指数（endoscopic activity index，EAI）；③溃疡性结肠炎改良梅奥评分（Mayo）；④相应时间点血清白蛋白、血红蛋白、红细胞沉降率、C 反应蛋白、白细胞、中性粒细胞百分率等。

（3）疗效评估标准。

1）缓解：临床症状完全消失（排便次数正常且无血便和里急后重），伴肠镜提示黏膜愈合（肠黏膜正常或无活动性炎症）或应用改良 Mayo 评分 ≤2 分且无单个分项评分 >1 分。

2）有效：临床症状基本消失，肠镜见黏膜轻度炎症或应用改良 Mayo 评分相对于基线值的降幅 ≥30% 及 ≥3 分，且便血分项评分降幅 ≥1 分或该项评分为 0 分或 1 分。

3）无效：临床症状、肠镜均未改善。

4）内镜缓解：内镜指数（EI）≤4 分，黏膜愈合定义为 EI≤2 分。

（4）GMA 在 UC 应用中，作为一种非药物治疗手段，相较于药物治疗具有更高的安全性，能有效降低炎症反应并可促进黏膜愈合，明显改善患者的临床症状，并提高生活质量，促进心理健康。GMA 治疗主要应用于中重度 UC 患者，且对于未使用过激素及免疫抑制剂、青年患者敏感度较高，对于不耐受激素及免疫抑制剂的患者更是优先选择。

（5）选择性白细胞吸附疗法作为一种非药物治疗手段，其安全性与疗效得到了广泛关注。一项关于其安全性与疗效的 Meta 分析研究，共纳入 9 项来自日本及欧美等地区的临床试验，证实了选择性白细胞吸附治疗溃疡性结肠炎是安全、有效的，不仅可以促进溃疡性结肠炎患者肠道黏膜愈合、提高临床缓解率、延长临床缓解时间、降低复发率，并且对控制肠外伴随症状也有一定作用。

二、治疗流程

（一）患者评估

（1）评估患者的检验指标，包括血常规、凝血功能等。

（2）治疗前测定患者的生命体征（血压、脉搏、心率、呼吸、体温），正常并平稳情况下行 GMA 治疗。

（3）评估患者外周静脉的通畅性及穿刺难度。

（二）治疗前准备

1. 患者准备

患者更换干净的衣裤，必要时洗温水澡。

2. 环境准备

治疗场所使用紫外线空气消毒 1 h，或空气消毒机消毒 2 h，更换干净整洁的床单被服。环境室温可调节至 27℃ 左右，室温不宜过低，保持温暖舒适。

3. 操作者准备

操作人员仔细核对物品的有效期，有无漏气、破损，操作过程中严格落实无菌操作原则。

4. 器具及药品准备

采用选择性白细胞吸附器、专用循环管路、选择性白细胞吸附装置及支架，18号或更大的留置针、生理盐水 2 L，抗凝剂（肝素钠稀释液）。

5. 连接管道及吸附器并排气

连接专用循环管路，安装选择性白细胞吸附器。整套管路及吸附器使用至少 1 L注射用生理盐水并彻底排气，然后用 2 000 IU 肝素钠注射液稀释到 500 mL 注射用生理盐水中，用于管路及吸附器的冲管浸泡，并检查管路密闭性。

6. 建立静脉通道

患者取平卧位，在肘部正中静脉建立循环通路。

（三）治疗过程中的护理

1. 开启循环

（1）将出血端管路与"引血留置针"紧密连接，将回血端管路与"回血留置针"紧密连接，形成闭合循环通路。

（2）开启装置的"循环键"，血泵运转，血液从左（右）静脉出，经过选择性白细胞器的吸附柱后，再从右（左）静脉回流体内，滤过速度为 30 mL/min，整个循环过程约 60 min，共处理血液 1 800 mL，循环过程中体外血液流出量约 200 mL。

（3）连接抗凝剂注入通路：取 1 000～1 500 IU 肝素钠注射液稀释到 400 mL 注射用生理盐水中，安装至注射泵，启动注射泵，在治疗过程中以 200 IU/h 持续泵入。

（4）循环 60 min 后，装置提示音响后，血泵自动停止，循环结束。

2. 返血

关闭管路夹子，将引血侧管路连接到生理盐水，翻转选择性白细胞吸附器；打开管路夹子，按装置的"返血键"，进入返血操作模式，将管路及吸附器内的血液回输到人体内；血液全部回输后，停止血泵，关闭夹子，拔出留置针，治疗全部结束。

返血过程需 200~250 mL 生理盐水。

3. 观察

治疗过程中应随时监测：①生命体征的变化，建议治疗过程使用心电监护进行监测；②患者的情绪，保持情绪平稳、放松状态；③引血侧与回血侧管路的顺畅情况；④整套管路的密闭性及正常运转，如有报警情况，护士要保持镇静，结合机器警示灯提示，立即查找报警原因，积极对应处理。

（四）治疗后观察

治疗后密切观察 2 h，如有不适及时联系主管医师。治疗疗程为 1 周 2 次，5 次为 1 个疗程，重度患者适当延长疗程。治疗期间不限制常规药物治疗。

（1）GMA 治疗的典型不良反应表现为头痛、头晕、低热和恶心等，少数会出现皮疹、心慌、低血压等，持续时间仅为数分钟至数小时，经对症处理后可好转，所有不良反应发生率约为 12.12%，且多为一过性。

（2）在治疗过程中，护理人员应密切观察患者的生命体征及主诉症状，如发生头痛等不良反应，应立即通知医师。

（3）在每次 GMA 治疗结束后应继续留院观察 2 h，从而保证治疗的安全性。

（4）在 GMA 治疗初、中、后，对患者的血常规、肝肾功能等重要指标进行监测。

（5）治疗周期结束后，随访观察 8 个月，评估 GMA 治疗的远期安全性。

三、血管通路的护理

良好的血管通路是 GMA 治疗顺利进行的重要保障，血管通路通畅性不理想，常引起机器就以下情况报警：静脉压高、动脉压不足、气枕传感器不充盈、气泡等。

（一）血管通路的选择

（1）通过评估患者的病情、疗程、全身血管条件选择适合患者的血管通路。

（2）可选择的血管通路，包括双侧肘正中静脉、下肢静脉、颈静脉行留置针置管，锁骨下或颈静脉深静脉置管，以及临时血透导管置管。其中最常用的是双侧肘正中静脉行留置针置管。

（二）血管通路的管理

1. 静脉留置针的血管通路护理

（1）一般情况下，在运用选择性白细胞吸附治疗时，必须要明确每一个疗程的诊治次数，治疗时常规选择双侧肘正中静脉用于治疗中需要的引血与返血。

（2）为了能够有效提升治疗效果，必须保证血管通路一直处于通畅状态，每次使用前评估导管通畅度及血栓的风险。

（3）如果导管在人体内部留置时间较长，会极大地提升患者出现血栓的风险。

（4）患者在平时可以进行负重练习来提升静脉的充盈性，进而提升静脉穿刺的成功率。

2. 血液透析临时导管护理

（1）护理人员在护理临时血液透析导管时要严格执行无菌操作，设置无菌区域，戴无菌手套，导管用干净的纱布进行包裹，肝素帽消毒处理。

（2）连接引血端和返血端的管道前，必须要用无菌注射器抽出管道内的肝素液，确定导管内无血栓，充分冲管，方可进行 GMA 治疗。

（3）治疗完成后用注射用生理盐水将导管内血液冲洗干净，根据管腔的容量注入肝素封管液。

（4）每次治疗前需要对穿刺部位进行消毒并更换敷料，观察临时血液透析导管穿刺处有无出血、红肿、渗出及导管滑脱。严格消毒穿刺部位及周围皮肤，更换无菌纱布并妥善固定。

（三）提高留置针血管通路的通畅性

1. 保暖

治疗前及治疗中使用温热毛巾、热水袋或暖宝宝热敷外周血管，以此来促进人体血管扩张，为静脉注射工作提供帮助，并且有助于循环过程中血液引出。需要注意静脉热敷的时间应在接受完 GMA 治疗的 24 h 之后。

2. 温度、湿度

夏季室内空调环境，室内外温差较大，易造成血管收缩不利于血液的引出。建议把室内温度调整至 27℃以上，以及指引患者备好保暖衣物，例如治疗时可以用毛巾覆盖穿刺处保暖，保持血管充盈。

3. 沐浴

病情允许时，可指导患者在治疗前进行热水沐浴，改善血液循环，并且提高患者 GMA 治疗期间的舒适度。

4. 加压

治疗过程中，可以通过引血端手握加压球、用加压带设备如上肢绑止血带等加压方法来提升血液流速。

5. 药物保护

指导患者治疗前后用喜疗妥软膏外涂局部，能促进局部血液循环，刺激受损组织再生，通过此药物的方法改善患者血管弹性。

6. 肢体锻炼

指导患者平时进行适当的上肢锻炼、负重练习（如双手举小哑铃），提升静脉的充盈性，利于穿刺及促进血液的顺利引出。

7. 通畅性不足的处理

（1）如在治疗过程中出现血管通路的通畅性不足引起压力报警，首先应立即观察评估，排除血栓情况后，通过生理盐水冲管、调整留置针固定位置、另选输液部位等方法，以改善留置针血管通路的通畅性。

（2）如患者血液呈高凝状态，可遵医嘱适当补液，并注意观察管路有无血栓形成。

（3）对于血管条件较差，外周静脉穿刺困难的患者，必要时可以通过血液透析临时导管、深静脉穿刺置管的方法提供有效的血管通路，但注意慎防导管相关血栓形成。

（四）其他护理事项

（1）患者进行 GMA 治疗前，操作人员必须掌握好血液灌流治疗的基本知识，并且仔细阅读设备与耗材的产品说明书。

（2）GMA 治疗的循环途径是从静脉到静脉。

（3）GMA 治疗对患者静脉血管条件的要求高，需要操作护士有娴熟的穿刺技术，才能保证治疗的持续性。

（4）治疗开始前要排尽管路中的空气，尤其是吸附器内的气泡。吸附器排气时采用倾斜 45°，持续抖动并拍打吸附器，将气泡聚集在柱体的上部，有助于吸附器内气泡更好更快排除干净。

（5）操作中，预冲液不要完全滴完，否则会有气泡进入管道。

（6）整套管路及选择性白细胞吸附器仅限于一次性使用，不可重复使用。

（陈惠萍　朱秀琴）

第二节　粪菌移植患者的护理

一、概述

粪菌移植（fecal microbiota transplantation，FMT）是指将健康供菌者肠道内的功能菌群，均匀有效地移植到患者（或受者）的消化道内，重建适应患者（或受者）肠道并发挥正常作用的功能菌群，缓解肠道炎症反应，调节免疫活性，实现对肠内外多种疾病的诊疗作用，具有创伤小、不良反应少等优点。

粪菌移植的移植途径主要分为上消化道途径、中消化道途径、下消化道途径3 种。上消化道途径主要为口服粪菌胶囊，服用方便，患者耐受性好。中消化道途径包括鼻肠管、胃镜、内镜肠道置管术（transendoscopic enteral tubing，TET）。下消化道途径包括结肠镜、传统灌肠、结肠 TET 等。临床治疗和研究中采用较多的途径为结肠镜途径。

粪菌移植已广泛应用于多种疾病的治疗，包括难治性炎症性肠病、肠易激综合征、难治性肠功能紊乱、顽固性便秘、严重肠道感染、代谢综合征、脓毒症及自身免疫病。目前，粪菌移植主要用于治疗难辨梭状芽孢杆菌（CDI）感染、炎症性肠病（IBD），治疗效果较为理想。

二、护理措施

（一）术前护理

（1）供体准备：供体筛查应主要满足以下4个方面。①自愿原则与知情同意：供体自愿参加问卷调查，进行初筛排除各种危险因素。②用药史：供体需满足过去的3月内没有使用任何抗生素和质子泵抑制剂。③血液筛查：移植前行血常规检查，并排除HIV、EB病毒、人类嗜T细胞病毒、弓形虫、风疹病毒、巨细胞病毒、单纯疱疹病毒及各类肝炎病毒等。④粪便筛查：移植前行粪便常规检查，并排除囊虫、包虫、蛔虫、钩虫等各类寄生虫感染和肠道致病菌。

（2）受体准备：治疗前进行健康教育，建立患者信心，消除患者内心顾虑；指导患者在治疗前2～3 d停用抗生素；治疗前1、3、7 d分别留取粪便标本；根据移植途径进行肠道准备；治疗前空腹8 h；治疗前1 h遵医嘱注射止吐和抑制胃酸分泌的药物。

（二）术中护理

（1）粪菌液制备：收集供体50 g新鲜粪便，用3～5倍体积的无菌生理盐水稀释，搅拌器搅拌后立即放入粪菌智能分离系统（GenFMTer）处理，按说明书操作，获取粪菌悬液1 h内进行粪菌悬液灌注。如患者再次FMT，仍采用同一供体，粪便制备同前。粪菌液制备后放置−80℃冰箱内保存，有效期为6个月。在粪菌液的使用当日，需放置37℃水浴箱解冻，解冻后的菌液必须在6 h内使用完毕。

（2）经上、中消化道途径的患者：先置入鼻空肠管或胃镜下用钛夹把TET管固定在十二指肠降段肠壁，取坐位或侧卧位，上半身抬高30°，然后灌注足量的37℃新鲜粪菌悬液200～250 mL，用避光注射器缓慢注入或使用肠内营养泵输注，注入结束后用生理盐水冲管，保持半卧位至少1 h或右侧卧位至少30 min方可平卧，再保持平卧位至少1.5 h方可坐立。经下消化道途径的患者，取左侧卧位，则在结肠镜下用钛夹把TET管固定在回肠与盲肠的连接处或病变显著处，然后灌注足量的新鲜粪菌悬液200～250 mL，治疗结束后保持卧位至少2 h方可坐立。

（3）胃肠镜、结肠镜检查的护理：操作完毕，如经胃肠镜置管者，须吸尽空气，胃肠镜常规清洗消毒处理。

除口服粪菌胶囊和传统灌肠途径外，临床上采用较多的为经结肠镜途径，经结肠镜途径的患者在静脉麻醉同时予心电及血氧饱和度监护，移植过程中既要防止污染粪菌，医护人员也要注意自身的保护，医护人员进入移植间之前严格执行手卫生、戴手套、帽子等。移植过程中患者采用左侧卧位并保持下半身抬高 30° 体位。在治疗过程中，注意保暖及保护患者隐私，治疗结束后严格消毒处理。

（三）术后护理

1. 体位

麻醉苏醒后保持下半身抬高 30°，30~60 min，并尽量避免在治疗结束 1 h 内排便；患者治疗后 2 h 内卧床休息，2 h 后可逐渐恢复正常活动。

2. 饮食

治疗 1 h 内禁食禁饮；无不适可进食适量流质食物或半流质食物，如稀米汤、烂面条等；饮食量逐步增加，少食多餐，每日进食次数为 6~8 次，2~3 d 后过渡到普通饮食，避免辛辣、生冷、油炸食物；能量不足的患者可给予静脉营养。

3. 病情观察

观察患者有无恶心、呕吐、腹痛等不适，发现异常及时通知医师并配合处理；监测患者生命体征，遵医嘱检测患者肝肾功能及血常规变化；观察并记录患者排便情况（颜色、性状、次数、量等）；指导患者在治疗后 1、3、7 d 分别留取粪便标本检查。

4. 出院指导

指导患者建立良好的饮食结构和生活方式，遵医嘱服药，避免滥用抗生素，定期随访复查。

（四）粪菌移植临床治愈或缓解标准

1. 复发性难辨梭状芽孢杆菌感染

治疗后 8 周临床症状持续完全缓解（成型粪便 < 3 次 /d）和艰难梭状芽孢杆菌 A 和 B 毒素阴性，受体菌群多样性恢复至供体菌群多样性 50% 以上。

2. 克罗恩病

治疗后 12 周临床症状缓解，且菌群多样性恢复至供体菌群多样性 50% 以上。①缓解：CD 疾病活动指数（AI）< 150 分为临床缓解标准；②有效：CDAI 下降 ≥100 分。

3. 溃疡性结肠炎

治疗后 12 周临床症状缓解，且菌群多样性恢复至供体菌群多样性 50% 以上。①缓解：UC 的 Mayo 评分为 0 分（临床症状消失，结肠镜复查见黏膜大致正常或无活动性炎性反应）；②有效：Mayo 评分 ≤2 分，其中内镜的子项目 ≤1 分（临床症状基本消失，结肠镜复查见黏膜轻度炎性反应）。

（李春花　朱秀琴）

第三节　中医治疗患者的护理

一、概述

近年来，IBD 在我国发病率呈逐年递增趋势，使该病的研究日益受到重视，中医药治疗 IBD 的潜在优势明显。中医学根据其临床表现将其归于"腹痛""泄泻""便血""肠澼"等。《景岳全书》曰："凡里急后重者，……病在广肠最下端，而其病本不在广肠而在脾肾也"；又云："泄泻之本，无不由于脾胃"。夫饮食不节，起居不时，则阴受之。阴受之则入五藏，为膜满，为飧泄，久为肠澼，其脾胃受损，湿困脾土，肠道功能失司，病位在肠，脾失健运是关键。

二、治疗原则

根据"急则治标""缓则治其本""虚则补之""实则泻之""扶正祛邪"等原则，辨清 IBD 的寒热虚实，选择清热化湿、散寒除湿、健脾温肾、活血化瘀、行气消积、通腑泻热等法则，给予施治。不论活动期还是缓解期，湿热始终贯穿 IBD 的整个发病过程，故认为清肠化湿应贯穿 IBD 治疗的始终。治疗上活动期患者以清热化湿止痢为主，缓解期患者则在健脾固肾的基础上兼以清热化湿。

三、口服中药护理

由于西药治疗服药周期长、药物不良反应较多，不少患者难以坚持，转而替换口服中药治疗，我国《炎症性肠病诊断与治疗规范的共识意见》也已经肯定了中药治疗 IBD 的作用及临床实用性。CD 与 UC 皆为炎症性肠病，两者有相似的家族聚集和遗传背景，临床表现很相似，中医学对两者的遣药组方总体思路相同，在临床症状上用药有所侧重。

（一）中药处方

《中药消化病诊疗指南》提出 5 个证型及辨证处方，分别为：①湿热蕴结证，用白头翁汤加味（《伤寒论》）；②寒湿困脾证，用胃苓汤加减（《丹溪心法》）；③气滞血瘀证，用血府逐瘀汤加减（《医林改错》）；④肝郁脾虚证，用痛泻要方加味（《医学正传》）；⑤脾胃虚寒证，用参苓白术散合附子理中丸加减（《证治准绳》）。

常用方为白头翁汤、芍药汤。白头翁汤方中黄连清湿热，为治痢要药；黄芩清大肠湿热兼有止血之功；白头翁善清肠胃湿热及血分热毒，为治热毒血痢之良药。治疗时根据患者症状表现辨别湿、热孰轻孰重，若热邪较重，可加用苦参、土茯苓、败酱草清解肠腑热毒；若湿邪偏盛，可加藿香、苍术、薏苡仁以化中焦内蕴湿浊。若湿热邪气相搏于气分，便下黏液为主，予木香、枳壳、陈皮以调气；若湿热邪气入于血分，症见赤多白少，予当归、白芍、赤芍、牡丹皮活血化瘀。在清热化湿的同时注意用药不宜过于苦寒，以防损伤脾胃、凉遏热毒，可少佐温通散寒之品，如干姜、炮姜、肉桂，以防苦寒伤阳，并助温阳化湿。

（二）护理

护理上应按时督促服药，指导合理用药，服药期间定期复查血常规、肝肾功能。密切观察用药反应，副反应严重者应及时报告医师，对症处理。

四、中医适宜技术的应用

（一）艾灸

取穴常选神阙、双侧天枢、气海、关元、中极、中脘、下脘，以上穴位属任脉和足阳明胃经，任脉调节全身气血，足阳明胃经主治胃肠道等疾病。可使用特制艾灸盒覆盖以上穴位，每日 1 次，每次 30 min。《本草从新》云：艾叶苦辛，生温，熟热以灸火，能透诸经而除百病。艾灸使血管扩张，促使代谢旺盛，从而加速炎症的吸收。现有很多研究证实，艾灸可基于 TNF-α 相关通路调控 CD 的炎症状态，实现对 CD 的治疗效应。

（二）隔药饼灸

取附子、肉桂、丹参、黄连等药研末后加适量黄酒，制成直径 1 cm、厚 0.5 cm 大小的药饼，上置小艾炷施灸，每次每穴各灸 2 壮，每天 1 次，连续治疗 10 d。

（三）针刺

针刺治疗常取天枢、足三里、上巨虚、关元、气海、中脘，同时配合三组核心穴对：脾俞 – 肾俞 – 大肠俞适用于脾肾气虚证；三阴交 – 长强适用于脾肾阳虚证，多配合用艾灸；合谷 – 下巨虚适用于湿热郁结型。

（四）耳穴埋籽

取穴神门、交感、脾、小肠、内分泌。局部消毒后用粘有王不留行籽的 0.4 cm × 0.4 cm 胶布贴在相应耳穴上，每日按压 3 ~ 5 次，每次每穴按压 10 ~ 20 下。药穴结合可调节机体免疫，补充微量元素，促进肠道溃疡愈合。

（五）穴位贴敷

采用肉桂、薏苡仁、山药等中药制作成中药穴贴敷，取脾俞、肾俞、神阙穴，每日 1 贴，可缓解腹痛等肠道症状。

（六）推拿

循经足阳明胃经和任脉，推拿施加摩、揉、推、点、按等手法，产生机械刺激和温热刺激、调理脾胃功能，调整免疫系统。

（七）中药灌肠

一般选用敛疮生肌、活血化瘀与清热解毒类中药灌肠。通过中药直肠缓慢滴注，利于药物充分吸收及延长药物作用时间，并通过直肠中下静脉及肛管静脉，进入体循环。

（八）中医功法

如易筋经、五禽戏、八段锦等均有缓解胃肠痛，调节脾胃的作用，可以促进患者食欲，消除疲乏。根据患者体质，每周锻炼 5~6 d，每天早、晚各练 1 次，每次 15~20 min，3 个月为 1 个疗程，实际练习的幅度及时间以安全为原则，根据患者的耐受度而定。

五、中医膳食的应用

炎症性肠病特殊治疗的膳食应以高热量、高蛋白、丰富维生素、低纤维为主，忌食生冷、油腻、辛辣以及鱼、虾等发物，减少奶制品。糜粥自养，少食多餐。

（一）脾虚湿热型

宜食用清热利湿之品，给予色黄、赤，味甘、苦、涩的食物，如薏苡仁、山药、马齿苋、冬瓜、石榴皮等，食疗方：马齿苋公英粥、榴皮茄根饮。

（二）气滞血瘀型

可食海带、藕等活血化瘀之品，忌食生冷酸涩、辛辣刺激之品，食疗方：土茯苓丹皮绿豆粥。

（三）肝肾不足型

可食鸽子蛋、板栗、枸杞子等强肝补肾之品，忌食耗气损津、肥甘厚腻之品，食疗方：当归乌鸡。

六、起居调护

春夏阳气旺盛，要注意"春夏养阳"，秋冬阴气旺盛，要注意"秋冬养阴"。脾属长夏，肾属冬，在夏秋、秋冬、冬春季节交替疾病高发之时尤需注意天气变化引起肠道炎症急性活动，注意健脾护肾及腹部、足部保暖，提高机体免疫力。

（李英　林征）

参 考 文 献

［1］中华医学会消化病学分会炎症性肠病学组.炎症性肠病诊断与治疗的共识意见（2018 年，北京）［J］.中华消化杂志，2018，38（5）：292-311.

［2］杨翠萍，冯赟，卢战军，等.选择性白细胞吸附疗法治疗溃疡性结肠炎的疗效及安全性分析

［J］.中华炎性肠病杂志，2018，2（2）：94-97.

［3］曹晓沧，陈梦诗，邦茂.白细胞分离法治疗溃疡性结肠炎的作用机制［J］.中华医学杂志，2011，91（14）：1004-1006.

［4］赖雅敏，钱家鸣.白细胞分离法治疗炎症性肠病［J］.中华消化杂志，2005，25（9）：575-576.

［5］徐向迎.溃疡性结肠炎患者行吸附性血液净化的护理［J］.中华消化病与影像杂志（电子版），2016，6（3）：141-142.

［6］沈锐，陶凤来，陈舒，等.吸附性血液净化治疗溃疡性结肠炎的效果观察与护理［J］.上海护理，2015，15（6）：52-55.

［7］宋爱玲，杨彩平，江学良，等.选择性白细胞吸附疗法治疗溃疡性结肠炎的疗效及安全性分析［J］.胃肠病学和肝病学杂志，2020，29（3）：287-290.

［8］刘振菲，郑晗晗，江学良，等.选择性白细胞吸附在溃疡性结肠炎治疗中的应用［J］.中华内科杂志，2017，56（6）：444-446.

［9］刘蓉，罗金措，张桂梅，等.粪菌移植治疗炎症性肠病的护理研究进展［J］.全科护理，2021，19（11）：1485-1488.

［10］笪俊，辛辰，王忠琼.粪菌移植围手术期护理在 IBD 患者中的应用［J］.西南医科大学学报，2018，41（6）：563-566.

［11］王郑君，刘建强，王雯.粪菌移植在炎症性肠病中的研究进展［J］.医学研究生学报，2019，32（8）：891-896.

［12］邹珂，陈杨芳，邵赛丹，等.粪菌移植治疗炎症性肠病的临床观察与护理研究［J］.全科医学临床与教育，2019，17（4）：377-378.

［13］周庆云，潘学勤.难治性炎症性肠病患者粪菌移植治疗的护理［J］.中华护理杂志，2016，51（4）：508-510.

［14］方海明，付莲.粪菌移植治疗炎症性肠病新进展［J］.中华炎性肠病杂志，2018，2（2）：127-130.

［15］戴辉凤，丁岚，孙艳，等.粪菌移植的护理进展［J］.中国实用护理杂志，2017，33（3）：74-77.

［16］周铖，孙鹏飞，尹继瑶，等.粪菌移植治疗炎症性肠病的研究进展［J］.上海交通大学学报，2020，20（2）：267-270.

［17］李玉玲，刘云，时昭红.中医对炎症性肠病的认识与治疗研究进展［J］.临床内科杂志，2021，38（2）：87-89.

［18］黎军，许珊珊.临床中医护理路径在溃疡性结肠炎患者中的应用［J］.护理学报，2013，20（23）：60-63.

第十章
营养护理

第一节　营养风险筛查与评估

一、营养风险筛查

欧洲肠内肠外营养学会（ESPEN）定义的营养风险筛查，是指评估现存的（或潜在的）营养和代谢状况所导致的疾病（或术后出现相关临床结局）的可能性，其主要关注营养方面的因素引起不良临床结局的风险。目前，专家共识意见推荐采用 NRS 2002 营养风险筛查。

NRS 2002 适用于住院患者的营养风险筛查，适用对象为年龄 18～90 岁、神志清楚、愿意接受筛查的成年住院患者。

NRS 2002 由第一步（初步筛查）和第二步（最终筛查）两部分组成。第一步初筛内容为 4 个判断性项目，包括 BMI、体重减轻情况、摄食情况、病情严重与否，见表 10-1。第二步终筛内容包括营养状态受损、疾病严重程度及年龄三部分，见表 10-2。

表 10-1　NRS 2002 初步营养筛查

	筛查项目	是	否
1	BMI < 18.5 kg/m^2？		
2	患者在过去 3 个月有体重下降吗？		
3	患者在过去 1 周内有摄食减少吗？		
4	患者有严重疾病吗（如 ICU 治疗）？		

注：1. BMI 国内正常值下限为 18.5 kg/m^2。2. 如果对以上任一问题回答"是"，则直接进入第二步筛查（最终筛查）。如果对上述所有问题回答"否"，说明患者目前没有营养风险，无须进行第二步筛查，但是需要 1 周后复查。3. 即使患者对以上所有问题回答均为"否"，但患者计划接受腹部大手术治疗或者患者为 IBD 疾病患者，仍然可以制订预防性营养支持计划，以降低营养风险。

表 10-2 NRS-2002 最终营养筛查

评分项目	0分	1分	2分	3分
1. 营养状态受损评分	正常营养状态；BMI≥18.5 kg/m², 近1~3个月体重无变化，近1周摄食量无变化	3个月内体重丢失>5%（或食物摄入比正常需要量低25%~50%）	一般情况差（或2个月内体重丢失>5%）或食物摄入比正常需要量低51%~75%	BMI<18.5 kg/m², 且一般情况差或1个月内体重丢失>5%（或3个月体重下降15%）或者前1周食物摄入比正常需要量低76%~100%
2. 疾病严重程度评分	正常营养需要量	需要量轻度增加：髋关节骨折、慢性疾病有急性并发症（肝硬化、COPD、血液透析、糖尿病、一般肿瘤）	需要量中度增加：腹部大手术、卒中、重度肺炎、血液恶性肿瘤	需要量明显增加：颅脑损伤、骨髓移植、急性生理与慢性健康评估系统评分（APACHE）>10分的ICU患者
3. 年龄评分	18~69岁	≥70岁		

注：1. 总评分计算方法为3项评分相加，即营养状态受损评分+疾病严重程度评分+年龄评分。2. 这三方面总分为0~7分。对于 NRS-2002 评分≥3分的患者，提示存在营养风险，需要进一步进行营养评估，并根据评估结果进行营养治疗。对于 NRS-2002 评分<3分的患者，每周复查营养风险筛查。

二、营养评估

营养评估（nutritional assessment）是通过人体组成测定、人体测量、生化检查、临床检查及多项综合营养评定手法等手段，判断人体营养状况，确定营养不良的类型及程度，为少数有代谢或营养问题，可能需要特殊喂养技术的患者，制订个体化营养治疗方案。

（一）主观指标

1. 营养评估的方法

营养评估方法及各类量表非常多，常用的有主观全面评定（subjective global assessment，SGA）、患者参与的主观全面评定（patient-generated subjective global assessment，PG-SGA）、微型营养评定 MNA 等。专家共识意见推荐使用 PG-SGA 来评估患者的营养状况。

2. PG-SGA

由患者自我评估部分和医护人员评估部分组成，包括体重、进食情况、症状、活动和身体功能、疾病与营养需求的关系、代谢方面的需求、体格检查7个方面，前4个方面由患者自己评估（A评分），后3个方面由医护人员评估（B评分、C评分、D评分）。最后将每一部分的评分累计相加，进行定量评价，根据分值制订相应的干预计划，同时建立定量评价与定性评价之间的关系。

（1）患者自评（A 评分）：患者自我评估内容包括体重、进食情况、症状、活动和身体功能四个方面，其结果相加即为 A 评分。见表 10-3、表 10-4。

表 10-3　患者自评表

1. 体重	2. 进食情况
（1）目前我的体重约为____kg	（1）在过去 1 个月里，我的进食情况与平时相比
（2）目前我的身高约为____cm	□没变化（0）□比以往多（0）□比以往少（1）
（3）1 个月前体重约为____kg	（2）我目前进食
（4）6 个月前体重约为____kg	□正常饮食（0）
（5）在过去的 2 周，我的体重	□正常饮食，但比正常情况少（1）
□减轻（1）	□少量固体食物（2）
□没变化（0）	□只能进食流食（3）
□增加（0）	□只能口服营养制剂（4）
	□几乎吃不下什么（5）
	□只能通过管饲进食或静脉营养（6）
本项计分：_____	本项计分：_____
3. 症状	**4. 活动和身体功能**
近 2 周来，我有以下问题，影响我的进食	在过去的 1 个月，我的活动
□吃饭没有问题（0）	□正常，无限制（0）
□没有食欲，不想吃（3）	□不像往常，但还能起床进行轻微的活动（1）
□恶心（1）	□多数时候不想起床活动，但卧床或坐椅时间不
□呕吐（3）	超过半天（2）
□口腔疼痛（2）	□几乎干不了什么，一天大多数时候都卧床或在
□便秘（1）	椅子上（3）
□腹泻（3）	□几乎完全卧床，无法起床（3）
□口干（1）	
□食品没味（1）	
□食品气味不好（1）	
□吞咽困难（2）	
□一会儿就饱了（1）	
□疼痛_____（部位）（3）	
□其他_____（如抑郁，经济，牙齿）（1）	
本项计分：_____	本项计分：_____

表 10-4 体重评分

1 个月内体重下降	评分	6 个月内体重下降
≥10.0%	4	≥20.0%
5.0%~9.9%	3	10.0%~19.9%
3.0%~4.9%	2	6.0%~9.9%
2.0%~2.9%	1	2.0%~5.9%
0~1.9%	0	0~1.9%
2 周内体重下降	1	
总分		

注：上表以 1 个月内的体重变化情况评分，没有 1 个月内体重变化资料时，则以 6 个月内体重变化情况来评分。2 周内体重下降需另计 1 分，无下降为 0 分。两者相加为体重总分。患者若记不清 1 个月前和 6 个月前的体重，可采取在目前体重的基础上逐渐加量或减量，根据患者本人选定的近似值填写体重。无法准确了解具体体重时，可根据患者体重下降程度：无\轻\中\重\极重，自我评分为 0\1\2\3\4 分。进食情况本项为多选，但计分不累计，以最高分选项为本项计分。症状本项为多选，累计计分，多项选择分数总和为本项计分。活动和身体功能本项为单选，取最符合的一项作为本项计分。患者自我评分（A 评分）= 体重评分 + 进食情况评分 + 症状评分 + 活动和身体功能评分。

（2）医护人员评估（B 评分、C 评分、D 评分）：医护人员评估内容（表 10-5）包括疾病与营养需求的关系（B 评分）、应激状态（C 评分）、体格检查 3 个方面（D 评分）。

表 10-5 医护人员评估内容

1. 疾病与营养需求的关系（表 10-6）

相关诊断（特定）_____

原发疾病的分期　Ⅰ　Ⅱ　Ⅲ　Ⅳ　其他

年龄_____岁

本项计分_____

2. 代谢方面的需要（表 10-7）

无应激；低度应激；中度应激；高度应激

本项计分_____

3. 体格检查（表 10-8）

本项计分：_____

1）疾病与营养需求的关系（B 评分）：见表 10-6。

表 10-6　疾病与营养需求的关系

疾病	评分
肿瘤	1
AIDS	1
呼吸或心脏病恶病质	1
存在开放性伤口、肠瘘或压疮	1
创伤	1
年龄 > 65 岁	1
总分	

注：上表为多项选择，累计计分。如果患者存在表中没有列举出来的疾病，不予计分。

2）应激状态评分（C 评分）：见附表 11-3。

3）体格检查（D 评分）：包括脂肪储备、肌肉状况、液体状况 3 个方面。在这 3 个方面里肌肉权重最大，因此以肌肉丢失得分为体格检查项目的最终得分，即为 D 评分。见表 10-7。

表 10-7　肌肉丢失情况评价

肌肉	检查要旨	0 分（正常）	1 分（轻度）	2 分	3 分
颞肌（颞部）	让患者头转向对侧，直接观察太阳穴处有无凹陷	看不到明显凹陷	轻度凹陷	凹陷	显著凹陷
胸部三角肌（锁骨部位）	看锁骨是否凸出	男性看不到锁骨；女性看到锁骨，但不凸出	部分凸出	凸出	明显凸出
三角肌（肩部）	双手自然下垂，看肩部是否凸出	圆形	肩峰轻度凸出	介于两者之间	肩锁关节方形，骨骼凸出
骨间肌	观察手背，拇指和示指对捏，观察虎口处是否凹陷	男性拇指和示指对捏时，虎口处肌肉凸出；女性可见平坦	虎口处平坦	平坦和凹陷	明显凹陷
背阔肌、斜方肌、三角肌（肩胛骨）	患者双手水平前伸，看肩胛骨是否凸出	肩胛骨不凸出，肩胛骨内侧无凹陷	肩胛骨轻度凸出，肋骨、肩胛、肩、脊柱间轻度凹陷	肩胛骨凸出，肋骨、肩胛、肩、脊柱间凹陷	肩胛骨明显凸出，肋骨、肩胛、肩、脊柱间显著凹陷
股四头肌（大腿）	不如上肢敏感	圆润，张力明显	轻度消瘦，肌力较弱	介于两者之间	明显消瘦，几乎无肌张力

续表

肌肉	检查要旨	0分（正常）	1分（轻度）	2分	3分
腓肠肌（小腿）	不如上肢敏感	肌肉发达	消瘦，有肌肉轮廓	消瘦，肌肉轮廓模糊	消瘦，无肌肉轮廓，肌肉松垮无力

肌肉消耗得分：＿＿＿＿

（3）综合评价

1）定量评价：患者 PG-SGA 最终得分 = A 评分 + B 评分 + C 评分 + D 评分。

最终得分分值说明：0~1 分，无营养不良；2~3 分，可疑或轻度营养不良；4~8 分，中度营养不良；≥9 分，重度营养不良。以≥4 分作为诊断营养不良的切点值。

2）定性评价：见附表 11-5。

定性评价与定量评价的关系，见附表 11-6。

定性评价与定量评价相比，定量评价判定更加容易，患者营养状况分类更加明晰，临床操作性更强，治疗指导意义也更大。

（二）客观指标

客观部分包括静态和动态两类测定指标。

1. 静态测定指标

静态测定指标指人体测量指标，包括体重、BMI、机体组成、三头肌皮褶厚度、上臂肌围及其他用于评估慢性营养不良的指标，它简便易行、安全有效，但对于发现短时间内营养状况的失调不够敏感，难以发现某些营养素的缺乏。

（1）体重：3 个月内体重减轻是评价营养状态的重要指标，体重减轻 < 5% 表明轻度体重减轻，体重减轻 > 10% 为重度体重减轻。

（2）体质指数：体质指数（BMI）= 体重（kg）/ 身高^2（m^2），是反映蛋白质热量营养不良及肥胖症的可靠指标。在中国，BMI < 18.5 为营养不足，18.5≤BMI < 24.0 为正常，24.0≤BMI < 28.0 为超重，BMI≥28.0 为肥胖。

（3）三头肌皮褶厚度：皮褶厚度（skinfold thickness）是皮下脂肪的厚度，是衡量个体营养状况和肥胖程度较好的指标。三头肌皮褶厚度（triceps skinfold thickness, TSF）为三头肌处皮褶厚度，指肩峰和尺骨鹰嘴连线的上臂中点上 1 cm 处的皮下脂肪厚度。正常参考值男性为 8.3 mm，女性为 15.3 mm，实测值相当于正常值的 90% 以上为正常，80%~90% 为轻度亏损，60%~80% 为中度亏损，< 60% 为重度亏损。

（4）上臂围与上臂肌围：上臂围（arm circumference, AC）与上臂肌围（arm muscle circumference, AMC）是评价蛋白质、热量、营养不良的常用指标之一。AC 指患者立位时肩峰与鹰嘴连线中点处围长（cm），AMC 计算公式为：AMC = AC（cm）－3.14×TSF（cm）。AMC 的正常参考值为成年男性 24.8 cm，成年女性 21.0 cm，实测值相当于正常值的 90% 以上为正常，80% ~ 90% 为轻度营养不良，60% ~ 80% 为中度营养不良，<60% 为重度营养不良。

2. 动态测定指标

动态测定指标包括氮平衡和半衰期较短的内脏蛋白（如前白蛋白）等生化指标。

（1）血浆总蛋白和白蛋白半衰期较长，结果受多种因素影响，作为疾病急性期机体营养状况的评价指标不够敏感。见表 10-8。

表 10-8　内脏蛋白评价

内脏蛋白质	正常范围	半衰期	基本功能	评价
白蛋白	3.5 ~ 5.0 mg/dL	17 ~ 20 d	血转运蛋白，维持血管液体及电解质平衡	急性反应时降低，在疾病、感染、创伤、应激等都会下降，受体内水平衡的影响较大
转铁蛋白	215 ~ 380 mg/dL	8 ~ 10 d	转载铁离子	急性反应时降低，受体内铁状态影响
前白蛋白	19 ~ 43 mg/dL	2 ~ 3 d	运载甲状腺素	急性反映降低，受急慢性病、吸收不良、甲状腺功能亢进的影响较大
视黄醇结合蛋白	2.1 ~ 6.4 mg/dL	10 ~ 12 h	运载维生素 A	快速反应蛋白，肾衰竭时升高，甲状腺功能亢进、肝衰竭、维生素 A、锌缺乏时降低
纤维黏蛋白	220 ~ 400 mg/dL	15 h	创伤愈合，促进细胞发育，调节细胞生长及分化	受抗凝治疗、炎症反应、创伤影响、但在急性反应阶段仍可评估蛋白质状态

（2）氮平衡：氮平衡是可靠且常用的动态评价指标。临床经氮平衡测定可间接了解在营养支持治疗中个体对外来含氮物质的吸收利用率，计算公式：

$$氮平衡 = \frac{24\,h\,蛋白质摄入量（g）}{6.25} - \left[24\,h\,尿素氮（g）+ 3\,g \right]$$

（范秀晶　张华娟）

第二节　营养治疗的路径及适用范围

IBD 患者的营养治疗包括肠内营养（EN）和肠外营养（PN）。EN 有良好的保护肠屏障的作用，可增加向肝血流、刺激肠激素分泌，从而使肝脏对营养物质的耐受性提高，所以只要有适应证和没有禁忌证，首先考虑并实施肠内营养治疗。

合理的营养支持途径选择原则为：凡具有肠道功能的患者，肠外营养与肠内营养两者之间先选肠内营养；经周围静脉营养（peripheral parenteral nutrition，PPN）与经中心静脉营养（total parenteral nutrition，TPN）之间先选 PPN；EN 不能满足患者营养需要可用 PN 补充；营养需要量较高或期望短期改善营养状况时可选 TPN；需较长时间营养支持者应设法应用 EN。

当 IBD 患者营养不良和营养风险严重，或者需要尽快改善营养不良和营养风险时，可酌情考虑同时实施肠内营养和肠外营养治疗。

一、肠内营养

肠内营养（enteral nutrition，EN）常见的途径有口服、管饲、造口置管。

（一）口服

口服是提供营养治疗的首选途径。口服为人摄取营养的正常生理行为，能帮助食物消化、促进并维持正常的消化道功能。为提高患者对口服肠内营养制剂的耐受性和依从性，可以考虑模拟管饲的方法口服肠内营养制剂进行肠内营养治疗：选择合适的肠内营养制剂，按照说明书每次兑好 300 mL，置于保温杯中，每 3~5 分钟口服 30~50 mL。这种改良的口服方法能够明显提高患者的耐受性和依从性，从而能够有效实施肠内营养治疗。IBD 患者根据病情和便利度建议优先采用模拟管饲方式，在保证营养的同时尽量保持人体正常消化生理功能，符合生理，有助于维持肠黏膜结构和屏障功能完整性。

适用范围：没有吞咽功能障碍，没有食管狭窄梗阻疾病的前提下可采用口服。

（二）管饲

管饲是将管道经鼻腔或口腔等插入胃或空肠将营养液输入肠内的一种营养支持方式。常见的管饲方式有鼻胃管、鼻空肠管。输注方式可以采用间歇重力滴注和连续泵入输注。管饲有明显的不良反应（包括咽喉炎、吸入性肺炎、诱发或者加重穿透性病变、诱发喉头水肿甚至窒息等），也不符合正常人的饮食生理和心理，而且管饲系统中的输注泵和饲管价格不菲，护理也有一定的工作强度和难度。

适用范围：一般为维持短期（<4 周）的肠内营养支持；因神经或精神障碍导致进食不足及口咽、食管疾病不能进食的患者；某些消化系统疾病（如胰腺炎等）无法进行经胃喂养或严重的胃排空障碍的患者。

（三）造口置管

造口置管是在胃镜或 X 线辅助下，经皮内镜下胃造口置管（PEG）、经空肠造口置管（PEJ）、经手术空肠造口等肠内营养支持方式。输注方式通常采用连续输注和间歇输注。管饲前后及管饲期间应定时冲洗造口管，防止堵塞。

适用范围：一般适用于肠内营养治疗时间 > 4 周的患者，例如上消化道肿瘤、神经性吞咽困难、创伤、长期机械通气、口咽部手术围手术期等患者，以及无严重凝血功能障碍的患者。

二、肠外营养

肠外营养（parenteral nutrition，PN）是指由胃肠外途径（通常是静脉）提供人体足够的营养物质（如蛋白质、脂肪、糖类、维生素、电解质等）。肠外营养治疗的主要作用是能够快速改善营养不良和降低营养风险。肠外营养治疗成本较高，不良反应较多，宜慎用。应该基于患者的具体病情预估肠外营养疗程，酌情考虑通过深静脉置管（如 PICC 或 CVC）进行肠外营养治疗。在实施肠外营养治疗期间，一旦出现了肠内营养治疗的时机，应该及时全部或者部分转换为肠内营养治疗，同时要高度关注并及时妥善处理再喂养综合征。

（一）适用范围

（1）胃肠道梗阻。

（2）胃肠道吸收功能障碍：短肠综合征、放射性肠炎、严重腹泻呕吐（> 7 d）。

（3）中度以上急性胰腺炎。

（4）严重营养不良伴胃肠功能障碍，无法耐受肠内营养。

（5）高分解代谢状态：大面积烧伤、严重复合伤、感染等。

（6）大手术创伤和复合性外伤：轻中度营养不良的 CD 患者在 EN 无法达到 60% 目标量大于 7 d 时开始；对于重度营养不良的 CD 患者，EN 供给不足 48 ~ 72 h 时开始；若无法建立喂养通道或存在其他肠内禁忌证，应在 24 ~ 48 h 直接开始。

（7）肠道炎性疾病：溃疡性结肠炎、克罗恩病、肠结核等。

（8）肠外瘘。

（9）妊娠剧吐或神经性拒食。

（10）肝、肾、心等重要脏器功能不全。

（二）肠外营养途径

1. 经外周静脉的肠外营养途径

适应证：①短期肠外营养（< 10 d）、营养液渗透浓度 < 900 mmol/L；②中心静脉置管禁忌或不可行者；③导管感染或有脓毒症者。

2. 经中心静脉的肠外营养途径

适应证：肠外营养超过 10 d、营养液渗透浓度 ≥ 900 mmol/L。常见的置管途径有锁骨下静脉、经颈内静脉、股静脉和经外周静脉穿刺中心静脉置管（PICC、中长导管）。

3. 输液港

适应证：长期肠外营养的患者。

（三）肠外营养制剂

肠外营养制剂临床采用全营养混合液（total nutrient admixture，TNA）由糖类制剂、脂肪乳剂、氨基酸制剂、维生素制剂、电解质制剂及微量元素等按比例配制进3 L 袋里，临床目前常采用自带比例的全营养混合液，方便减少配制的同时还能提供患者每日所需的能量及各种营养物质，维持机体代谢及器官功能。

（范秀晶　张华娟）

第三节　营养制剂的种类及特点

肠内营养制剂分为整蛋白型、短肽型和氨基酸型三大类，常见的肠内营养制剂蛋白质、糖类和脂肪提供能量的比例分别为 14% ~ 17%、54.5% ~ 75% 和 9% ~ 31.5%，不仅含有适当比例的蛋白质（短肽或氨基酸）、脂肪和糖三大宏量营养要素，还包含多种人体必需的微量营养要素。

一、营养制剂的种类

（一）整蛋白型肠内营养制剂

以全蛋白质、脂肪和糖等大分子聚合物为主要成分的营养制剂，所含的蛋白质从酪蛋白、乳清蛋白等水解分离而来；脂肪来源于植物油，如大豆油、葵花籽油等，糖来源于淀粉及其水解物形式的葡萄糖多聚体，临床常见的制剂有安素、能全素、瑞素、能全力。

（二）短肽型肠内营养制剂

蛋白质来源于水解蛋白双肽或三肽，脂肪常为植物来源的中链甘油三酯、长链甘油三酯、短链脂肪酸等，糖类为麦芽糖糊精、葡萄糖寡糖等部分水解的淀粉，不含乳糖和膳食纤维。临床常见的制剂有百普素、百普力。

（三）氨基酸型肠内营养制剂

蛋白质来源于游离氨基酸，脂肪来源于植物油，糖来源于多聚糖或双糖。临床常见的制剂有爱伦多、维沃。

二、各类营养制剂的特点

（一）整蛋白型肠内营养制剂

适用于有完整胃或胃肠功能基本正常者，相对短肽型及氨基酸型肠内营养制剂来说口感好，含膳食纤维，多渣，适合 IBD 患者缓解期供给相应的营养。

（二）短肽型肠内营养制剂

短肽吸收速度快、利用率高，肠道负担小，刺激肠黏膜细胞再生，低脂提高诱导 CD 缓解效果，膳食纤维少，低渣，适合 IBD 活动期患者。

（三）氨基酸型肠内营养制剂

快速吸收，没有抗原性；氨基酸具有抗炎性；氨基酸具有维护肠黏膜屏障的作用，低脂对改善肠道具有重要作用；IBD 患者需低脂饮食，不含膳食纤维，几乎完全吸收，适合 IBD 活动期患者。

虽然现有资料未发现这三类肠内营养制剂对 IBD 的临床疗效有明显的差异，但是，鉴于 IBD 患者肠道微生态失衡、肠道黏膜屏障结构和功能异常以及免疫功能紊乱，而整蛋白型肠内营养制剂又具有一定的免疫原性以及需要进一步消化后才能被吸收，因此，氨基酸型肠内营养制剂在理论上和临床实践中都更适合于肠道病变严重或者有严重消化吸收不良的 IBD 患者。对于肠道病变并不严重的 IBD 患者，基于卫生经济学，可以选择性价比更高的整蛋白型或者短肽型肠内营养制剂进行肠内营养治疗。

（范秀晶　张华娟）

第四节　营养治疗管道的选择及护理

一、肠内营养

（一）肠内营养管道选择

当肠内营养超过 900 mL/d 或需要全肠内营养时，需要管饲肠内营养。管饲肠内营养耐受性好，可以在输注速度均衡和营养液恒温的基础上，保证输注量，尤其适用于全肠内营养（营养液输注量大）、肠腔狭窄或吸收面积不足的患者，如不完全性肠梗阻、肠外瘘或短肠综合征患者。

管饲途径包括鼻胃管、鼻空肠管、胃造瘘管 / 空肠造瘘管，临床以鼻胃管最为常用。管饲途径的选择取决于患者营养治疗时间长短、疾病情况、每天摄入量等，有研究表明鼻胃管进行肠内营养是诱导活动性 CD 缓解最有效的途径，若存在误吸或胃残余量过大（> 200 mL）时，应选择鼻肠管进行肠内营养。因为 CD 主要累及小肠，所以不推荐 CD 患者选择空肠造瘘管。护士应对每一种管饲途径的优缺点（表 10-9）非常清楚，做好解释工作，才能让患者做出正确的选择。

临床可供护士选择的管饲导管产品非常多，如何选择？首先，要清楚不同材质导管的优缺点（表 10-10），理想的管饲导管应具备以下特点：导管细，管腔大，内壁光滑，不易堵管，组织相容性好，不刺激鼻黏膜，导管弹性好，不容易折曲，并有许多专门的设计，如有刻度、专用的接口等。然后，根据患者预计管道留置时间长短和经济承受能力选择合适的导管。

表 10-9　三种管饲途径的特点

方式	优点	缺点	临床应用
鼻胃管	置管操作简单，更接近人体正常消化吸收	刺激鼻咽部，形成溃疡、出血 容易脱出 容易反流	适用大多数患者
鼻空肠管	减少呕吐、误吸的发生	置管技术相对较高 成本较高 管径细，堵管概率较大	胃排空障碍患者 高位 CD 患者 胃或十二指肠瘘患者
胃造瘘管 / 空肠造瘘管	减少对鼻、咽、喉的刺激 减少误吸 留置时间长	有创置管技术 价格昂贵 患者不容易接受 管道维护相对复杂	适用管饲时间 >4 周患者 不推荐 CD 患者做空肠造口

表 10-10　三种导管材质的优缺点比较

材质	抗胃酸能力	毒性	耐高温	强度（Pa = Pascal）	内径	使用寿命
橡胶	差	小	差	41 mil.Pa	小	短（1 周）
聚氯乙烯（PVC）	极差	有	尚可	17 mil.Pa	大	短（1 周）
聚氨酯（PUR）	好	无	好	48 mil.Pa	很大	长（42 日）

（二）肠内营养管道护理

科学、规范的管饲护理是保证肠内营养安全有效的基本条件，应采纳最佳证据的循证护理实践，为 IBD 管饲肠内营养护理提供科学指导。

肠内营养管饲的日常护理包括妥善固定、保持清洁、每日更换鼻贴，鼻尖部与鼻翼交换位置，避免压疮；注意观察口腔黏膜，至少保证每天 2 次的口腔卫生清洁。

1. 不同管饲途径的置入方法

胃内置管常用鼻胃管和胃造瘘管。鼻胃管常规采用从鼻尖到耳垂再到剑突的距离徒手置管，对于一些特殊患者利用 X 线、胃镜、视频喉镜和纤维支气管镜辅助放置胃管。胃造瘘首选经皮内镜下胃造瘘，其次选择手术胃造瘘。

幽门后置管主要指鼻空肠管置管和空肠造瘘管。鼻肠管置管方法繁多，有盲插鼻肠管法、X 线引导下置管法、B 超引导下置管法、胃镜引导下置管法、胃肠手术后植入法等。由于盲插鼻肠管法无创、花费少、患者痛苦轻等优点，而且置管技术被很多护士所掌握，是现在临床大力推广的鼻肠管置管方法。空肠造瘘管需经手术放置，由于不适宜 CD 患者肠内营养，在 IBD 患者人群中不多见。

2. 喂养前确定管道位置

每次喂养前必须确定鼻饲管位置，持续管饲患者，每 4 小时评估 1 次鼻饲管位置。

鼻胃管采用传统的 3 种方法检测：①注射器抽吸能抽出胃液；②快速经胃管向胃内注入 10～20 mL 空气，听诊器放置在患者胃区，能听到气过水声；③将胃管末端置于盛水的治疗碗内，无气泡逸出。当 3 种方法不能确定时，使用 pH 检测法、二氧化碳浓度测定法。仍然不能确定时，则需行 X 线透视检测确定。X 线确认导管头端定位是金标准。

鼻空肠管置入时需通过 X 线透视确定，每次管饲时查看体外标记长度有无变化，如管道脱出明显，需要重新检测管端位置。

胃造瘘管通过吸出胃内容物来确认导管在胃内的位置，能够吸出胃内容物则说明导管可有效使用。

3. 管饲给药

药物不能直接混入营养液中，注意配伍禁忌，药物分开研磨。管饲给药前，暂停喂养，给药后用 15 mL 温水冲管再给另一种药物。不能将舌下含服药或口腔用药通过管饲给药。

4. 患者体位

管饲时，保持床头抬高角度 30°～45°（禁忌证除外），鼻饲结束后保持半卧位 30～60 min，如果患者必须降低床头进行其他操作，操作结束后尽快恢复床头高度。

5. 保持管饲通道通畅

每 4 小时用 20～30 mL 温水冲洗管道 1 次，每次中断输注或管饲给药前后用 20～30 mL 温水冲管道，采用脉冲式冲管手法保证有效冲管。

6. 妥善固定

鼻胃（肠）管每日更换鼻贴，鼻尖部与鼻翼交换位置，避免压疮。胃造瘘管要注意固定的松紧度合适，以固定片距离腹壁 5 mm 长度为宜，过松会导致胃内容物沿着管壁外渗，增加腹膜炎和脱管风险，过紧则容易导致造口周围皮肤组织缺血甚至坏死。为了预防包埋综合征，每天将固定片松开，转动导管 1 周。

7. 健康教育

告知患者及其家属肠内营养管留置的重要性与必要性，取得患者及其家属的配合。告知患者及其家属肠内营养期间可能出现的并发症及对并发症的预防措施。

通过口头讲解和书面材料交代留置肠内营养管道的注意事项：注意肠内营养的温度、浓度、速度。营养液进入人体的温度以 37～40℃ 为适宜，温度过高容易引起营养液变质，温度过低患者容易发生腹泻。浓度遵循从低到高的原则，渗透压 < 300 mmol/L 的营养液，有利于肠道耐受。速度遵循由慢到快的原则，匀速输注，切忌忽快忽慢。

IBD 患者由于营养治疗的长期性，部分患者需要带管出院进行肠内营养，要教会患者及家属肠内营养自我管理。

（三）肠内营养制剂储存

营养制剂的储存温度要合适，避免阳光照射。记录肠内营养制剂开启的日期与时间，已打开但未使用的营养制剂，放入 2 ~ 8℃ 冰箱储存，有效期为 24 h；正在使用的营养液，有效期不超过 24 h；勿使用过期的营养制剂。

（四）肠内营养输注方式的选择

肠内营养输注方式可分为 3 种，即分次推注、间歇输注和持续输注。3 种输注方式的特点见表 10-11。有研究提示恒速持续输注患者胃肠道并发症少，效果更好。IBD 患者由于合并肠狭窄等原因，通常采取持续输注的方式，即在 12 ~ 24 h 将每日所需的全量营养液持续输入胃肠道。

表 10-11　3 种肠内营养输注方式比较

方式	方法	优点	缺点
分次推注	每日 4 ~ 6 次 每次 200 ~ 400 mL	操作简单，患者有较多活动时间	胃肠道并发症多
间歇输注	每日 4 ~ 6 次 每次 250 ~ 500 mL 速度 200 ~ 400 mL/h	操作简单，患者有较多活动时间	胃肠道并发症仍较多 增加护理工作量
持续输注	通过重力或营养输注泵连续 12 ~ 24 h 输注	胃肠道并发症最少 营养吸收最好	患者活动时间少

二、肠外营养

（一）肠外营养管道选择

补充性肠外营养（SPN）总液体量较少，浓度低，使用时间较短（ < 14 d），可考虑外周静脉输液。使用外周静脉输肠外营养，需做好防外渗护理，当穿刺部位发生红肿、发热等需警惕静脉炎的发生，应立即更换输液肢体。

当预计肠外营养治疗需 2 周以上的患者应采用中心静脉导管，相比外周静脉，中心静脉管径粗，可以减少高浓度药物对外周血管的损伤。患者进行肠外营养时，尽量选择经外周静脉穿刺的中心静脉导管（peripherally inserted central venous catheter，PICC）和中心静脉置管（经颈内静脉、锁骨下静脉、股静脉），PICC 相比中心静脉置管并发症少、置管预期目的达标率和舒适性更高，为输注全胃肠外营养（total parenteral nutrition，TPN）首选。股静脉管和颈内静脉管容易污染，敷贴固定不稳，并给患者活动不便，不建议用于输注 TPN。不同肠外营养途径优缺点见表10–12。

表 10–12　不同肠外营养途径优缺点

置管途径	管路种类	适应证	优点	缺点
外周静脉置管（PVC）	短外周导管（长度≤7.5 cm）中等长度外周导管（长度7.5~20 cm）	1. 短期使用（<10~14 d）2. 渗透浓度≤900 mosm/L	1. 置管容易2. 护理方便3. 感染风险相对较低4. 价格经济	1. PVC 建议在 48~72 h 后重新置管2. PVC 仅为单管腔；更容易受外力损坏，可能有更多的输注问题3. 血管条件不佳的患者不能使用4. 输液渗透压限制在<900 mosm/L，这可能意味着输液量更大，脂肪含量更高（葡萄糖和蛋白质更低）5. 可能的并发症：静脉炎（血管炎症）、局部感染、输液外渗等
中心静脉置管（CVC）	1. 直接穿刺中心静脉置管2. 经外周静脉置入中心静脉导管（PICC）3. 隧道 CVC4. 输液港 PORT	1. 长期使用2. 短期使用—当PVC 方案不能满足全部营养需求或 PVC 不可用时3. 营养液渗透浓度>900 mosm/L	1. 不受渗透压、pH 或输液量的限制2. 管路可以有多个管腔，可同时输送不同不相容的输液（药物、营养等）	1. 置管复杂2. 管路成本更高3. 护理程序繁杂4. 更大的感染风险5. 可能的并发症：血流感染、血栓形成、血管穿孔、深部组织外渗等

（二）肠外营养管道护理

1. 保持静脉导管通畅

合理安排输液顺序，注意先输乳剂，后输非乳剂，先输黏稠液体，后输等渗液体。配制药物时要做到充分溶解。

评估导管类型和患者凝血功能，合理选择生理盐水或肝素钠溶液封管。

一般选择 10 mL 注射器或 10 mL 管径的预充式导管冲洗器，采用脉冲式冲管，即"推 – 停 – 推"方法冲洗导管。

2. 敷料更换与导管固定

（1）中心静脉导管插入前以及更换敷料期间，首选含量大于 0.5% 氯己定乙醇溶液作为皮肤消毒剂，其次可选碘酊、碘伏或 70% 乙醇，氯己定乙醇溶液应至少干燥30s，碘伏至少干燥 1.5~2 min。

（2）每隔5～7 d更换透明敷料并使用氯己定消毒剂进行护理。应每天检查中心静脉导管穿刺部位，如果透明敷料弄脏、松散或潮湿，则立即进行更换；如果没有异常，纱布敷料要求不超过48 h更换。

（3）每天观察穿刺部位有无红、肿、热、痛等感染征象，若患者出现不明原因发热、寒战、反应淡漠或烦躁不安，应警惕发生导管性感染。

（三）营养液的配制和储存

（1）营养液应在层流环境、按无菌操作技术配制。

（2）保证营养液输注系统密闭性和保持输注过程持续性，避免感染。

（3）避免因营养液长时间暴露于阳光和高温下而导致变质。

（4）营养液配制后如暂时不输注，保存在4℃冰箱内，再次输注时放在室温下0.5～1 h，复温后再输。

（四）营养液输液管理

（1）合理安排输液种类和顺序，对于存在容量不足和电解质紊乱患者，应优先补液和输入电解质，再慢速输注肠外营养液以利于营养物质被人体吸收利用。

（2）加强输液过程观察，观察患者输液过程中有无不适症状、皮肤弹性情况，有无水肿等，记录出入液量。

（五）健康教育

健康教育的对象包括患者及其家属（或照护者），应根据患者年龄、病情、营养治疗方案、导管类型、文化水平、经济水平等情况给予个性化指导。IBD患者大多数为年轻患者，对其教育的重点是提高患者依从性，让患者学会导管维护的相关知识，包括导管维护频率、穿刺点局部观察内容、敷料固定情况、禁止做的事情等。

（张华娟　范秀晶）

第五节　肠内、肠外营养并发症的监测与预防

一、肠内营养并发症的监测与预防

IBD患者由于疾病原因，肠道吸收功能障碍，并发肠道狭窄或穿透性病变，在接受肠内营养治疗过程中出现并发症的风险远高于普通人群，因此，肠内营养并发症的监测与预防是营养护理的重点。

（一）胃肠道并发症

1. 常见原因

对营养液成分不耐受而出现恶心、呕吐、腹泻、腹痛、腹胀和便秘等症状。

2. 预防与处理

（1）胃肠道症状是肠内营养常见并发症，在实施营养支持过程中，需要进行肠内营养耐受性评估，根据评估的结果适当调整输注计划（表10-13），评分0~1分：按原始速度加倍；评分1~2分：维持原速度；评分3~4分：按10 mL/h速度减量；评分≥5分：暂停肠内营养或更换营养途径。

表10-13 肠内营养耐受性评估

评价内容	评估分值			
	0分	1分	2分	5分
腹胀/腹痛	无	轻度腹胀	明显腹胀或腹痛自行缓解或腹内压15~20 mmHg	严重腹泻或腹痛不能自行缓解或腹压>20 mmHg
恶心/呕吐	无或持续胃肠减压无症状	恶心但无呕吐	恶心呕吐（不需要胃肠减压）或GRV>250 mL	呕吐，且需要胃肠减压或GRV>500 mL
腹泻	无	稀便3~5次/d	稀便≥5次/d	稀便≥5次/d

（2）肠内营养过程中，当患者出现不耐受情况时，不应马上停止使用，应观察患者腹泻频次、大便颜色、性质和量的情况，及时与医师沟通，可以通过调整肠内营养的途径、剂型、输注速度、温度或调整胃肠道药物以提高胃肠道耐受性。初次应从低浓度开始，逐渐增加浓度，降低输注速度。对于乳糖不耐受的患者，应予无乳糖配方。避免在营养液中添加水或有色物质，尽量避免使用钾剂加入肠内营养液中。

（3）使用输注泵进行管饲能够提高患者的耐受性。与分次推注和间歇输注相比，使用输注泵持续输注肠内营养，不但能减少管饲护理工作量，而且能够准确控制输注速度，按时完成输注量，改善肠道吸收情况，减少肠内营养并发症，提高胃肠道耐受性。

（4）使用加温器能提高患者耐受性，使用时注意加温器禁止夹在胃管的任何地方，必须夹在输注管道上，离接口15 cm处，使营养液温度达到38~40℃。

（5）在合适时机给予酵母菌和益生菌补充外源性益生菌，改善肠道功能。注意如患者正在使用抗生素，益生菌应在抗生素使用2 h后服用。

（6）对于出现便秘患者，应适当补充水分，添加膳食纤维，增加活动量，必要时使用通便药物。

（7）严格要求医务人员手卫生，注意无菌操作。

（二）误吸

1. 常见原因

（1）管饲导管头端位于食管。

（2）胃排空障碍。

（3）管饲体位管理不当。

（4）口腔分泌物未及时清除。

2. 预防与处理

（1）每次管饲前观察患者口咽部情况，如发现管道盘曲在口腔，应立即拔管重新置管处理。

（2）每次喂养前确认管饲导管端位置。

（3）管饲过程中，保持床头抬高角度 30°~45°（禁忌证除外），鼻饲结束后保持半卧位 30~60 min，为实施肠内营养患者翻身时摇高床头不低于 10°，如果患者必须降低床头进行其他操作，操作结束后尽快恢复床头高度。

（4）管饲期间每 4~6 小时监测胃残量，残余量≥200 mL 时，停止营养液的摄入；当 100 mL <残余量< 200 mL 时，继续以原速度维持；残余量≤100 mL 时，以 20 mL/h 的速度增加。

（5）做好口腔护理，至少每天清洁口腔 2 次，保持口腔清洁。

（6）胃排空障碍、误吸高风险患者，应选择鼻肠管或胃/空肠造瘘管喂养。

（三）导管堵塞

1. 常见原因

（1）营养液比较黏稠。

（2）注入颗粒状物质。

（3）选择管道管径过小。

（4）冲管方法欠规范，冲管不充分。

2. 预防与处理

（1）营养液输注前后用 40~42℃温开水 20~30 mL 脉冲式冲洗营养管，管饲期间每隔 4 小时冲管 1 次。

（2）定期更换肠内营养管。硅胶管道留置时间< 6 周，聚氨酯类导管留置时间< 4 周。

（3）鼻空肠管相对胃管管径细，发生堵管概率比较大，输注营养液，尽可能选择成品制剂，减少残渣堵管。

（4）禁止将药液加入营养液中或多种药物混合一起给药，尽量选择液态制剂，并注意配伍禁忌，如必须加入固态制剂，应充分研磨，给药前后用 20 mL 温开水冲管。

（5）避免经管饲导管注入硫糖铝等黏稠药液。

（6）如发生堵管，先用小容量的注射器（2 mL 或 5 mL），用温水冲洗与负压抽吸交错进行。当注水无效，可尝试把胰酶溶在碳酸氢钠溶液中冲洗通管。

（7）严禁用导丝在患者体内通管，插入导丝疏通管腔容易引起管道破裂。

（四）营养管错位

1. 常见原因

（1）风险意识不足。

（2）评估不足，喂养前未确认导管位置。

（3）操作未仔细核对。

（4）不同输注管道颜色或外观相似。

2. 预防与处理

（1）加强警示教育，强调营养管错位的风险。

（2）加强营养液输注管理，规范喂养前确认管道位置的行为。

（3）肠内营养与肠外营养的输液泵不能混用，建议采取专用肠内营养输注泵、专用输注泵管，管道标识用不同颜色区分。

（4）冲洗肠内营养导管的注射器也必须专用，肠内营养不能用注射器，应该用注食器。

（5）建议将不同液体分类悬挂，静脉输液挂于床头，肠内营养和冲洗液挂于床尾。

（6）搬动患者后，必须重新检查各导管的连接，避免发生连接松动、扭曲打折和错误连接。

（7）在喂养管道的连接头处做好管道标识。

二、肠外营养并发症的监测与预防

相比经口喂养或管饲肠内营养，肠外营养的并发症更为严重，因此，需要严密监测，及时发现及时处理。

（一）导管相关性并发症

导管相关性并发症包括穿刺相关的空气栓塞、血胸、大血管损伤等。

1. 常见原因

（1）穿刺方向或患者体位不正确。

（2）营养不良患者皮下脂肪组织少。

（3）穿刺置管时、更换输液系统、输液接头松脱、拔管后等操作不当导致空气进入血管。

（4）穿刺时穿破静脉或动脉引起血胸，或因穿刺导管误入胸腔又未经发现而输入液体导致液胸。

2. 预防与处理

（1）加强技能培训，提高穿刺置管成功率，避免反复穿刺。

（2）穿刺过程中应动作轻柔。

（3）穿刺后严密观察患者面色、呼吸情况，发现异常及时报告医师对症处理。

（二）感染并发症

感染并发症包括导管相关感染、营养液污染等。

1. 原因分析

（1）穿刺置管时没有严格遵循无菌技术。

（2）导管护理不当，违反无菌原则。

（3）营养液配制过程中或输注过程受污染致细菌快速繁殖。

（4）导管放置时间过长、患者存在感染病灶。

2. 预防与处理

（1）操作前做好手卫生，严格执行无菌操作，穿刺时保证"最大无菌屏障"。

（2）严格无菌配制营养液，正确保存，避免超 24 h 输注。

（3）规范更换输液管或输液接头，避免污染。

（4）正确封管，避免营养液残留在导管端。

（5）定期消毒和更换穿刺口敷料，避免穿刺口感染。

（6）必要时拔除导管做细菌培养。

（三）代谢性并发症

代谢性并发症包括高血糖、低血糖、电解质紊乱、肝损害、肠功能障碍等。

1. 常见原因

（1）营养液配制不合理，营养成分超量或不足。

（2）缺乏动态监测，未及时纠正异常代谢。

（3）长期肠外营养使消化道代谢停滞，导致相关器官功能减退。

2. 预防与处理

（1）以均匀的速度输注营养液，有条件者使用恒速泵输注。

（2）定时监测患者血糖变化，出现异常及时对症处理。

（3）密切观察患者有无心悸、脉速、多汗及饥饿感等低血糖反应。

（4）定时监测水电解质和肝功能指标变化，及时纠正处理。

（张华娟　范秀晶）

第六节　家庭营养管理

IBD 由于肠道器质性病变，营养物质吸收障碍，营养不良发生率高，需要长期营养治疗，病情相对稳定且需要长期营养支持治疗的患者可以实施家庭营养支持治疗。家庭营养支持治疗可以让患者回归家庭，提高生活质量，减少医源性感染和医疗费用，提高医疗资源的使用效率。家庭营养支持治疗分为家庭肠内营养（home enteral nutrition，HEN）和家庭肠外营养（home parenteral nutrition，HPN）。由于肠外营养的技术要求较高，且有可能发生较严重的并发症，所以目前家庭营养支持治疗以家庭肠内营养为主。家庭营养治疗需要在专业营养支持小组监督指导下进行。

一、家庭营养治疗流程

（一）成立营养支持小组

1. 家庭营养支持团队

家庭营养支持团队需要多学科专业人员组成，小组成员包括消化内科医师、营养专科护士、营养师、药剂师。

2. 营养支持小组职责

（1）医师：选择合适病例，评估患者疾病、胃肠功能、营养状况等，收集小组成员提供的信息与建议，承担营养方案的制订、调整及实施的主要责任。

（2）护士：负责家庭营养的管理和协调工作，鼻胃/肠管放置，提供患者出院前营养治疗技术操作培训和考核，为患者家庭营养治疗过程提供技术指导和家庭营养监测。

（3）营养师：评估患者营养需求，计算热量和营养物质需要量，制订营养支持方案，开设营养门诊，提供门诊随访。

（4）药剂师：提供药物与营养素使用方法、配伍禁忌等相关知识咨询，参与发展和保持具有高效益–低成本的营养支持配方。

（二）制定和实施出院计划

1. 出院评估

（1）评估患者营养支持治疗的预计时间。

（2）评估患者及其家属对家庭营养的意愿，是否理解并接受家庭营养，改变相关生活方式。

（3）评估患者家庭环境和条件是否具备开展家庭营养，要对患者居住环境及设备进行评估，包括家庭成员人数、房间数量、卫生间数量和位置、患者卧室空间、储物空间等等，这些条件都要满足家庭营养支持治疗实施。

（4）评估患者经过住院期间营养支持治疗，是否已耐受营养治疗。

（5）评估患者家庭居住位置周围医疗条件是否有利于家庭营养的开展。

2. 拟定出院计划

（1）拟定营养方案，由营养支持小组根据患者营养需求和家庭营养可行性等方面共同制定患者个性化营养方案。

（2）拟定营养治疗途径，选择合适的营养管道。

1）家庭肠内营养患者：首选口服营养，为提高患者对口服肠内营养制剂的耐受性和依从性，可以考虑模拟管饲的方法口服肠内营养制剂进行肠内营养治疗。当口服营养不能达到营养需求目标量时，需要管饲营养，因管饲营养能保证营养液足量，而且管饲营养易于控制、输注均衡及疗效可靠，在临床中应用更为普遍。其中鼻胃管营养患者可在家中自行插管，根据情况安排鼻饲时间，鼻饲法已成为 CD 患者家庭肠内营养治疗较好的选择，解决了很多年轻患者上学或上班问题。

2）家庭肠外营养患者：由于营养治疗持续时间长，适宜选择中心静脉导管。PICC 由于具有较低的置管并发症和留置时间长、感染发生率较低等优点是国内外应用最为广泛的肠外营养途径。如果需要长期家庭肠外营养或终身依赖肠外营养患者，推荐采用隧道式锁骨下静脉穿刺置管的中心静脉导管。

（3）拟定家庭营养宣教计划单：详见表 10-14。

表 10-14 家庭营养患者出院前宣教清单

住院号：　　　姓名：　　　年龄：　　　诊断：　　　出院时间：

序号	内容
1	家庭营养联系方式
2	介绍营养方案
3	营养液总量控制
4	如何获得营养液，购买预包装一次性产品或自制营养液
5	口服营养方法指导
6	营养液输注方式
7	营养输液泵使用和故障排除
8	营养管道固定维护（PICC/ 鼻胃管 / 鼻肠管 / 胃造瘘管 /）
9	营养管道冲管方法（PICC/ 鼻胃管 / 鼻肠管 / 胃造瘘管 /）
10	营养管常见异常情况（堵管 / 松脱 / 管道体表位置局部皮肤异常）处理方法
11	常见营养不良反应预防及处理，在什么情况下联系医护人员
12	自行插胃管方法
13	实施家庭营养物资配备
14	营养输注废物处理
15	随访相关内容

3. 实施家庭营养技术培训

（1）评估患者及其家属的教育水平及学习能力，选择最合适的负责家庭营养技术操作的人选。

（2）由高年资、沟通能力强的护士负责集中理论授课，用通俗易懂的语言详细介绍家庭营养的相关知识和注意事项。

（3）技术培训的时机是在患者住院期间，而不是出院的时候，一般在出院前一周进行，预留时间给护士进行培训活动和观察患者营养治疗的耐受情况。

（4）采取一对一的手把手培训方式，教会患者或家属相关操作技术，包括肠内/外营养输注技术、导管维护技术、自行插胃管技术、营养输注泵使用技术、营养管道固定技术、营养管道冲管技术、营养管道堵管再通技术、营养液配制技术等。让患者或家属在医护人员监督下反复实践全部操作过程。

（5）为患者或家属提供参考的资料，如发放家庭营养管理手册、扫码观看网络视频等。

4. 评价出院计划落实效果

（1）检查物资准备情况，包括营养输注系统的设备仪器（输注泵）、营养液、营养管道、固定管道的敷料、冲管注食器（注射器）、消毒液。

（2）考核培训过的操作技术，做到准确、熟练掌握，最终经过医护人员考核合格才能批准出院。对于肠外营养患者，考核更加严格，考核内容还包括无菌概念、无菌操作基本规程。

（3）在出院前将患者的营养方案调整到最佳，出院时患者营养治疗耐受良好而且达到目标能量。

（三）家庭营养随访监测

随访的目的是保证患者在家里有效、安全、连续地进行营养支持，根据随访结果及时调整营养支持治疗方案，及时处理并发症以及决定营养支持治疗的继续、变更和中止。

在开展家庭营养随访前，首先为患者建立营养档案，档案内容包括姓名、住院号、性别、年龄、出院诊断、主要病情、家庭地址、联系电话、营养治疗方式和出院前营养监测指标等。

1. 制订家庭营养随访计划

分别在患者出院1周内、1个月、3个月各随访1次，以后至少每3个月随访1次，直至家庭营养治疗结束。

2. 家庭营养随访方式

随访方式包括电话随访、网络随访（QQ群、微信群）、家庭访视、IBD专科门诊和营养专科门诊。电话或网络随访适宜了解患者营养治疗实施情况并提供技术指导，需要更换导管或监测营养指标时，建议患者门诊随诊，为不方便出行患者提供家庭访视服务。

3. 家庭营养随访内容

（1）监测患者的基本营养指标，测量体重质量、上臂围、肱三头肌皮褶厚度，并抽血检测肝肾功能、电解质等情况。

（2）了解患者治疗的依从性、营养目标达成情况。

（3）了解患者有无出现并发症，适当提供技术指导。

（4）了解患者有无营养支持过度的情况。

（5）针对性加强健康教育。

二、开展家庭营养的条件

开展家庭营养必须要有专业营养治疗小组，需要多学科合作完成。医护人员注意选择合适的患者：病情稳定，经过营养治疗呈耐受状态，允许出院，但还需营养治疗，理解并接受改变相关生活方式。评估患者居住的环境有利于营养治疗安全实施；营养设备及营养配方需满足患者的院外需求；患者或家属能够自觉学习营养支持相关技术，并能获得营养支持小组出院后的技术支持；有医疗报销或可承担相关费用支出。

家庭营养在欧美国家的应用较为普遍，在国内发展比较慢，由于我国 IBD 患者数量逐年上升，其中大部分患者需要长期营养治疗，基于家庭营养的优势及其在IBD 营养治疗中发挥的肯定作用，已作为一种新兴的医疗手段，在改善患者的生活质量、节省医疗开支等方面展现出诸多优势，发展前景广阔。

由于各地区营养支持发展不平衡，营养支持小组发展尚不成熟，职责分工模糊，随访和监测体制不健全。另外，由于医疗保险制度不深入、教育培训等方面的不足可能限制家庭营养的应用。因此，需要建立一整套家庭营养支持体系和保障系统，完善操作流程和相应的运作方法，强调多学科营养支持小组在延续性家庭营养管理的重要性。

（张华娟　范秀晶）

第七节　饮食指导

一、饮食中的危险因素

饮食习惯差异是 IBD 患病的原因之一，食物中的各种成分可作为肠道免疫系统的常见抗原，对 IBD 的疾病诱发和加重有一定的作用。

（一）糖类

大量研究显示，高糖摄入与 IBD 发病呈正相关，目前存在的假设是高糖摄入可能导致肠道细菌过度增殖，从而增加肠黏膜通透性而增加 IBD 发病风险。

（二）脂肪

研究表明，脂肪中 ω-6 多不饱和脂肪酸摄入增多是 IBD 发病的危险因素之一，它主要来自人造黄油及红肉，摄入增多可代谢生成促炎症因子，使得结肠炎性改变，从而影响肠道黏膜血液的供应和胆固醇的吸收，造成结肠黏膜损伤。

（三）蛋白质

多项研究认为过多摄入红肉、牛奶及奶制品是 IBD 患病及复发的危险因素。随着我国饮食中奶类、肉类比例增加，肠道菌群对含硫氨基酸的分解代谢物对结肠细胞产生毒性作用，从而结肠黏膜可能失去屏障功能而致免疫失调。

（四）IgG 介导的不耐受食物

不耐受食物多集中在虾蟹蛋奶中。目前研究表明，UC 患者存在不同程度的由免疫球蛋白 G 介导的食物不耐受现象，这些食物可能是引起 UC 发病的原因之一。不耐受食物的判别通常采用酶联免疫吸附试验（ELISA）检测患者血清中食物过敏原特异性 IgG 抗体。

（五）其他

部分研究表明，香烟里的尼古丁确实能够减少部分引起炎症细胞因子的表达，增加部分抗炎因子的表达，能减少 UC 的复发，但对于 CD 则更容易复发；另有研究显示，冰箱食品、辛辣食物、油炸食物、难消化的粗纤维食物、食品添加剂等可能是 IBD 的潜在危险因素。

二、饮食中的保护因素

（一）多不饱和脂肪酸

多不饱和脂肪酸（ω-3PUFA）属于人体必需氨基酸，主要来自深海鱼油、坚果等食物。其分解代谢后的产物能减少炎症介质白三烯含量，进而抑制 IBD 免疫反应和炎症过程。

（二）膳食纤维

近期的系统回顾结果显示，富含膳食纤维的蔬菜、水果及谷类等食物的摄入可降低患 IBD 的风险。

（三）微量元素

由于 IBD 患者常常限制饮食，会导致一些微量元素的缺乏。微量元素中的维生素 C 及维生素 E，可清除氧自由基，抑制脂质过氧化，调节细胞的代谢活性，减轻结肠炎症。患者饮食管理中应注重指导对微量元素的补充。

（四）益生菌

益生菌是一类对宿主有益的活性微生物，如乳酸杆菌、双歧杆菌等，大量研究结果表明，对于活动期 IBD 患者，联合使用益生菌，能明显提高临床缓解率，且具有安全、不良反应少的优点。

三、患者饮食管理

（一）基本原则

高热量，充足蛋白质和维生素，低脂、少渣、少刺激，清淡易消化；个体化、循序渐进，根据食物对患者健康的影响来增减食物种类和数量。

（二）饮食管理方法

1. 排除饮食法

去除 IBD 患者日常饮食中某些可诱发或加重消化道症状的食物或采用治疗饮食，是目前临床普遍应用的 IBD 饮食管理办法。

2. 轮替饮食法

对不耐受食物在排除饮食的基础上，间隔一段时间后重新纳入食谱的一种饮食管理办法，具体是根据食物不耐受特异性 IgG 抗体检测结果，阴性食物可正常食用，轻度不耐受食物采取轮替间隔 5～7 d 食用，中度和高度不耐受食物禁食。

（三）食物选择

1. 肠内营养制剂

在疾病活动期，尤其是因肠道炎症严重而伴有明显腹痛、腹泻时，或者并发肠道狭窄或者穿透性病变时，宜选择不含或者少含膳食纤维的肠内营养制剂（如爱伦多）；在疾病缓解期，尤其是患者没有腹痛、腹泻时，可考虑补充适量的富含膳食纤维食物或肠内营养制剂（如安素）。

2. 米食和面食

米汤及粥品（包括鱼片粥、肉片粥等）不仅能够减少活动期 CD 患者肠道消化和吸收负荷，而且还因为低免疫原性和少渣，对伴有肠道狭窄和（或）穿透性病变的 IBD 患者还有额外的治疗作用；患者通常免疫功能过激，部分人可能对面食中麸质蛋白过敏，更容易产生过敏反应，因此，患者应该留意自己是否对面食中的麸质蛋白过敏，如果对麸质蛋白过敏，则不能食用面食。

3. 蔬菜和水果

对于活动期患者，进食蔬菜水果会加重腹痛和腹泻，对于伴有肠道狭窄和（或）穿透性病变甚至可能有肠梗阻和（或）肠瘘的活动期 CD，进食蔬菜水果不仅会加重腹痛和腹泻，还可能诱发或者加重肠道狭窄和（或）穿透性病变；对于缓解期患者，可酌情适量进食蔬菜水果，其种类和数量以大便为成形软便且能够顺畅排出为准。

无明显腹痛和腹泻的缓解期患者最好将水果去皮去籽，细嚼慢咽，或者用榨汁机把新鲜水果榨成果汁，过滤后饮用。避免生冷食物。苹果具有收敛作用，对腹泻具有治疗作用，甚至引起便秘，所以宜少吃或者不吃。

4. 生鲜牛奶和酸奶

生鲜牛奶具有较强的免疫原性，患者本身就免疫功能过激，而具有强烈免疫原性的食物更容易通过损伤的肠道黏膜屏障激活肠道免疫系统，从而诱发或加重肠道炎症。生鲜牛奶中含有乳糖、蛋白质和脂肪，容易诱发或加重腹痛、腹泻。因此，活动期患者不宜喝生鲜牛奶，缓解期患者慎用。酸奶通常为生鲜牛奶经过乳酸杆菌发酵而成，其蛋白质因被酵解，免疫原性大大降低，乳糖含量也明显降低，含有丰富的乳酸杆菌等益生菌，对肠道微生态有良好的调节作用；酵解的酸奶容易被消化和吸收，减轻了肠道负荷。因此，酸奶对患者是有益的。

5. 水产品

海鲜和河鲜通常具有不同程度的免疫原性，其中以海鲜的免疫原性较强，无论是活动期还是缓解期，患者应禁食生海鲜和河鲜。即使是熟海鲜，活动期患者也应该适可而止；可适量食用熟的河鲜，尤其是鱼汤及清蒸的河鲜。

6. 肉类

患者不宜过量食用牛肉。活动期患者，以少食多餐的方式进食牛肉炖汤或牛肉羹、猪肉汤或猪肝汤、鸡汤、鹅肉汤为宜。缓解期则可酌情适量进食牛肉、猪肉、鸡肉、鹅肉，无论活动期还是缓解期都应避免进食未熟透肉类，慎食羊肉、狗肉、鸭肉。

7. 鸡蛋

对于活动期患者，将鸡蛋做成蛋羹食用为宜，由于生鸡蛋尤其是鸡蛋清具有较强的免疫原性，会因为激活肠道黏膜免疫系统产生强烈的免疫反应而诱发或加重肠道炎症，从而诱发或加重腹痛、腹泻，因此，患者不宜吃生鸡蛋。

8. 坚果

板栗、杏仁、花生、核桃等坚果通常难以消化和吸收，在消化和吸收过程中容易产气，部分坚果因富含纤维素导致肠道代谢产物较多，这些对于患者来说会明显加重消化和吸收负担，诱发或加重腹痛和腹泻，甚至诱发或加重肠道狭窄和穿透性病变。因此，活动期患者不宜进食坚果，缓解期患者则可酌情适量进食。

9. 豆类及豆制品

豆类包括黄豆、蚕豆、豌豆、绿豆、黑豆等多个品种，豆制品中的胰岛蛋白抑制素能够损伤胃肠道黏膜；豆制品中丰富的嘌呤会促使胃液分泌，引起腹痛、腹胀等症状，还会诱发或者加重患者可能合并的痛风；豆制品还含有一种胃肠胀气因子，它能促使人产生肠道胀气、腹泻及消化不良等症状；豆制品中的蛋白质能阻碍人体对铁元素的吸收，导致缺铁性贫血。因此，宜根据患者的具体病情，权衡利弊，酌情适量进食豆类及豆类制品。

10. 饮料

乙醇通过抑制具有抗炎作用的前列腺素的活性等机制，可急性或慢性损伤胃肠道黏膜及肠道微生态，从而诱发或加重腹痛、腹泻，甚至诱发或加重消化道出血，因此，活动期患者应该禁酒；茶叶及茶饮料中的茶酚等对神经系统具有兴奋作用，可刺激胃肠道感觉和蠕动过激，从而诱发或加重患者腹痛、腹泻等症状，因此，活动期患者需要避免饮茶，尤其是不要空腹饮浓茶及大量饮茶，缓解期患者可根据个人体质适量餐后饮茶，最好是红茶和普洱茶这类性温的茶，避免空腹大量饮用兴奋性较强烈的绿茶；碳酸饮料多含有咖啡因、添加剂、CO_2，会促进胃肠蠕动和分泌，从而诱发或加重腹痛和腹泻，碳酸饮料在消化道内会释放出大量的 CO_2，不仅损伤消化道黏膜，还诱发或加重腹胀、腹痛甚至肠梗阻和肠穿孔，同时对肠道益生菌也会产生抑制作用，影响钙的吸收，因此，活动期患者不宜饮用碳酸饮料；患者饮用咖啡及含有咖啡因的饮料后可能导致出现腹胀、腹痛、腹泻等肠易激综合征样表现，从而诱发或加重病情，因此，有腹痛、腹泻等症状的患者要避免饮用咖啡类饮料，尤其不能空腹多饮，缓解期患者，尤其无腹痛、腹泻时，可酌情餐后适量饮用。

11. 中药

中药有寒、热、温、凉这四种不同药性，宜在中医师的指导下针对患者体质和不同病理阶段辨证施治，不宜盲目服用鹿茸、人参、阿胶等具有强力滋补作用的食材，以免诱发或加重病情。

科学饮食和管理在疾病治疗过程中是不可或缺并且非常关键的环节之一，正确的饮食不仅能提高生活质量，增加患者的幸福感和自信心，而且有助于疾病的治疗，减少疾病的复发，所以养成良好的饮食习惯非常重要。

（范秀晶 张华娟）

参 考 文 献

[1] 李苗苗，熊宇，罗健. 炎症性肠病患者营养支持的最佳证据总结 [J]. 中华护理杂志，2021，56（9）：1394-1401.

[2] 石汉平，李薇，齐玉梅，等. 营养筛查与评估 [M]. 北京：人民卫生出版社，2014.

[3] Sandall A M, Wall C L, Lomer M C E. Nutrition assessment in Crohn's disease using anthropometric, biochemical, and dietaryindexes: an arrative review [J]. Acad Nutr Diet, 2020, 120（4）：624-640.

[4] 夏萍，史俏蓉，霍永忠，等. 欧洲营养风险筛查方法 NRS-2002 简介及应用现状 [J]. 现代预防医学，2007（15）：2860-2861+2866.

［5］楚俊红，豆张锋，樊虹雨，等.营养风险筛查在溃疡性结肠炎患者营养治疗中的应用［J］.护理研究，2021，35（21）：3936-3938.

［6］中华医学会.临床诊疗指南：肠外肠内营养学分册（2008版）［M］.北京：人民卫生出版社，2009.

［7］彭南海，黄迎春.肠外与肠内营养护理学［M］.南京：东南大学出版社，2016.

［8］Li S，Ney M，Eslamparast T，et al. Systematic review of nutrition screening and assessment in inflammatory bowel disease［J］. World J Gastroenterol，2019，25（28）：3823-3837.

［9］万献尧，于凯江，马晓春，等.中国重症加强治疗病房危重患者营养支持指导意见（2006）［J］.中华外科杂志，2006（17）：1167-1177.

［10］黄雨桦，姚丹华.克罗恩病围手术期营养支持指南（2021版）［J］.中国实用外科杂志，2021，41（6）：646-652.

［11］石汉平，许红霞，李苏宜，等.营养不良的五阶梯治疗［J］.肿瘤代谢与营养电子杂志，2015（1）：29-33.

［12］Montgomery S C，Williams C M，MaxwellPJ4th. Nutritional support of patient with inflammatory bowel disease［J］. Surg Clin North Am，2015，95（6）：1271-1279.

［13］魏萌，吴允孚.再喂养综合征的研究进展［J］.肠外与肠内营养，2020，27（4）：243-247.

［14］Forbes A，Escher J，Hébuterne X，et al. ESPEN guideline：clinical nutrition in inflammatory bowel disease［J］. Clin Nutr，2017，36（2）：321-347.

［15］廖桂兰，洪菁，郭芸，等.不同温度营养液对预防肠内营养相关性腹泻的影响［J］.护理研究，2015，29（9）：1135.

［16］马亚，石磊，李雪梅，等.炎症性肠病患者肠内营养的常见不良反应及解决方法［J］.中华炎症性肠病杂志（中英文），2021，5（2）：130-134.

［17］米园园，黄海燕，尚游，等.中国危重症患者肠内营养支持常见并发症预防管理专家共识（2021版）［J］.中华危重病急救医学，2021，33（8）：897-912.

［18］薛梅，韩景，翟晓媛，等.家庭管饲患者带管生活真实体验的Meta整合［J］.中国护理管理，2021，21（7）：1031-1037.

［19］王谊，陈亚梅.基于跨理论模型的干预对克罗恩病患者鼻胃管家庭肠内营养效果的影响［J］.中国护理管理，2019，19（8）：1164-1170.

［20］Bischoff S C，Austin P，Boeykens K，et al. ESPEN guideline on home enteral nutrition［J］. Clin Nutr，2020，39（1）：5-22.

［21］吴丽红，张晓琴.专科护士主导的营养管理团队在家庭肠内营养治疗中的实践［J］.护理学杂志，2017，32（22）：97-99.

［22］李明松，石汉平，杨桦.中国炎症性肠病饮食管理专家建议［J］.中华消化病与影像杂志（电子版），2021，11（3）：97-105.

［23］王昆华，缪应雷，李明松，等.炎症性肠病临床实践［M］.北京：人民卫生出版社，2019.

第十一章

皮肤护理

第一节　肠造口的护理

当患者并发完全性肠梗阻、瘘管与脓肿形成，以及急性穿孔或不能控制的大出血等症状时，内科治疗无效需要进行外科手术治疗。目前 UC 患者的标准术式为"全结直肠切除 + 回肠储袋肛管吻合术（ileal pouch-anal anastomosis，IPAA）"和 CD 患者首选的"肠段切除术之肠段切除 + 造口术"，以及其他需要建立造口的术式。患者行以上外科手术治疗出院后将很长时间（或永久）保留造口并佩戴造口袋，之后主要延续内科治疗。

一、肠造口定位

（1）肠造口宜位于腹直肌上，避开瘢痕、皱褶、骨隆突或腰带等部位。

（2）回肠造口宜在右下腹脐与髂前上棘连线中上 1/3 处或脐、髂前上棘、耻骨联合三点形成的三角形的三条中线相交点；乙状结肠造口用前述方法定位在左下腹。

（3）横结肠造口宜在上腹部以脐和肋缘分别做一水平线，两线之间，且旁开腹中线 5～7 cm。

（4）体质指数（BMI）$\geqslant 30 \ kg/m^2$ 者，造口位置宜定在腹部隆起的最高处。计划行两个以上造口手术者，定位不宜在同一条水平线上，造口之间相距 5～7 cm。造口定位以患者取半坐卧位、坐位、弯腰、站立等不同体位时能看到造口为宜。宜用手术记号笔画实心圆标记造口位置。

二、造口评估

造口评估的项目及内容见表 11-1。

表 11-1 造口评估的项目及内容

评估项目	评估内容
位置	右上腹、右下腹、左上腹、左下腹、上腹部、切口正中、脐部
类型	按时间可分为永久造口和临时造口，按开口模式可分为单腔造口、双腔造口和祥式造口
颜色	正常造口为鲜红色，有光泽且湿润。颜色苍白提示贫血；暗红色或淡紫色提示缺血；黑褐色或黑色提示坏死
高度	造口理想高度为 1~2 cm。若造口高度过于平坦或回缩，易引起潮湿相关性皮肤损伤；若突出或脱垂，会造成佩戴困难或造口黏膜出血等并发症
形状	可为圆形、椭圆形或不规则形
大小	可用量尺测量造口基底部的宽度。若造口为圆形应测量直径，椭圆形宜测量最宽处和最窄处，不规则的可用图形来表示
黏膜皮肤缝合处	评估有无缝线松脱、分离、出血、增生等异常情况
造口周围皮肤	正常造口周围皮肤是颜色正常、完整的。若出现皮肤红、肿、破溃、水疱、皮疹等情况，应判断出现造口周围皮肤并发症的类型
祥式造口支撑棒	评估支撑棒有无松脱、移位、压迫黏膜和皮肤
排泄物	一般术后 48~72 h 开始排泄，回肠造口最初为黏稠、黄绿色的黏液或水样便，量约 1 500 mL，逐渐过渡到褐色、糊样便；结肠造口排泄物为褐色、糊状或软便。若排泄物含有血性液体或术后 5 d 仍无排气、排便等均为异常

三、造口及周围皮肤并发症的观察及护理

1. 造口出血

（1）应评估出血的部位、出血量。

（2）造口浅表渗血可压迫止血，若压迫无效可撒涂造口护肤粉或使用藻酸盐敷料按压。

（3）非造口肠腔出血可用浸有 0.1% 肾上腺素溶液的纱布、云南白药粉等外敷，然后纱布压迫止血或硝酸银烧灼止血。止血无效时报告医生。

2. 造口水肿

（1）应评估水肿发生的时间、肿胀程度、造口血运及排泄情况等。

（2）黏膜皱褶部分消失的轻度水肿者，可放射状剪裁造口底盘，剪裁孔径比造口根部大 3~6 mm，并观察水肿消退情况。

（3）黏膜皱褶完全消失的重度水肿者，可用 3% 高渗盐水或 50% 硫酸镁浸湿纱布覆盖在造口黏膜上，2~3 次/d，20~30 min/次。

（4）合并脱垂者，水肿难以消退且脱垂的肠管无法回纳，应注意观察和保护肠管，并报告医师。

3. 造口缺血、坏死

（1）应评估缺血、坏死的范围、黏膜颜色等。

（2）宜选用二件式透明造口袋。

（3）宜遵医嘱去除造口周围碘仿纱布，或将缺血区域缝线拆除1~2针，观察血运恢复情况。

（4）造口局部缺血、坏死范围<2/3者，可在缺血、坏死黏膜上涂撒造口护肤粉。

（5）造口缺血、坏死范围≥2/3或完全坏死者，应报告医生。

4. 皮肤黏膜分离

（1）应评估分离的范围、大小、深度、渗液量、基底组织情况及有无潜行。

（2）浅层分离，宜用造口护肤粉喷洒局部；深层分离，宜去除黄色腐肉和坏死组织，可用藻酸盐敷料充填伤口；合并感染时，宜使用抗菌敷料。

（3）上述步骤完成后宜涂抹防漏膏（条）、防漏贴环或应用水胶体敷料隔离。

（4）分离较深或合并造口回缩者，可使用凸面底盘并佩戴造口腰带或造口腹带固定。

5. 造口回缩

（1）应评估回缩的程度、造口底盘和周围皮肤的浸渍情况。

（2）可使用凸面底盘并佩戴造口腰带或造口腹带固定。

（3）回缩合并狭窄者，应报告医师。

6. 造口狭窄

（1）应评估狭窄的表现及程度。

（2）若患者示指难以伸入造口，应指导患者减少不溶性纤维摄入，增加液体摄入量，可使用粪便软化剂或暂时性使用扩肛；小指无法伸入造口时，应报告医师。

7. 造口脱垂

（1）应评估肠管脱出时间、长度、套叠、水肿、血供等情况。

（2）宜选择一件式造口袋，并调整造口底盘的开口大小。

（3）宜在患者平卧且造口回纳后更换造口袋。

（4）自行回纳困难者，宜手法回纳；伴水肿时，待水肿消退后回纳。回纳后均宜使用无孔腹带包扎。

（5）脱垂伴缺血坏死或不能手法回纳者，应嘱患者平卧并报告医师。

8. 造口旁疝

（1）应评估平卧时造口旁疝是否还纳、可触及的筋膜环缺损大小。

（2）可使用造口腹带或无孔腹带包扎，定时松解后排放排泄物。

（3）结肠造口灌洗者应停止灌洗。

（4）造口颜色变暗或持续疼痛，无气体、粪便从造口排出，患者食欲减退、腹胀、恶心、呕吐，或突入疝环的肠管发生嵌顿时，应报告医师。

9. 造口周围皮肤损伤

（1）应评估造口周围皮肤损伤的部位、颜色、程度、范围、渗液情况等，判断损伤类型。

（2）若为潮湿相关性皮肤损伤，可使用无刺激皮肤保护膜、造口护肤粉或水胶体敷料，必要时涂抹防漏膏 / 条或防漏贴环等。

（3）若为过敏性接触性皮炎，应停止使用含过敏原的造口护理用品，遵医嘱局部用药。

（4）若为机械性皮肤损伤，可根据情况使用伤口敷料；黏胶相关性皮肤损伤宜选择无胶带封边的造口底盘，压力性损伤应去除压力源。

10. 造口周围肉芽肿

（1）应评估肉芽肿的大小、部位、数量、软硬度、出血情况等，首次处理肉芽肿时应留标本送病理检查。

（2）较小肉芽肿，可消毒后使用钳夹法去除肉芽肿，局部喷洒造口护肤粉并压迫止血。

（3）较大肉芽肿，可用硝酸银棒分次点灼，一般每 3 天 1 次，直至完全消退。

（4）有蒂肉芽肿，可用无菌缝线套扎根部阻断血供而使肉芽肿逐渐坏死脱落。

（5）处理困难的肉芽肿，应报告医师。

11. 造口周围毛囊炎

（1）应评估造口周围毛囊炎的表现，遵医嘱进行细菌培养以明确感染类型，根据细菌培养结果进行药物治疗。

（2）可使用抗菌皮肤清洗剂清洗造口周围皮肤，毛发稠密者及时剃除。

（3）局部可用 0.9% 生理盐水清洗后外涂抗生素软膏或粉末。

（4）有脓肿者，可配合医师切开排脓后使用抗菌敷料加水胶体敷料，再粘贴造口袋。

四、造口周围皮肤护理一般原则

肠造口的并发症常见的有造口周围皮肤病。造口周围皮肤病多为粪便外溢刺激局部皮肤，或是周围皮肤与造口袋接触后过敏所致，表现为局部皮肤皮疹、溃疡和红肿等。此时应彻底清洁造口周围皮肤，外敷氧化锌软膏或如意金黄散等，也可使用凡士林纱布覆盖造口处皮肤。同时正确使用造口袋，避免排泄物外漏等。

在实施造口护理中应注意以下内容：避免使用需要频繁更换的造口用品；避免使用致敏性或刺激性的溶剂；轻柔剥离造口袋的底盘黏胶；用温水和质地柔软的棉

布清洁造口周围皮肤；在粘贴造口袋时，要确保皮肤清洁干燥；合理裁剪造口底盘的剪孔；若造口平齐或造口周围皮肤不平整需要额外密封或加固，可以选择使用防漏膏、防漏条、凸面底盘、凸面环、腰带等；如皮肤需要特别保护时，需使用造口粉、皮肤保护膜等专用造口用品。

（陈亚梅　张春华）

第二节　肛周脓肿的护理

肛周脓肿是 IBD 患者的并发症之一，主要见于 CD 患者。约 26% 的 CD 患者出现肛周脓肿，以肛周持续性跳动性疼痛为主要表现，可因排便、局部受压、摩擦或咳嗽而疼痛加剧，坐立不安，行动不便。早期局部红肿、发硬，压痛明显，脓肿形成后则波动明显，若自行穿破皮肤，则脓液排出，患者全身感染症状不明显。CD 肛周脓肿很难与一般肛周脓肿相鉴别，需结合实验室、影像学、内镜等相关检查进行综合分析，才能提高早期诊断率、减少漏诊及误诊。

一、处理原则

1. 非手术治疗

原则是控制感染，缓解疼痛，促进排便，方法包括：①使用抗生素；②温水坐浴；③局部理疗；④口服缓泻剂。

2. 手术治疗

脓肿形成后及早行手术切开引流。现有许多学者采取脓肿切开引流并挂线术，使脓肿完全敞开引流通畅，还可避免形成肛瘘后的二次手术治疗。

二、护理措施

1. 体位

协助患者采取舒适体位，避免局部受压加重疼痛。

2. 饮食护理

告知患者忌食辛辣刺激食物，多食蔬菜、水果、蜂蜜等，保持大便通畅。

3. 控制感染

遵医嘱应用抗生素控制感染，有条件时穿刺抽取脓液，并根据药物敏感试验结果选择合适的抗生素治疗。

4. 脓肿切开引流的护理

密切观察并记录引流液颜色、性状及量；予以甲硝唑或中成药等。定时冲洗脓腔，当脓液变稀，引流量 < 50 mL/d 时，考虑拔管。

5. 其他

高热患者给予物理降温；用 1 : 5 000 高锰酸钾溶液温水坐浴时注意控制好坐浴的时间和水的温度。

（李英　林征）

第三节　肛瘘的护理

肛瘘主要见于 CD 患者。25% ~ 80% 的成人、13.6% ~ 62% 的儿童 CD 患者合并肛周病变，其中 CD 肛瘘（perianal fistulizing Crohn's disease，pfCD）的患病率最高，占 17% ~ 43%。临床表现为肛门周围一个或数个外口，排出少量脓性、血性或黏液性分泌物，可刺激肛门周围皮肤引起肛门部潮湿、瘙痒，甚至出现湿疹。较大的高位肛瘘外口可排出粪便及气体。当外口因假性愈合而暂时封闭时，脓液积存，再次形成脓肿，可出现直肠肛管周围脓肿症状，脓肿破溃或切开引流后脓液排出，症状缓解。症状反复发作是肛瘘的特点。

pfCD 与普通肛瘘不同，外口与内口的关系常不遵循 Goodsall 规则，瘘管情况更复杂。pfCD 内口常位于齿状线以上，外口常为多个，距肛缘多 ≥3 cm；瘘管较宽大，瘘管复发部位与原病灶位置不同；常合并皮赘、非中线肛裂、肛管直肠狭窄；伴随胃肠道症状；肛周疼痛常见。pfCD 需要多学科综合治疗，其治疗目标是缓解症状、瘘管愈合、改善患者生活质量以及降低直肠切除率。无症状、不影响肛管直肠功能的 pfCD 无须治疗；有症状的常需要药物和手术治疗。若合并肠道炎症反应（尤其是直肠），应同时治疗肠道病变。同时，在治疗过程中需充分考虑患者的意愿。

一、处理原则

（一）非手术治疗

1. 干细胞局部注射

局部注射自体脂肪来源的间质干细胞，该方法对 pfCD 患者有一定的治疗作用。

2. 挂线疗法

挂线疗法是有直肠炎时的首选治疗。CD 活动期表现的瘘管继发感染，应立即挂线引流或置管引流，指利用橡皮筋或有腐蚀作用的药线的机械性压迫作用，使结扎处组织发生血运障碍坏死，以缓慢切开肛瘘，炎症反应引起的纤维化使切断的肌肉与周围组织粘连而逐渐愈合，可防止大便失禁。适用于距肛门 3 ~ 5 cm，有内外口的低位单纯性肛瘘、高位单纯性肛瘘，或作为复杂性肛瘘切开、切除的辅助治疗。

（二）手术治疗

手术治疗原则是将瘘管切开或切除以形成敞开的创面来促进愈合。关键是避免损伤肛门括约肌，以防大便失禁，同时避免肛瘘复发。确定性外科手术应在 CD 缓解期进行。

1. 瘘管切开术

瘘管切开术是将瘘管全部切开，靠肉芽组织生长使切口愈合方法。该方法适用于低位肛瘘，术后不会出现大便失禁。

2. 肛瘘切除术

肛瘘切除术是切除全部瘘管壁直至健康组织创面敞开，使其逐渐愈合。该方法适用于低位单纯性肛瘘。

3. 直肠切除术加永久性造口

直肠切除术加永久性造口是严重而难治 pfCD 的最后治疗手段。

二、护理措施

（一）非手术治疗的护理

1. 饮食

遵循克罗恩患者饮食原则，嘱患者进食清淡易消化、高蛋白、高热能、丰富维生素、高水分、少纤维又富有营养的食物；忌食生冷、油腻、辛辣；少食动物脂肪、加工食品、碳酸饮料、咖啡、浓茶、巧克力、油炸食品等；慎用牛奶乳制品；多食蔬菜水果可能有利于减轻疾病症状，同时还应补充叶酸等微量元素。

2. 休息与运动

保持心情愉快及规律的生活起居，养成定时排便的习惯；适当增加运动量，促进肠蠕动，切忌久站、久坐、久蹲。

3. 坐浴

便后及时清洗，保持局部清洁舒适，可采用 1∶5 000 高锰酸钾溶液温水坐浴（或中药坐浴），温度控制在 43～46℃，每日 2～3 次，每次 20～30 min，以改善局部血液循环，预防病情进展及并发症。

4. 疼痛护理

肛管内注入抗生素油膏或栓剂，以润滑肛管、促进炎症吸收、减轻疼痛。局部外敷消炎镇痛药物。

（二）手术治疗的护理

1. 术前护理

（1）关心体贴患者，缓解患者的紧张情绪。

（2）指导患者进少渣食物，术前排空粪便，必要时采用全肠道灌洗。

（3）做好会阴部皮肤准备及药敏试验。

2. 术后护理

（1）饮食：术后1～2 d应以无渣或少渣流食、半流食为主。

（2）休息与运动：术后24 h内可在床上活动四肢、翻身等，24 h后可适当下床活动，逐渐延长活动时间，并指导患者进行轻体力活动；伤口愈合后可以恢复正常工作、学习和劳动，但避免久站、久坐、久蹲。

（3）控制排便：术后早期患者会存在肛门下坠感或便意，告知其是敷料刺激所致；术后3 d内尽量避免排便，以利于切口愈合，可于术后48 h内口服阿片酊以减少肠蠕动，控制排便；之后应保持大便通畅，防止用力排便使伤口裂开。如有便秘，可口服缓泻剂，但切忌灌肠。

（4）疼痛护理：大多数肛肠术后患者伤口疼痛剧烈，是由于肛周末梢神经丰富，或因括约肌痉挛、排便时粪便对伤口的刺激、敷料堵塞过多等导致。评估疼痛的原因，给予相应处理，如使用镇痛药、去除多余敷料等，亦可使用中医传统技术如穴位贴敷、艾灸等以缓解疼痛。避免使用非甾体抗炎药，以免损伤肠道黏膜，加重肠道炎症。

（5）并发症的护理

1）尿潴留：术后24 h内，嘱患者每4～6小时排尿1次，避免因手术、麻醉、疼痛等原因造成尿潴留。若术后8 h仍未排尿且感下腹胀痛、隆起时，可行诱导排尿、针刺或导尿等。

2）出血：由于肛管直肠的静脉丛丰富，术后容易因为止血不彻底、用力排便等导致伤口出血。通常术后7 d内粪便表面会有少量出血，如患者出现恶心、呕吐、心慌、出冷汗、面色苍白等并伴肛门坠胀感和急迫排便感进行性加重，敷料渗血较多时，应及时报告医师予以处理。

3）切口感染：直肠肛管部位由于易受粪便、尿液等的污染，术后易发生切口感染。应注意术前改善全身营养状况；术后3 d内控制好排便；保持肛门周围皮肤清洁，根据手术方式决定是否可进行坐浴及中药熏洗；切口定时换药，选合适的引流条，如油纱条、药捻等，保持创面引流通畅。

4）肛门狭窄：术后观察患者有无排便困难及粪便变细，以排除肛门狭窄。如发生狭窄，应在手术切口愈后及早行扩肛治疗。

（三）挂线疗法的护理

1. 皮肤护理

保持肛周皮肤清洁，防止发生皮肤湿疹、糜烂等并发症；嘱患者局部皮肤瘙痒时不可用指甲搔抓，避免皮肤损伤感染。

2. 饮食护理

术前晚进半流质饮食，术晨可进流质饮食；术后宜进清淡、易消化食物，保持大便通畅。

3. 坐浴

术后第 2 日开始，每日早晚及便后用 1 : 5 000 高锰酸钾溶液温水坐浴（或中药坐浴），既可缓解局部疼痛，又有利于局部炎症的消散、吸收。

4. 扩肛或提肛运动

为防止肛门狭窄，术后 5~10 d 可用示指扩肛，每日 1 次。肛门括约肌松弛者，术后 3 d 起可指导患者进行提肛运动。

（李英 林征）

第四节 失禁性皮炎的护理

一、概述

失禁性皮炎（incontinence-associated dermatitis，IAD）是因肛周或会阴等部位皮肤长期受到尿液和粪便的刺激形成的一种潮湿相关性皮肤损伤，其临床表现为瘙痒、红疹、水肿、糜烂、破溃等，并常伴有严重感染。多数 pfCD 患者伴有水样便，肛周常处于潮湿状态。若继发肛瘘内外相通，炎性肉芽组织分泌的脓液或粪水经瘘管排出，肛周皮肤受到分泌物刺激，使肛周及骶尾部常处于潮湿状态，如护理不当易形成失禁性皮炎。因此 pfCD 患者除了尽快控制大便，进行皮肤清洗、滋润和保护外，使用辅助器具进行大便管理，避免粪便刺激皮肤显得尤为重要。中国 IAD 的防治指南明确推荐 3 个护理步骤：温和的皮肤清洗、皮肤滋润和使用皮肤保护剂。

二、病情观察

（一）掌握患者机体情况

与主治医师及患者家属联合对患者的机体状态进行分析，内容包含排便情况、肠胃功能情况、日常饮食习惯、饮食禁忌情况、各项检查结果尤其是尿常规与粪检情况、疾病进展情况。

（二）皮肤观察

每日评估肛周皮肤，严格评估失禁性皮炎风险，在肛周皮肤未出现明显红斑、瘙痒等症状前，采取合理干预措施保护肛周皮肤，预防失禁性皮炎发生。

若发生失禁性皮炎，观察严重程度。轻度：肛周皮肤完整，偶有瘙痒，有轻微红斑；中度：肛周皮肤有小范围受损和剥落，有小水疱或破溃，有红疹，疼痛和不适；重度：肛周皮肤大范围破溃、剥落伴渗出，皮肤呈暗红或深红色，严重疼痛和不适。

三、护理措施

（一）皮肤清洗

每次排便后更换一次性尿垫，湿巾擦拭肛周，37℃温水清洗污染皮肤，严格控制清洗用水的 pH 和温度，不可使用肥皂水、消毒液等碱性清洗剂，清洁时注意轻柔，尽量采用轻拍方式，待自然风干后用纯棉干净毛巾轻轻拭干。

（二）皮肤保护

1. 皮肤保护剂的选择

临床中较常用的皮肤保护剂主要包括油性保护剂，如凡士林、液体石蜡、麻油、氧化锌等；护肤隔离霜，如赛肤润；透明薄膜；皮肤保护膜。中医药选择可有黄芩油膏、紫草油等。

2. 肛周皮肤评估

低风险时，肛周皮肤喷洒 3M 皮肤保护膜，每 6 小时使用 1 次。高风险时，可使用造口粉联合皮肤保护膜的"粉－膜－粉－膜－粉－膜"的"三明治"护理方法，也可于肛门处粘贴一次性造口袋。更换造口袋时，用温水润湿粘贴带，撕离时一手按压皮肤，另一手慢慢剥离，动作需轻柔以免损伤皮肤。

3. 观察与护理

每日定时查看大便性状，侧卧位为主，避免骶尾部受压。每 1～2 小时协助患者翻身 1 次，并观察造口袋外周和会阴部皮肤状况。

（三）个性化护理

多数 pfCD 或肠内营养患者伴有腹泻，必要时使用一次性灌肠袋引流粪便，降低腹泻对肛周皮肤威胁。重视预见性皮肤护理，包含清洁、滋润和保护皮肤，提供营养支持治疗，改善患者营养不良状况。

（李英　林征）

参 考 文 献

［1］陈海婷，蔡朋株，梁霞，等 . 成人肠造口患者造口周围刺激性皮炎预防与管理循证实践［J］. 护士进修杂志，2021，36（19）：1729-1734.

［2］孟晓红，徐洪莲 . 中华护理学会成人肠造口护理团体标准要点解读及思考［J］. 上海护理，2021，21（6）：1-4.

［3］司龙妹，李朝煜，张萌，等.《国际造口指南（第2版）》解读［J］.中国护理管理，2021，21（10）：1584-1587.

［4］中华医学会外科学分会，中华医学会麻醉学分会.中国加速康复外科临床实践指南（2021）（五）［J］.协和医学杂志，2021，12（5）：658-665.

［5］吴开春，梁洁，冉志华，等.炎症性肠病诊断与治疗的共识意见（2018年·北京）［J］.中国实用内科杂志，2018，38（9）：796-813.

［6］Truon G A, Zaghiy A NK, Fleshne R P. Anorectal Crohn's disease［J］. Surg Clin North Am, 2019, 99（6）: 1151-1162.

［7］李浩，王巧民，李鸣涛，等.克罗恩病伴肛周病变的临床特征及相关因素分析［J］.中国当代医药，2019，26（9）：57-60.

［8］李乐之，路潜.外科护理学［M］.7版.北京：人民卫生出版社，2022.

［9］胡慧.中医临床护理学［M］.北京：人民卫生出版社，2016.

［10］吴开春，梁洁，冉志华，等.炎症性肠病诊断与治疗的共识意见（2018年·北京）［J］.中国实用内科杂志，2018，38（9）：796-813.

［11］谷云飞，吴小剑，等.克罗恩病肛瘘诊断与治疗的专家共识意见［J］.中华炎性肠病杂志，2019，03（2）：105-110.

［12］王秀英，黄榕，徐丽克，等.罗恩病合并肛瘘患者的个体化护理措施［J］.现代消化及介入诊疗，2016，21（3）：486-487.

［13］李冠炜，任建安，黎介寿.饮食与克罗恩病［J］.中华胃肠外科杂志，2015，12（18）：1288-1292.

［14］石莎.非甾体抗炎药相关小肠黏膜损伤发生机制及药物干预的实验研究［J］.济南：山东大学，2014.

［15］李彦珺，关蕾，李娜.ICU腹泻患者失禁性皮炎防治中的集束化护理［J］.实用临床医药杂志，2019，23（16）：41-44.

［16］钱丹，贺艳，曹燕，等."三明治"护理方法在ICU患者失禁相关性皮炎中的效果观察［J］.中国急救复苏与灾害医学杂志，2016，11（10）：997-999.

［17］杨婷，蒋琪霞，唐蓉蓉，等.不同皮肤保护剂护理失禁患者的效果分析［J］.医学研究生学报，2019，32（1）：87-90.

［18］解薇，张璐，杨青敏.成人失禁相关性皮炎预防措施的系统评价［J］.解放军护理杂志，2015，32（4）：7-11.

［19］黄琼蕾，金瑛.失禁相关性皮炎患者中西医护理研究进展［J］.中华现代护理杂志，2020，26（9）：1121-1126.

第十二章
休息与运动

运动免疫学认为，运动可以调控神经内分泌机能，从而调节机体的免疫系统。运动锻炼可以增加肌肉的力量和弹性，减少内脏脂肪组织的炎症转变，从而减少肠系膜周边的黏膜溃疡。IBD 的治疗以药物保守治疗为主，主要包括 5- 氨基水杨酸、激素、免疫抑制剂、生物制剂等药物，但这些药物疗效并不尽如人意，也给患者带来各种副作用的困扰。由于多种症状的困扰，患者生活方式的调整也逐渐成为一种辅助治疗方法，运动干预就是其中之一。有研究指出，从事体力工作的 IBD 患者的病死率要低于静态作业者。

一、运动现状

调查显示，33.3% 的 IBD 患者体力活动不足，远远高于健康成人体力活动不足的比例（17.7%）。患者不主动参与体力活动的原因包括：患者认为疾病限制了他们参与体力活动以及自觉疲乏，而患者体力活动不足也会造成体能和肌力下降，促使疲乏发生发展。另一方面，患者和医务人员的运动训练相关知识缺乏，这也可能是导致患者运动不足的原因。部分营养不良患者存在运动训练会引起能量消耗致使体重继续降低的错误认知。同时也有研究指出，在临床中只有少部分患者表示医师对其进行了运动建议，大多数患者根据自己主观感受的能力水平来确定自己的运动量和运动强度，有些患者运动时认为需"尽我所能""直到我没力气"等，造成运动后"精疲力竭"状况，而使运动的伤害大于其效用。

二、运动能力评价

目前，国际上没有公认的评价 IBD 患者营养及运动状况的统一指标。6 min 步行试验（6MWT）是一种简单易行且已被公认的用于评价受试者心、肺功能的研究方法之一，因其性能可靠、稳定，可用于评估患者的运动能力，并易被慢性病患者接受，是检测亚极量运动能力的标准化试验，因此将其引用到 IBD 患者营养与运动的评价中。

观察结果显示，IBD 患者的 6 min 步行距离较健康成年人下降 10%～50%。营养不良患者中，男性步行距离在 258～506 m，女性在 230～514 m。IBD 患者运动能力的下降主要与促炎细胞因子水平的增加、BMI 和（或）身体成分的变化、电解质紊乱和贫血等生理指标有关。

三、运动的作用

（一）减轻炎症反应

适度的运动可以降低 IBD 患者的疾病活动性。施曼莉等发现缓解期 UC 患者经 12 周有氧运动训练（30～45 min/ 次，3 次 / 周）后，血浆 TNF-α、IL-6 水平明显降低，说明低强度有氧运动可下调 UC 患者炎症因子表达，发挥抗炎效应。当强度过大时，肠道通透性增加，其导致的免疫及体液变化的副反应将超过其功效。Jones 等的一项前瞻性研究表明，运动可降低缓解期 CD 患者的疾病活动风险。

（二）调节肌肉与脂肪组织功能

运动可改善骨骼肌营养代谢、血管功能和微循环。运动锻炼时，骨骼肌收缩可释放具有抗炎作用的肌肉因子，进而分泌 IL-6、IL-8、IL-15、碱性促纤维细胞生长因子 21（bFGF21）、鸢尾素和抑瘤素 M（oncostatin-M）等细胞因子，影响内脏脂肪代谢，减轻胰岛素抵抗效应，降低慢性炎症性疾病的发生风险。

（三）改善焦虑抑郁

研究表明运动能改善 IBD 患者的疲乏症状，其机制可能部分与炎症细胞因子有关。除疲乏症状外，IBD 患者常存在焦虑、抑郁等心理问题，多项研究证实运动可通过降低炎症因子和脂肪因子表达，上调 BDNF 和 5- 羟色胺水平，发挥抗抑郁作用，运动还可通过调控脂肪因子表达及胰岛素分泌，改善 IBD 患者的厌食症状。虽然精神心理因素是否是 IBD 的病因尚存在争议，但心理状态影响病情的发展和病程得到绝大多数研究者的认同。因此，适当的运动可降低患者压力水平，改善焦虑、抑郁状态，从而帮助患者控制病情。

（四）增加骨密度

部分患者常需要服用皮质类固醇以控制症状，但皮质类固醇易使成骨细胞凋亡，引起骨质减少和骨质疏松。研究发现，服用皮质类固醇的患者运动耐力相较于不服用的患者要低。另外，低维生素 D 水平也十分常见。除使用糖皮质激素因素外，回肠吸收不良、日照时间、活动量、生活习惯、肥胖、吸烟等均影响维生素 D 水平。骨质减少和骨质疏松症常见于 CD。与健康对照组相比，成人患者发生椎骨和髋部骨折发生率的风险提高 60%～70%。对于儿童患者，超过 25% 会出现生长缺陷，并且有一部分患者无法达到遗传潜力预测的高度。运动可通过影响肌肉因子表达，促进骨修复和骨代谢，进而增加骨密度，降低骨质疏松症的发生风险。虽然一些药物可帮助患者改善骨质问题，但是药物带来的副作用也不容小觑。运动锻炼作为一种有效、安全、价廉且方便的干预措施，可预防或减轻患者的骨质问题。

四、运动干预措施

目前，尚没有针对 IBD 患者的运动指南，关于运动干预的随机临床试验也有限，研究还存在运动方式不一，时间、强度及持续时间等的差异。有研究认为：时间过长、强度过高的运动会加重炎症反应。因此在运动过程中需要注意以下几个方面。

（一）运动方式

运动方式主要分为有氧运动和抗阻训练。

1. 有氧运动

以步行最为常见，此外还有跑步、游泳、瑜伽、自行车等方式。步行通过每分钟运动的步数量化运动强度，患者更易掌握，且在运动中不容易对机体造成损伤。步行的速度和运动量大于散步但小于竞走。速度的快慢是决定锻炼效果的关键因素，通常根据不同人群可分为慢步走（70~90 步 /min），中速走（90~120 步 /min），快步走（120~140 步 /min），极快速走（ > 140 步 /min）。有研究显示，中速走在提高心肺耐力、改善微血管循环等方面均优于慢走和快走。

2. 抗阻训练

又称力量训练。由于 IBD 患者进行运动锻炼的人群较少，大多不去健身房锻炼，因此采用器械进行力量训练不适用于患者人群。此外，这种无监护下的器械练习更易发生运动性损伤。而克服自身体重的方式更加方便且灵活，练习场所不受限制，因此建议采用克服自身体重的练习方式进行力量训练。据此，建议采用以下 4 种练习动作作为初步选择。

（1）全身肌群练习动作：平板支撑练习。

（2）躯干肌群练习动作：仰卧提臀练习、仰卧卷腹练习、仰卧起坐练习。

（3）下肢肌群练习动作：直抬腿练习、深蹲练习、跪撑对侧腿练习。

（4）拉伸动作：站立股四头肌拉伸练习、坐立前屈练习、前伸后仰练习。

此外，在多项癌症患者的运动干预研究中，将有氧运动与力量训练结合，其效果均优于单纯有氧运动，且 Ball 等早在 1998 年制定的运动指南也推荐两者结合应用于 IBD 患者，效果更佳。

（二）运动频次和强度

1. 有氧运动

（1）强度：步行运动推荐中等速度，即 90~120 步 /min，推荐运动强度为最大运动心率的 60%，以运动中不出现心悸、气促，可以正常说话，但不能唱歌。

（2）持续时长和频率：每周训练 3~5 次，30~60 min/ 次。

2. 抗阻训练

力量训练间歇时长和频率：每个力量训练动作歇 30 s，每组间歇 2 min，训练组数可以为 2 ~ 4 组，每周训练 1 ~ 3 次。同时根据患者自身的身体情况进行相应调整，比如感到疲劳时则适当延长间歇时间。

（三）注意事项

运动训练要注意个体化，可根据患者的病情、个人爱好、运动习惯、生活方式、身体素质水平及体力限度等选择运动方式。另外，可以配合饮食调整补充能量，从而保障运动的安全有效。

适当的运动还可以帮助患者脱离压力和负性心理的机会，抵抗抑郁情绪。患者可通过计步器等设备实现运动的自我监测，也可通过微信、QQ 平台交流运动心得，提高运动积极性和依从性。

（高媛　韦美皓）

参 考 文 献

［1］王化虹.炎症性肠病：王化虹 2016 观点［M］.北京：科学技术文献出版社，2016.

［2］Bilski J，Mazur-Bialy A，Brzozowski B，et al. Can exercise affect the course of inflammatory bowel disease? Experimental and clinical evidence［J］. Pharmacological Reports，2016，68（4）：827-836.

［3］罗贝贝，陈佩杰.运动免疫学研究的现状与展望［J］.生理科学进展，2014，45（4）：271-275.

［4］Kreijne J E，Lie M R，Vogelaar L，et al. Practical guideline for fatigue management in inflammatory bowel disease［J］. J Crohns Colitis，2016，10（1）：105-111.

［5］Sonneberg A，Walker J T. Occupational mortality associated with inflammatory bowel disease in the United States 1984-1998［J］. Inflammatory Bowel Dis，2012，18（7）：1249-1253.

［6］Ploeger H E，Takken T P，Wilk B P，et al. Exercise capacity in pediatric patients within flammatory bowel disease［J］. Journal of Pediatrics，2011，158（5）：814-819.

［7］施曼莉，王晨宇.12 周有氧运动对缓解期溃疡性结肠炎患者氧化应激、炎症因子和运动能力的影响［J］.中国体育科技，2014，50（2）：92-97.

［8］Jones P D，Kappelman M D，Martin C F，et al. Exercise decreases risk of future active disease in patients with pin remission［J］. Inflammatory Bowel Dis，2015，21（5）：1063-1071.

［9］Bilski J，Mańko G，Brzozowski T，et al. Effects of exercise of different intensity on gut peptides，energy intake and appetite in young maler［J］. Ann Agric Environ Med，2013，20（4）：787-793.

［10］李思慧，吴巧凤.炎症性肠病与情绪障碍［J］.世界华人消化杂志，2019，27（12）：727-733.

第十三章
心理护理

目前，多数研究认为炎症性肠病是一种身心疾病，该病不仅使患者的生理功能受损，更对患者的心理方面造成负面影响。心理问题加重炎症性肠病患者的症状，导致其生活质量进一步下降，因此我们需要了解炎症性肠病患者常见的心理问题，并采取措施对炎症性肠病患者的心理问题予以干预。

第一节　炎症性肠病患者常见的心理问题

IBD 患者的心理反应大致分为 3 个时期：初患病时患者的心理反应主要表现为震惊、焦虑；随着治疗过程的复杂化，其心理期待受到挫折，常常感伤生活的变化，将经历痛苦、无助、绝望、孤独的过程；随着病程延长，逐步进入患者角色，部分患者表现出角色强化。其心理特点如下。

一、焦虑

焦虑是一种预感到将要发生不利情况而又难于应对的不愉快的情绪体验。因引起焦虑的原因、严重性、个体承受能力不一样，患者焦虑的严重程度不同。根据焦虑的可能原因，可将焦虑分为以下 3 种类型。①期待性焦虑：因诊断，预后尚未明确所致；②分离性焦虑：因患者住院离开家庭亲人所致；③阉割性焦虑：因各种手术、侵入性检查所致。

二、抑郁

抑郁是个体失去某种他所重视或追求的东西时产生的消极情绪体验，主要表现为情绪低落、活动减少，多伴有焦虑、躯体不适和睡眠障碍。严重的抑郁反应往往导致患者产生失助感和绝望情绪，也是患者萌生轻生意念和自杀行为的主要原因。

三、孤独感

孤独感是一种封闭心理的反映，是个体感到自身与外界隔绝或受到外界排斥所产生的孤独苦闷的情感，是一种消极的主观感觉。一般来说，短暂的或偶然的孤独不会造成心理行为紊乱，但长期或严重的孤独感可引发某些情绪障碍，表现为情绪低落、消极悲观、退缩冷漠，降低人的心理健康水平。孤独感还会增加患者与他人和社会的隔膜与疏离，而隔膜与疏离又会强化人的孤独感。

四、情绪多变

情绪多变表现为患者容易因为一些或大或小的因素发生情绪波动，喜怒哀乐经常会在不经意间转换，前一秒可能还是高兴的，后一秒就可能闷闷不乐、焦躁不安。

五、人际关系敏感

人际关系敏感主要表现为不能正确处理个人与社会的相互关系，在人群中感到不自在，与人相处时有着较强的戒备、怀疑和嫉妒心理，在人际关系上存在着种种困惑，与同学、老师和同事等的关系紧张。

（卞秋桂　朱爱芳）

第二节　心理评估

一、行为观察法

行为观察法是心理评估最常用的方法之一。在实施行为观察法之前需认真做好观察设计，确保观察结果的科学性和客观性，需注意以下方面：①不同的观察情景下，观察目标可能表现出不同的行为；②根据评估目的明确观察的目标行为；③直接观察时间一般为 10～30 min/ 次，根据实际情况确定观察次数；④做好观察资料的记录，包括叙述性记录、评定性记录、事件记录、特殊事件记录及间隔性记录等；⑤观察者应尽量客观、全面、准确地观察目标行为，尽量从患者的角度理解这一行为。

二、临床访谈法

临床访谈法指访谈者（临床医护人员）与患者之间进行的有目的的会谈，是访谈者收集信息、诊断评估和治疗干预的基本沟通手段，包括一般性资料访谈和心理评估资料访谈。心理评估资料访谈前，访谈者可根据实际情况设计提出的问题，包括：①现在存在哪些主要问题或麻烦？能描述一下最重要的问题吗？②这种困难是什么时候开始出现的？③它经常发生吗？④这些问题发生后还会经常变化吗？⑤出现这些问题后还有其他方面的改变吗？

在访谈过程中注意与患者建立良好的信任与合作关系，注意倾听的技巧。

三、心理测验法

心理测验法是比较严谨的科学技术手段，需坚持标准化原则、保密原则和客观性原则。心理测验法包括问卷法、作业法和投射法。常用心理问题评估量表见附 13-A。

（卞秋桂　朱爱芳）

第三节　心理护理方法

一、评估患者心理问题的类型和程度

帮助患者查找引起心理状态改变的可能因素，理解患者对于压力的感受；确认患者有无电解质紊乱、身体不适等影响心理状态的因素。

二、鼓励患者用语言表达感受

专心倾听患者的主诉，取得患者的信任，与患者讨论其经历的情绪，使用表达支持和同情的语言，必要时可以拥抱或触摸患者以表示支持。

三、鼓励患者运用转移注意力等恰当的防御机制

指导患者通过听音乐、冥想、有节律地呼吸等放松疗法调节情绪。

四、有针对性地开展健康教育

提高患者对炎症性肠病疾病知识的了解，提高患者对其所患疾病的认知。

五、引导患者采用心理调适方法

采用各种心理调适方法（附 13-B），帮助患者保持良好的心态及愉快的情绪状态。

六、鼓励患者加强社会适应

鼓励患者在疾病缓解期正常参加学习和工作，鼓励患者在常规治疗的同时、在身体状况许可的情况下，尽可能多参加社会活动，在工作和交往中发现自我价值和生活乐趣，尽早摆脱疾病的阴影。

七、激励教育

指导家属在陪伴过程中，多使用鼓励性语言，与患者共同参与制订饮食计划、锻炼计划等，并督促患者落实计划。

八、合理运动

指导患者根据身体状况进行适当运动，如快走、慢跑、练八段锦、练瑜伽等，以减轻压力，调节情绪。

九、适当用药

必要时遵医嘱予情绪稳定剂，如抗抑郁药、地西泮（安定）、抗焦虑药及维生素等，监测患者用药后的不良反应。

十、转介

必要时转介心理治疗师进行心理治疗。

（卞秋桂　朱爱芳）

【附 13-A】常用心理问题评估量表（表 13A-1～表 13A-9）

表 13A-1　焦虑自评量表

下面有 20 条文字，请仔细阅读每一条，把意思弄明白。然后根据您最近一周的实际情况在右侧相对应的适当数字下画个"√"。

项目	没有或很少时间	少部分时间	相当多时间	绝大部分或全部时间
1. 我觉得比平常容易紧张和着急	1	2	3	4
2. 我无缘无故感到担心	1	2	3	4
3. 我容易心烦意乱或感到恐慌	1	2	3	4
4. 我感到我的身体好像被分为几块，支离破碎	1	2	3	4
5. 我感到事事都很顺利，不会有倒霉的事情发生	4	3	2	1
6. 我的四肢抖动和震颤	1	2	3	4
7. 我因头痛、颈痛和背痛而烦恼	1	2	3	4
8. 我感到无力且容易疲劳	1	2	3	4
9. 我感到很平静，能安静坐下来	4	3	2	1
10. 我感到我的心跳较快	1	2	3	4
11. 我因阵阵的眩晕而不舒服	1	2	3	4
12. 我有阵阵要昏倒的感觉	1	2	3	4
13. 我呼吸时进气和呼气都不费力	4	3	2	1
14. 我的手指和脚趾感到麻木和刺痛	1	2	3	4
15. 我因胃痛和消化不良所苦恼	1	2	3	4
16. 我必须时常排尿	1	2	3	4
17. 我的手总是温暖而干燥	4	3	2	1
18. 我觉得脸发热发红	1	2	3	4
19. 我容易入睡，晚上休息很好	4	3	2	1
20. 我做噩梦	1	2	3	4

注：待评定结束后，把 20 个项目中的各项分数相加，即得到总分。总分超过 40 分可考虑筛查阳性，可能有焦虑存在。分数越高，反映焦虑程度越重。

表 13A-2　汉密尔顿焦虑量表（Hamilton anxiety scale，HAMA）

表中有 14 种焦虑相关表现，请仔细阅读每一条，然后根据患者的实际情况，在最适合患者情况的数字下画一个 "√"。

项目	无症状	轻	中等	重	极重
1. 焦虑心境	0	1	2	3	4
2. 紧张	0	1	2	3	4
3. 害怕	0	1	2	3	4
4. 失眠	0	1	2	3	4
5. 记忆或注意障碍	0	1	2	3	4
6. 抑郁心境	0	1	2	3	4
7. 肌肉系统症状	0	1	2	3	4
8. 感觉系统症状	0	1	2	3	4
9. 心血管系统症状	0	1	2	3	4
10. 呼吸系统症状	0	1	2	3	4
11. 胃肠道症状	0	1	2	3	4
12. 生殖泌尿系统症状	0	1	2	3	4
13. 自主神经系统症状	0	1	2	3	4
14. 会谈时行为表现	0	1	2	3	4

注：汉密尔顿焦虑量表（HAMA）总分能较好地反映焦虑症状的严重程度，总分≥29分，可能为严重焦虑；总分≥21分，肯定有明显焦虑；总分≥14分，肯定有焦虑；总分≥7分，可能有焦虑；总分如 <7 分，便没有焦虑症状。一般来说，HAMA 总分≥14分，提示被评估者具有临床意义的焦虑症状。

表 13A-3　抑郁自评量表（self-rating depression scale，SDS）

下面有 20 条文字，请仔细阅读每一条，把意思弄明白。然后根据您最近一星期的实际情况在右侧相对应的适当数字下画个 "√"。

项目	没有或很少时间	少部分时间	相当多时间	绝大部分或全部时间
1. 我觉得闷闷不乐、情绪低沉	1	2	3	4
2. 我觉得一天之中早晨最好	4	3	2	1
3. 我一阵阵哭出来或觉得想哭	1	2	3	4
4. 我晚上睡眠不好	1	2	3	4
5. 我吃得跟平常一样多	4	3	2	1
6. 我与异性密切接触时和以往一样感到愉快	4	3	2	1
7. 我发觉我的体重在下降	1	2	3	4
8. 我有便秘的苦恼	1	2	3	4

续表

项目	没有或很少时间	少部分时间	相当多时间	绝大部分或全部时间
9. 我心跳比平常快	1	2	3	4
10. 我无缘无故地感到疲乏	1	2	3	4
11. 我的头脑跟平常一样清楚	4	3	2	1
12. 我觉得经常做的事情并没有困难	4	3	2	1
13. 我觉得不安而平静不下来	1	2	3	4
14. 我对将来抱有希望	4	3	2	1
15. 我比平常容易生气激动	1	2	3	4
16. 我觉得容易作出决定	4	3	2	1
17. 我觉得自己是个有用的人，有人需要我	4	3	2	1
18. 我的生活过得很有意思	4	3	2	1
19. 我认为如果我死了别人会生活得更好些	1	2	3	4
20. 平常感兴趣的事情我依然感兴趣	4	3	2	1

注：把 20 个项目中各项分数相加即得到总分。总分在 40 分以下为无抑郁，41～47 分为轻度抑郁，48～55 分为中度抑郁，56 分以上为重度抑郁。该量表测评的是最近一周内各种症状的出现频率。避免在同一周内进行 2 次或多次测评。

表 13A-4　汉密尔顿抑郁量表（Hamilton depression scale，HAMD）

表中有 24 种抑郁相关表现，请仔细阅读每一条，然后根据患者的实际情况，在最适合患者情况的数字下画一个"√"。

项目	无	轻度	中度	重度	很重
1. 抑郁心境	0	1	2	3	4
2. 有罪感	0	1	2	3	4
3. 自杀	0	1	2	3	4
4. 入睡困难	0	1	2	3	4
5. 睡眠不深	0	1	2	3	4
6. 早醒	0	1	2	3	4
7. 工作和兴趣	0	1	2	3	4
8. 迟缓	0	1	2	3	4
9. 激越	0	1	2	3	4
10. 精神性焦虑	0	1	2	3	4
11. 躯体性焦虑	0	1	2	3	4
12. 胃肠道症状	0	1	2	3	4

续表

项目	无	轻度	中度	重度	很重
13. 全身症状	0	1	2	3	4
14. 性症状	0	1	2	3	4
15. 疑病	0	1	2	3	4
16. 体重减轻	0	1	2	3	4
17. 自知力	0	1	2	3	4
18. 日夜变化	0	1	2		
19. 人格解体或现实解体	0	1	2	3	4
20. 偏执症状	0	1	2	3	4
21. 强迫症状	0	1	2	3	4
22. 能力减退感	0	1	2	3	4
23. 绝望感	0	1	2	3	4
24. 自卑感	0	1	2	3	4

注：总分≥35分，可能为严重抑郁；总分≥20分，可能是轻或中度抑郁；总分如＜8分，便没有抑郁症状。症状越轻，总分越低；症状越重，总分越高。

表 13A-5 症状自评量表（symptom check list 90，SCL-90）

表中有心理问题症状的 90 种相关表现，请仔细阅读每一条，然后根据最近一星期内个人的实际情况，在最适合个人情况的数字下画一个"√"。

项目	没有	很轻	中等	偏重	严重
1. 头痛	1	2	3	4	5
2. 神经过敏，心中不踏实	1	2	3	4	5
3. 头脑中有不必要的想法或字句盘旋	1	2	3	4	5
4. 头昏或昏倒	1	2	3	4	5
5. 对异性的兴趣减弱	1	2	3	4	5
6. 对旁人责备求全	1	2	3	4	5
7. 感到别人能控制你的想法	1	2	3	4	5
8. 责怪别人制造麻烦	1	2	3	4	5
9. 忘性大	1	2	3	4	5
10. 担心自己的衣饰整齐及仪态的端正	1	2	3	4	5
11. 容易烦恼和激动	1	2	3	4	5
12. 胸痛	1	2	3	4	5
13. 害怕空旷的场所或街道	1	2	3	4	5
14. 感到自己的精力下降，活动减慢	1	2	3	4	5

项目	没有	很轻	中等	偏重	严重
15. 想结束自己的生命	1	2	3	4	5
16. 听到别人听不到的声音	1	2	3	4	5
17. 发抖	1	2	3	4	5
18. 感到大多数人都可信任	1	2	3	4	5
19. 胃口不好	1	2	3	4	5
20. 容易哭泣	1	2	3	4	5
21. 同异性相处时感到害羞、不自在	1	2	3	4	5
22. 感到受骗、中了圈套或有人想抓住你	1	2	3	4	5
23. 无缘无故地感到害怕	1	2	3	4	5
24. 自己不能控制地大发脾气	1	2	3	4	5
25. 怕单独出门	1	2	3	4	5
26. 经常责怪自己	1	2	3	4	5
27. 腰痛	1	2	3	4	5
28. 感到难以完成任务	1	2	3	4	5
29. 感到孤独	1	2	3	4	5
30. 感到苦恼	1	2	3	4	5
31. 过分担忧	1	2	3	4	5
32. 对事物不感兴趣	1	2	3	4	5
33. 感到害怕	1	2	3	4	5
34. 我的感情容易受到伤害	1	2	3	4	5
35. 旁人能知道你的想法	1	2	3	4	5
36. 感到别人不理解	1	2	3	4	5
37. 感到别人对你不友好、不喜欢你	1	2	3	4	5
38. 做事必须做得慢以保证做得正确	1	2	3	4	5
39. 心跳得很厉害	1	2	3	4	5
40. 恶心或胃部不舒服	1	2	3	4	5
41. 感到比不上他人	1	2	3	4	5
42. 肌肉酸疼	1	2	3	4	5
43. 感到有人在监视你、谈论你	1	2	3	4	5
44. 难以入睡	1	2	3	4	5
45. 做事必须反复检查	1	2	3	4	5
46. 难以作出决定	1	2	3	4	5
47. 怕乘电车、公共汽车、地铁或火车	1	2	3	4	5

续表

项目	没有	很轻	中等	偏重	严重
48. 呼吸有困难	1	2	3	4	5
49. 一阵阵发冷或发热	1	2	3	4	5
50. 因为感到害怕而避开某些东西、场合或活动	1	2	3	4	5
51. 脑子变空了	1	2	3	4	5
52. 身体发麻或发热	1	2	3	4	5
53. 喉咙有梗塞感	1	2	3	4	5
54. 感到前途没有希望	1	2	3	4	5
55. 不能集中注意力	1	2	3	4	5
56. 感到身体的某一部分软弱无力	1	2	3	4	5
57. 感到紧张或容易紧张	1	2	3	4	5
58. 感到手或脚发重	1	2	3	4	5
59. 想到死亡的事	1	2	3	4	5
60. 吃得太多	1	2	3	4	5
61. 当别人看着你或谈论你时感到不自在	1	2	3	4	5
62. 有一些不属于你自己的想法	1	2	3	4	5
63. 有想打人或伤害他人的冲动	1	2	3	4	5
64. 醒得太早	1	2	3	4	5
65. 必须反复洗手，点数目或触摸某些东西	1	2	3	4	5
66. 睡得不稳不沉	1	2	3	4	5
67. 有想摔坏或破坏东西的冲动	1	2	3	4	5
68. 有一些别人没有的想法或念头	1	2	3	4	5
69. 感到对别人神经过敏	1	2	3	4	5
70. 在商店或电影院等人多的地方感到不自在	1	2	3	4	5
71. 感到任何事情都很困难	1	2	3	4	5
72. 一阵阵恐惧或惊慌	1	2	3	4	5
73. 感到在公共场合吃东西很不舒服	1	2	3	4	5
74. 经常与人争论	1	2	3	4	5
75. 单独一个人时神经很紧张	1	2	3	4	5
76. 别人对你的成绩没有做出恰当的评价	1	2	3	4	5
77. 即使和别人在一起也感到孤单	1	2	3	4	5
78. 感到坐立不安、心神不定	1	2	3	4	5
79. 感到自己没有什么价值	1	2	3	4	5
80. 感到熟悉的东西变成陌生或不像是真的	1	2	3	4	5

续表

项目	没有	很轻	中等	偏重	严重
81. 大叫或摔东西	1	2	3	4	5
82. 害怕会在公共场合昏倒	1	2	3	4	5
83. 感到别人想占你的便宜	1	2	3	4	5
84. 为一些有关性的想法而苦恼	1	2	3	4	5
85. 你认为应该因为自己的过错而受到惩罚	1	2	3	4	5
86. 感到要赶快把事情做完	1	2	3	4	5
87. 感到自己的身体有严重的问题	1	2	3	4	5
88. 从未感到和其他人很亲近	1	2	3	4	5
89. 感到自己有罪	1	2	3	4	5
90. 感到自己的脑子有毛病	1	2	3	4	5

注：本量表内容量大，反映症状丰富，较能准确刻画出患者自觉症状的特点，可作为了解患者心理问题的一种评定工具。总分越低，病情越轻；总分越高，病情越重。

表 13A-6 UCLA（University of California，Los Angeles，UCLA）孤独感自评量表

表中有 20 条孤独感自评文字，请仔细阅读每一条，然后根据个人的实际情况，在最适合个人情况的数字下画一个"√"。

项目	从不	很少	有时	一直
1. 你常感到与周围人的关系和谐吗?	4	3	2	1
2. 你常感到缺少伙伴吗?	1	2	3	4
3. 你常感到没有人可以信赖吗?	1	2	3	4
4. 你常感到寂寞吗?	1	2	3	4
5. 你常感到属于朋友中的一员吗?	4	3	2	1
6. 你常感到与周围的人有很多共同点吗?	4	3	2	1
7. 你常感到与任何人都不亲密吗?	1	2	3	4
8. 你常感到你的兴趣与想法与周围的人不一样吗?	1	2	3	4
9. 你常感到想要与人来往、结交朋友吗?	4	3	2	1
10. 你常感到与人亲近吗?	4	3	2	1
11. 你常感到被人冷落吗?	1	2	3	4
12. 你常感到你与别人来往毫无意义吗?	1	2	3	4
13. 你常感到没有人很了解你吗?	1	2	3	4
14. 你常感到与别人隔开了吗?	1	2	3	4
15. 你常感到当你愿意时你就能找到伙伴吗?	4	3	2	1
16. 你常感到真正有人理解你吗?	4	3	2	1

续表

项目	从不	很少	有时	一直
17. 你常感到羞怯吗？	1	2	3	4
18. 你常感到人们围着你但并不关心你吗？	1	2	3	4
19. 你常感到有人愿意与你交谈吗？	4	3	2	1
20. 你常感到有人值得你信赖吗？	4	3	2	1

注：该量表用于测量患者对社会交往的渴望与实际水平的差距而产生的孤独感，偏重于个体的主观体验。本量表共20个项目，4级评分，得分越高表示孤独程度越高。其中1、5、6、9、10、15、16、19、20反向计分。

表13A-7 心理韧性量表

表中有25条关于心理韧性自评的文字，请仔细阅读每一条，然后根据个人最近一个月内的实际情况，在最适合个人情况的数字下画一个"√"。

项目	从不	很少	有时	经常	一直
1. 我能适应变化	0	1	2	3	4
2. 我有亲密、安全的关系	0	1	2	3	4
3. 有时，命运或上帝能帮忙	0	1	2	3	4
4. 无论发生什么我都能应对	0	1	2	3	4
5. 过去的成功让我有信心面对挑战	0	1	2	3	4
6. 我能看到事情幽默的一面	0	1	2	3	4
7. 应对压力使我感到有力量	0	1	2	3	4
8. 经历艰难或疾病后，我往往会很快恢复	0	1	2	3	4
9. 事情发生总是有原因的	0	1	2	3	4
10. 无论结果怎样，我都会尽自己最大努力	0	1	2	3	4
11. 我能实现自己的目标	0	1	2	3	4
12. 当事情看起来没什么希望时我不会轻易放弃	0	1	2	3	4
13. 我知道去哪里寻求帮助	0	1	2	3	4
14. 在压力下，我能够集中注意力并清晰思考	0	1	2	3	4
15. 我喜欢在解决问题时起带头作用	0	1	2	3	4
16. 我不会因失败而气馁	0	1	2	3	4
17. 我认为自己是个强有力的人	0	1	2	3	4
18. 我能做出不寻常的或艰难的决定	0	1	2	3	4
19. 我能处理不快乐的情绪	0	1	2	3	4
20. 我不得不按照预感行事	0	1	2	3	4
21. 我有强烈的目的感	0	1	2	3	4
22. 我感觉能掌控自己的生活	0	1	2	3	4

续表

项目	从不	很少	有时	经常	一直
23. 我喜欢挑战	0	1	2	3	4
24. 我努力工作以达到目标	0	1	2	3	4
25. 我对自己的成绩感到骄傲	0	1	2	3	4

注：该量表分为乐观、力量和坚韧 3 个维度共 25 个条目，中文版量表的克隆巴赫系数为 0.91，适合中国人群使用。采用 Likert 5 级评分法，选项从"从不"到"一直"分别赋以 0 ~ 4 分，总分为 0 ~ 100 分，得分越高，说明心理韧性水平越高。

表 13A-8　人际敏感量表（Interpersonal Sensitivity Measure，IPSM）

表中有 36 条关于人际敏感性测量的自评文字，请仔细阅读每一条，然后根据个人的实际情况，在最适合个人情况的数字下画一个"√"。

项目	非常不符合	比较不符合	比较符合	非常符合
1. 当我和人们说再见时，我感到不安全	1	2	3	4
2. 我担心我对别人的影响	1	2	3	4
3. 我避免说出我的想法因为害怕被拒绝	1	2	3	4
4. 见到新朋友我感到很不自在	1	2	3	4
5. 如果别人知道真实的我，他们就不会喜欢我	1	2	3	4
6. 当我处于亲密关系的时候，我感到很安全	1	2	3	4
7. 我不会因为害怕我可能伤害他们而生气	1	2	3	4
8. 和朋友吵架后，我感到不舒服，直到我平静下来	1	2	3	4
9. 我总是知道别人的感受	1	2	3	4
10. 我担心会因为我说过或做过的事情而受到批评	1	2	3	4
11. 如果有人不回应我，我总是会注意到	1	2	3	4
12. 我担心失去与我亲近的人	1	2	3	4
13. 我觉得人们一般都喜欢我	1	2	3	4
14. 我会做一些我不想做的事情，而不是冒犯或冒犯某人	1	2	3	4
15. 我只能说我所做的事情在别人告诉我的时候是好的	1	2	3	4
16. 我将尽我所能去取悦与我亲近的人	1	2	3	4
17. 当我和别人说再见时，我感到很焦虑	1	2	3	4
18. 当别人称赞我时，我感到很高兴	1	2	3	4
19. 我害怕我的感情会压倒别人	1	2	3	4
20. 我可以让别人感到快乐	1	2	3	4
21. 我觉得对别人生气很不容易	1	2	3	4

续表

项目	非常不符合	比较不符合	比较符合	非常符合
22. 批评别人会让我担心	1	2	3	4
23. 如果有人批评我做的某件事，我会感觉很糟糕	1	2	3	4
24. 如果其他人知道我真正喜欢什么，他们就会减少对我的关心	1	2	3	4
25. 我总是避免被批评	1	2	3	4
26. 我永远不能确定是否有人对我很满意	1	2	3	4
27. 我不喜欢人们真正了解我	1	2	3	4
28. 如果有人惹恼了我，我就不能轻易地把这件事放下	1	2	3	4
29. 我觉得别人不理解我	1	2	3	4
30. 我担心别人对我的看法	1	2	3	4
31. 我不会感到快乐，除非我认识的人喜欢我	1	2	3	4
32. 我对任何人都不粗鲁	1	2	3	4
33. 我担心伤害到别人的感情	1	2	3	4
34. 当有人对我生气时，我会感到很受伤	1	2	3	4
35. 我的价值很大程度上取决于别人对我的看法	1	2	3	4
36. 我关心人们对我的感觉	1	2	3	4

注：该量表为自评量表，共36个条目，5个分量表：人际觉知、认同需要、分离焦虑、羞怯、脆弱的内在自我，采用4点计分法。量表总分越高，表示人际敏感性越强。

表 13A-9　健康调查简表（The medical outcomes study 36-item short form health survey，SF-36）

表中有 11 条关于健康调查的自评文字，请仔细阅读每一条，然后根据个人的实际情况，在最适合个人情况的选项前画一个 "√"。

条目	内容	评分					
		1分	2分	3分	4分	5分	6分
1	总体来讲，你的健康状况是？	□差	□一般	□好	□很好	□非常好	—
2	跟1年以前比，你觉得自己的健康状况变化是？	□比1年前好多了	□比1年前好一些	□跟1年前差不多	□比1年前差一些	□比1年前差多了	—
3	以下这些问题都和日常活动有关。请想一想，你的健康状况是否限制了这些活动？如果有限制，程度如何？						
	① 重体力活动。如跑步举重、参加剧烈运动等	□限制很大	□有些限制	□毫无限制	—	—	—
	② 适度的活动。如移动一张桌子、扫地、打太极拳、做简单体操等	□限制很大	□有些限制	□毫无限制	—	—	—
	③ 手提日用品。如买菜、购物等	□限制很大	□有些限制	□毫无限制	—	—	—
	④ 上几层楼梯	□限制很大	□有些限制	□毫无限制	—	—	—
	⑤ 上一层楼梯	□限制很大	□有些限制	□毫无限制	—	—	—
	⑥ 弯腰、屈膝、下蹲	□限制很大	□有些限制	□毫无限制	—	—	—
	⑦ 步行1 500 m 以上的路程	□限制很大	□有些限制	□毫无限制	—	—	—
	⑧ 步行1 000 m 的路程	□限制很大	□有些限制	□毫无限制	—	—	—
	⑨ 步行100 m 的路程	□限制很大	□有些限制	□毫无限制	—	—	—
	⑩ 自己洗澡、穿衣	□限制很大	□有些限制	□毫无限制	—	—	—

续表

条目	内容	评分					
		1分	2分	3分	4分	5分	6分
4	在过去4个星期里，你的工作和日常活动有无因为身体健康的原因而出现以下这些问题？						
	①减少了工作或其他活动时间	□是	□不是	—	—	—	—
	②本来想要做的事情只能完成一部分	□是	□不是	—	—	—	—
	③想要干的工作或活动种类受到限制	□是	□不是	—	—	—	—
	④完成工作或其他活动困难增多（比如需要额外的努力）	□是	□不是	—	—	—	—
5	在过去4个星期里，你的工作和日常活动有无因为情绪的原因（如压抑或忧愁）而出现以下这些问题？						
	①减少了工作或活动时间	□是	□不是	—	—	—	—
	②本来想要做的事情只能完成一部分	□是	□不是	—	—	—	—
	③干事情不如平时仔细	□是	□不是	—	—	—	—
6	过去4个星期里，你的健康或情绪不好在多大程度上影响了你与家人、朋友、邻居或集体的正常社会交往？	□影响非常大	□影响很大	□中等影响	□有一点影响	□完全没有影响	—
7	在过去4个星期里，你有身体疼痛吗？	□很严重疼痛	□严重疼痛	□中等疼痛	□有一点疼痛	□稍微有一点疼痛	□完全没有疼痛

续表

条目	内容	评分					
		1分	2分	3分	4分	5分	6分
8	（如果条目7为完全没有疼痛，请完成此选项）在过去4个星期里，你的身体疼痛影响了你的工作和家务吗？	—	□影响非常大	□影响很大	□中等影响	□有一点影响	□完全没有影响
	（如果条目7为有疼痛，请完成此选项）在过去4个星期里，你的身体疼痛影响了您的工作和家务吗？	□影响非常大	□影响很大	□中等影响	□有一点影响	□完全没有影响	—
9	以下这些问题是关于过去1个月里你自己的感觉，对每一条问题所说的事情，你的情况是什么样的？						
	① 你觉得生活充实	□没有这种感觉	□小部分时间	□一部分时间	□比较多时间	□大部分时间	□所有的时间
	② 你是一个敏感的人	□所有的时间	□大部分时间	□比较多时间	□一部分时间	□小部分时间	□没有这种感觉
	③ 你的情绪非常不好，什么事都不能使你高兴起来	□所有的时间	□大部分时间	□比较多时间	□一部分时间	□小部分时间	□没有这种感觉
	④ 你的心理很平静	□没有这种感觉	□小部分时间	□一部分时间	□比较多时间	□大部分时间	□所有的时间
	⑤ 你做事精力充沛	□没有这种感觉	□小部分时间	□一部分时间	□比较多时间	□大部分时间	□所有的时间
	⑥ 你的情绪低落	□所有的时间	□大部分时间	□比较多时间	□一部分时间	□小部分时间	□没有这种感觉
	⑦ 你觉得筋疲力尽	□所有的时间	□大部分时间	□比较多时间	□一部分时间	□小部分时间	□没有这种感觉
	⑧ 你是个快乐的人	□没有这种感觉	□小部分时间	□一部分时间	□比较多时间	□大部分时间	□所有的时间
	⑨ 你感觉厌烦	□所有的时间	□大部分时间	□比较多时间	□一部分时间	□小部分时间	□没有这种感觉
10	不健康影响了你的社会活动（如走亲访友）	□所有的时间	□大部分时间	□比较多时间	□一部分时间	□小部分时间	□没有这种感觉

续表

条目	内容	评分					
		1分	2分	3分	4分	5分	6分
11	请看下列每一条问题，哪一种答案最符合你的情况?						
	① 我好像比别人容易生病	□ 绝对正确	□ 大部分正确	□ 不能肯定	□ 大部分错误	□ 绝对错误	—
	② 我跟周围人一样健康	□ 绝对错误	□ 大部分错误	□ 不能肯定	□ 大部分正确	□ 绝对正确	—
	③ 我认为我的健康状况在变坏	□ 绝对正确	□ 大部分正确	□ 不能肯定	□ 大部分错误	□ 绝对错误	—
	④ 我的健康状况非常好	□ 绝对错误	□ 大部分错误	□ 不能肯定	□ 大部分正确	□ 绝对正确	—

注：本表各条目可分 8 个维度。①生理功能维度：条目 3，评价患者健康状况是否影响了日常的生理活动；②生理职能维度：条目 4，评价由于生理健康问题所造成的对生活、社会活动所造成的限制；③躯体疼痛维度：条目 7、8，评价疼痛程度以及疼痛对日常活动的影响；④一般健康状态维度：条目 1、10，测量患者对自身健康状态及发展评估；⑤精力维度：条目 9 下选项 1、5、7、9，测量患者对自身精力和疲劳程度的主观感受；⑥社会功能维度：条目 6，条目 9 下选项 10，测量生理和心理问题对社会活动所造成的影响程度；⑦情感职能维度：条目 5，测量由于情感问题所造成的对生活、社会活动的限制；⑧精神健康维度：条目 9 下选项 2、3、4、6、8，测量主观感受四类精神健康，心理激动、失控、压抑、抑郁。前 4 个维度关于生理健康，后 4 个维度关于心理健康。

对 SF-36 量表的原始数据进行评分，计算各条目积分之和，得到各条目积分后将其转换为 0 到 100 的标准分，其转换方法为：每一维度的得分为原始分，转化成标准分（百分制）的公式为：标准积分＝[（实际评分－最低可能评分）/该方面可能的最高得分与最低得分之差] × 100。每一维度最大可能评分为 100，最小可能评分为 0，8 个维度评分之均值为综合评分。综合评分越高，所代表的功能损害越轻，患者的生活质量感好。

【附 13-B】部分心理调适方法

1. 松弛疗法

（1）在安静的环境中，采取舒适放松的坐位或卧位，做 3 次深呼吸，每次呼吸持续 5～7 s，然后按指导语以及规定的程序进行肌肉的收缩-放松训练，每次肌肉收缩 5～10 s，然后放松 30～40 s，每次训练 20～30 min。

（2）紧握右手，慢慢地从 1 数到 5，然后很快地放松右手。重复进行，注意放松后的温暖感觉。

（3）某一肌肉群放松后，再转换到另一肌肉群，从手部开始，其顺序为左手、双臂、头颈部、肩部、胸部、背部、腹部、大腿、小腿、脚部，最后做到全身放松。

2. 正念练习技术

（1）观呼吸：首先将自己的坐姿调整到一个舒服的姿态，将注意力集中在自己的呼吸上，呼气时关注自己的鼻子，吸气时关注自己隆起的腹部（丹田），使呼吸"匀、慢、细、长"。一呼一吸为 1 轮，9 轮为一组。

（2）身体扫描：在一个轻松、安静的环境中躺下（如无法躺下，也可放松地坐下），双臂自然放在身体两侧，双腿自然分开，闭上眼睛，从上至下，由外至内依次感受身体的每个部位是冷、热、痒、麻、痛、干、湿，还是其他特别的感觉。觉察身体的各个部位是否有紧张感或不适感？无论是否喜欢，都去觉察可能存在的感觉。然后觉察身体的紧绷或放松的程度，并逐步放松身体，让身体逐渐进入松弛的状态。

（3）冥想：①找一个安静、光线暗的环境，排除一切可干扰的因素，手机暂时关机或静音，确保无人打扰，有利于快速进入冥想状态。②脱掉鞋子，做出打坐的姿势，双手掌心自然扣到膝盖上，深呼吸，想着从自己的额头开始，一直到全身，依次放松，渐渐地会找到放松的感觉。③进入状态：这是最关键的一步，集中注意力，留意自己的呼吸，从鼻腔到肺部，有杂念立马清除，好像没有自己的存在，只有世界和呼吸。④感受安静的美好：慢慢会感觉到自己的身体越来越沉重，似乎和周围的环境化为一体，外界的正能量源源不断进入躯体，身体得到了深度的休息，血管里充满了正能量。⑤结束：慢慢从冥想中醒来，会感觉到神清气爽。

3. 音乐疗法

音乐疗法指通过聆听音乐等感受音乐带来的美好意境，获得心灵上的享受、情感上的满足，从而使不良情绪得以排解。音乐疗法包括音乐创造、歌唱、肢体移动及聆听音乐。音乐可以通过刺激大脑皮质，使人对外界的感觉减弱，同时能够唤起人愉快的思想联系和情绪，暂时忘记现实环境，对情绪改善有一定作用，可以缓解焦虑、忧郁，促进放松、宁静，宣泄情绪，引起联想，促进睡眠。

4. 认知行为疗法

认知行为疗法是一种通过改变不良认知（如担忧）和不良行为（如逃避）来改

善不良情绪和相关身体反应的一种心理治疗方法。取得患者的信任，倾听患者诉说其痛苦和委屈，了解其在学习、工作、恋爱及婚姻家庭中的一些矛盾冲突、应对方式、情绪反应以及对本病的感受和认识，和患者一起讨论症状与自己的认识之间的关系，让患者逐步找出自己错误的认知，最终达到正确认知的重建，帮助患者树立战胜疾病的信心，然后通过放松训练、正念疗法等改变不良行为的一种治疗方法。

5. 提升积极情绪的方法

（1）保持真诚：不真诚的积极情绪是消极情绪的伪装。

（2）找到生命的意义：在日常生活中找到积极生命的意义。

（3）品味美好：从好的事情中寻找好的方面，将积极的事物变得更加积极。

（4）数数福气：将看似平凡的小事件当成福气。

（5）计算善意：善意和积极情绪相辅相成，认识到自己的善意举动，就能启动良性循环。

（6）体验心流：沉浸体验、最佳体验。

（7）将梦想形象化：为自己构想美好的未来，并将之形象化、具体化。

（8）与他人交流：通过与他人交流，获得更多的积极体验。

（9）增加户外活动：户外活动可以让你看得更远并拓展你的思维，对更多的事物感觉良好。

（10）建立积极情绪档案袋：将那些带给你积极情绪的事物和纪念品放在一起，装进一个档案袋，不断发展与更新它们。

6. 增强自尊的方法

（1）做一个务实的人：不要总是拿自己与别人进行比较，只需专注把自己的事做好。

（2）专注于你的成就：每天临睡前稍稍花几分钟想想自己又做到了什么，只要有了进步或做了尝试，就给自己一个奖励。

（3）时常关注自己的内心，不要过于纠结外部环境或具体事件。

（4）积极参与自己的生活：为自己树立目标，并把实现这一目标分成有规律的、容易做到的小步骤。

（5）进行积极的心理想象：想象自己是成功者，为了想成为的那种人勾画出清晰的影像，并且在脑海里重复这种想象。

（6）想那些积极的方面，清除那些消极的，甚至会伤害自己的想法，现实和乐观地思考怎样应对挫折和挑战。

（7）要真正地感恩：把对生活所有幸福的感激都表达出来，可以借助感恩日记或周记来感恩那些曾经帮助过你或把爱带进你生命的人们，通过这种方式不断加深对感恩的理解和感悟。

（8）练习健康的自我照顾：吃有营养的食物、保证充足的睡眠、进行有规律的锻炼，在自己的日程表中空出放松休息的时间。

（9）冥想：最好能够每天冥想，想一想平和安宁、令人愉快和幸福的事。冥想能够帮助你把想法指引向积极的方面。

（10）用健康的方式来满足自己的需要：既要明确自己的观点、坚定自己的想法，又要对周围的人都表示尊重。

7. 提高心理韧性的方法

（1）理解苦难和挫折的积极意义，积极看待生命中的麻烦和挑战。

（2）建立起一个个大大小小的希望，在追寻希望的路上品味实现希望带来的积极情绪。

（3）面对不良事件时，采用有效的调适方法，减少不良情绪体验。

（4）理性看待自己的情绪，认识到情绪产生的本质是想法而非事件本身，不被情绪主导。

（5）理性看待好事和坏事，用乐观的解释风格看待生活中的不良事件。

（6）了解不同情境下不同应对方式的效果，放弃不良应对方式，练习采用有效的应对方式。

（7）发现并总结生活中的经验，掌握问题的解决策略，提高问题的解决能力。

（8）了解自己及他人的品格优势，运用品格优势应对挫折事件。

（9）加强身体锻炼，增强体能，发展个人运动和才艺能力。

（10）掌握放松方法，使身体进入从容宁静的状态。

（卞秋桂　朱爱芳）

参 考 文 献

［1］盖笑松，林东慧，吴晓靓，等 . 积极心理学［M］. 上海：上海教育出版社，2019.

［2］沈雪妹，耿德勤，陈建云 . 医学心理学［M］. 上海：上海交通大学出版社，2006.

［3］于肖楠，张建新 . 自我韧性量表与 Connor–Davidson 韧性量表的应用比较［J］. 心理科学，2007（35）：1169–1171.

［4］张红玉，栗艳 . 人际敏感量表中文版的初步修订［J］. 山西职工医学院学报，2018，28（1）：13–16.

第十四章

健康教育

良好的健康教育有助于提高患者对疾病的认知水平和自我管理能力，减少疾病复发及相关并发症的发生。本章重点介绍 IBD 健康教育的主要内容和指导策略及方法，为临床医护人员提供参考。

第一节　健康教育的内容

健康教育作为自我管理策略，是提高患者治疗依从性的有效措施。系统的、科学的、个性化的健康教育，能有效控制疾病的发展，炎症性肠病患者的健康教育应从疾病发展及转归、用药管理、营养支持、康复运动、心理疏导、妊娠和生育、自我管理能力等方面引导患者逐步认识并掌握疾病知识，不断提高自我效能，从而实现行为改变。

一、疾病发展及转归

教会患者了解并掌握疾病知识，认识疾病的发生、发展和可能的转归是配合治疗、进行自我管理的基础。介绍疾病的诱因、发病机制及主要临床表现，识别常见并发症的症状与体征，了解可能出现的肠外表现，指导患者正确运用疾病评分量表［改良 Mayo 评分表（UC）、克罗恩病活动指数（Crohn's disease activity index，CDAI）表］进行自我监测；指导患者正确识别疾病复发或加重征兆，正确判断就诊时机；介绍疾病诊断常用的检查方法、治疗方法及疗程；帮助患者了解各种治疗方法所需要的医疗费用和预后情况；介绍定期复查时间，各类检查的目的、注意事项及配合的方法，帮助患者树立主动参与疾病治疗的理念，提高患者就医依从性。

二、用药管理

IBD 是以药物治疗为主的内科性疾病，在临床治疗过程中，医师会根据患者的个体差异，选择不同种类的药物治疗，临床护士要掌握 IBD 药物治疗现状及进展，教会患者掌握所服药物的名称、作用、剂量、用法及不良反应，告知患者持续用药的重要性和必要性，指导患者遵循规范的用药原则，坚持长期、全程用药，不可随意更换药物或停药，做好终身服药的准备。在进行药物治疗过程中，做好相应观察指标的监测，如药物浓度及血常规、C 反应蛋白、红细胞沉降率等炎性指标，激素治疗患者是否遵医嘱按剂量服药，使用生物制剂患者是否按时用药，了解患者服药依从性，并将监测结果反馈给医师以便动态调整用药方案，直至能够维持缓解。

三、营养支持

营养支持治疗已成为 IBD 治疗的主要手段之一，包括肠内营养和肠外营养。

（一）肠内营养

IBD 患者在进行营养支持治疗时，应根据病情轻重程度，采取不同的营养方式，推荐遵循"只要肠道有功能，就应该使用肠道，即使部分肠道有功能，也应该使用这部分肠道"的原则，首选肠内营养。肠内营养根据患者病情和对肠内营养治疗的耐受性及依从性酌情选择口服或管饲。可经口进食者，鼓励自行进食，做好饮食宣教。IBD 患者的饮食指导应遵循少量分次、平衡饮食的原则，每日可摄入高蛋白质、低脂肪、富含维生素及必需微量元素的食物，建议少食多餐，避免进食难消化的粗纤维、生、冷、油腻及刺激性食物；禁用煎炸食品、浓烈刺激的调味品；合并消化道出血、肠狭窄等情况时，还需制订特殊的营养治疗方案，并根据病情变化不断调整；建议疾病缓解期患者利用"排除饮食法"，采用"饮食日记"排查引起腹痛、腹胀等不适的食物，并列为不耐受食物，建立个性化饮食方案；在增加食物种类时逐渐过渡，由单一到复杂，每次增加一个种类，无不适感后再增加其他种类，养成健康的饮食习惯。当日常饮食不能满足患者营养需求时，需添加口服营养制剂，临床护士应教会患者正确配制和服用营养制剂的方法；经鼻管饲者，需指导患者掌握鼻饲管的日常维护、营养泵输注流程和鼻饲管的日常维护，如营养液的管饲推注速度及冲管手法和频次；教会患者正确判断管路的位置及处理管路堵塞的方法。

（二）肠外营养

需要营养支持治疗的 IBD 患者若有 EN 禁忌或无法达到有效剂量时，应予肠外营养治疗。护士需向患者介绍肠外营养的目的、作用、注意事项；输注 TPN 的过程中注意观察有无脱水、发热、电解质紊乱及胃肠道反应，关注与营养相关的实验室指标，并定期监测，做好相应的健康教育；按照静脉输液治疗的要求做好导管相关性血流感染的预防，避免静脉穿刺和置管有关的并发症。

四、康复运动

IBD 患者因担心疾病加重或自身体力限制等因素，活动量减少，甚至不敢活动。随着"康复医学"的发展，IBD 患者的康复锻炼越来越受到专业人士的关注。多数专家认为适度的运动可能会改善 IBD 患者的免疫反应、生活质量、疲乏、压力、心理状况、营养状况、骨密度及肌肉质量与力量，减轻一些潜在并发症，如静脉血栓栓塞症。结合患者的不同病程阶段进行运动指导，卧床期间，指导患者做肢体的肌力锻炼、踝泵运动、卧位呼吸操，预防肌肉失用性萎缩、坠积性肺炎、压力性损伤、静脉血栓等并发症；患者下床活动期间，指导患者做一些肢体拉伸动作；如打太极、练八段锦等，甚至可为 IBD 患者量身定制康复运动操；疾病维持缓解期、指导患者做跑步、游泳等有氧运动、仰卧起坐、俯卧撑等非器械性抗阻运动。锻炼时遵循康复医师建议的"酸加、痛减、麻停"运动原则，进行中等强度体力活动 ①。

五、心理疏导

IBD 病因不明，病情反复，迁延不愈，尤其是排便次数增多，给患者日常生活带来困扰，造成自卑、焦虑、恐惧心理并伴有不同程度的病耻感。这些负性情绪使 IBD 患者心理愈发脆弱。

IBD 专科护士应配合心理治疗师对患者进行心理评估，聚焦患者焦点心理问题，进行心理疏导，不断赋能，调节患者的负性情绪；教会患者通过听音乐、运动、暗示、转移注意力等方法调节情绪，鼓励患者多与家人和朋友交流，以积极的心态及平和的情绪面对疾病，树立信心，消除紧张情绪，避免不良刺激，自觉地配合治疗。

六、妊娠和生育

IBD 具有一定的遗传倾向，指导 IBD 育龄患者正确认识妊娠和生育，关注患者心理健康，做好备孕准备，是临床护士应该关注的问题。因此，在进行健康宣教时，应向 IBD 患者宣传疾病缓解期可正常生育的理念，指导育龄患者遵医嘱规范治疗，维持疾病缓解；咨询 IBD 专家，进行生育力、疾病遗传性、妊娠时机的咨询及相关治疗药物的调整；在内镜下黏膜愈合的状态下进行妊娠，妊娠前至少 3 个月无使用糖皮质激素缓解；妊娠期间遵医嘱服用有效药物以维持缓解治疗，病情加重时需进

---

① 中等强度体力活动：护士运用"国际体力活动水平问卷（international physical activity questionnaire，IPAQ）（长卷）"，参照 IPAQ 国际体力活动公共卫生指南的评价标准进行体力活动水平的评价。教会患者运用"Borg（伯格）指数"，[当患者自觉心悸、呼吸困难或气短加重、出现大汗、疼痛（胸痛、强烈头痛或强烈腹痛）或疲劳等不适症状时停止运动] 自我评估。

行影像学和内镜检查评估病情，及时控制症状，如需抗凝治疗、肛瘘处理或手术者，做好相应的护理配合及健康教育；进入分娩阶段，向患者宣教需在产科医师和 IBD 医师的共同决策的指导下选择合适的分娩方式，告知剖宫产并非唯一选择；哺乳期仍需遵医嘱用药，服用糖皮质激素剂量 > 40 mg/d 者，建议服药后 4 h 再哺乳；必须使用抗生素和服用巯嘌呤类药物的患者，建议人工喂养；妊娠期接受生物制剂治疗的患者，建议婴儿接种活疫苗时间至少推迟至出生后 6 个月。

七、自我管理能力

单纯的知识教育虽然能增强患者对疾病的认知，但不能促使健康行为的改变，IBD 患者急性期主要在医院接受治疗，进入缓解期后，需居家进行维持治疗，医护人员应指导患者掌握相关的自我管理内容及自护技能，并通过定期随访，持续评估，提升患者的自我管理能力。

（一）医疗行为管理

包括用药管理、定期就诊、规律锻炼、调理饮食等，其中药物依从性管理是自我管理的核心部分。

（二）角色管理

尽量让生活如常，保持正常的社会角色，进行正常的工作、学习和社交，培养一定的兴趣爱好等。

（三）旅行期间的自我管理

对于需出差或计划外出旅行的患者，应指导患者做好充分的准备，保障外出期间的生活和医疗安全。外出前咨询专科医师，根据医师建议，详细了解在外注意事项和目的地的卫生条件，可从相关世界卫生组织（World Health Organization，WHO）网站查阅目的地的传染病流行情况，确定是否需要自备常用药物、针对性地接种疫苗，已经进行免疫抑制治疗的患者应在停止免疫抑制剂至少 4 周后再进行接种，对不能停止免疫抑制治疗的患者应取消旅行计划；建议选择一些运动量适中、地区不偏僻、方便就医的景点；出国旅行者，建议购买机票时选择出入方便的座位，并学习一些询问厕所位置的语句，同时留意酒店周边的医院及药房，以便就医；行李中携带病历本，备齐足够的药物，注明药物的中英文名称；注意饮食安全，可事先电话或网上查询意向餐馆的菜单，了解烹调方式和食物种类；有造口的患者带齐辅助用品，保证及时更换敷料；乘坐长途交通工具时，穿着宽松舒适衣服，定期走动，活动脚踝和小腿肌肉，穿弹力袜等避免静脉血栓形成。

（四）自护技能

指导行肠内营养支持的患者掌握喂养的方式、营养泵的操作、营养液的配制方法、管饲的手法及外出旅行出差时的护理；经造瘘口喂养的患者需要掌握管路的维护方法、造瘘口周围皮肤的护理。经外科手术保留造口的患者——帮助患者学会造口袋的更换方法、造口周围皮肤的护理及排便性质的观察；需要中药灌肠治疗的患者，指导其掌握中药的配制、灌肠的流程、插管的手法和角度以及保留的时间等，帮助患者掌握相关的护理操作流程，提高自护技能。

八、特殊治疗

有条件行白细胞吸附、粪菌移植及中医治疗等特殊治疗的机构，临床护士应掌握这些特殊治疗的最新进展，指导患者了解此类治疗的目的、方法、不良反应及配合要点，还需要让患者了解目前能开展此类治疗的医疗机构及就医途径。

九、疫苗接种

疫苗接种是 IBD 患者非常关心的问题，临床护士应指导患者在计划接种疫苗前咨询 IBD 专科医师，明确疫苗接种禁忌和注意事项，在严格遵守 IBD 患者接种疫苗的原则下进行计划接种。

正在使用免疫调节治疗的 IBD 患者不应该接种活病毒疫苗；母亲在妊娠 27 周后使用过生物制剂（赛妥珠单抗除外）的新生儿应在出生后 6 个月内避免接种活疫苗外，接种灭活疫苗的时间不受限制，与其他婴儿的接种程序一致；未接受免疫抑制治疗的 IBD 患儿可常规接种疫苗，接受免疫抑制治疗的患儿应避免接种活疫苗；新诊断 IBD 患者、疾病缓解期或使用免疫抑制剂前尽可能进行 HBV 疫苗接种；正在使用免疫抑制剂的 IBD 患者推荐接种肺炎链球菌和流感病毒疫苗；建议使用免疫抑制程度较低的生物制剂（如维多珠单抗和乌司奴单抗）老年患者，接种带状疱疹疫苗；推荐 IBD 患者尽早接种新冠疫苗，但要与其他疫苗间隔 2 周以上，暂不建议接受免疫抑制治疗的 IBD 患者接种活疫苗，接受高剂量全身性糖皮质激素治疗患者接种新冠疫苗的有效性会降低，需在专科医师指导下确定合适的疫苗接种时间。

IBD 患者的健康教育贯穿疾病全过程，疾病不同阶段健康教育内容侧重点不同，临床护士在进行健康教育过程中应根据患者的治疗方案及实际需求制订个体化健康教育计划，帮助患者掌握疾病知识、积极配合治疗、平稳度过急性期，达到维持缓解、降低复发的目标。

（王倩　关玉霞）

第二节　健康教育指导策略与方式

　　健康教育是有目标、有计划、有组织、有系统、有评价的教育活动，IBD 患者的健康教育内容涉及患者的生理、心理和精神各方面的问题，为保证健康教育效果，临床护士应制订科学的健康教育指导策略，选择合适的健康教育方式，为患者实施个体化的健康教育。

　　健康教育的关键步骤应该是：评估患者健康需求、确定健康教育目标、制订教育计划、实施教育计划和评价教育效果。IBD 患者在进行健康教育前，须进行完善的护理评估，包括疾病相关情况，患者的学习能力和态度，社会文化背景，心理状况，学习需求等。根据评估结果，制订不同病程的健康教育目标，鼓励患者及其家属共同参与制定目标和健康教育计划，选择合适的教育模式和途径，保证教育计划的实施。在每一次健康教育之后，临床护士通过直接 / 间接观察、询问、量表 / 问卷等方式评价健康教育效果，如未达预期目标可再次宣教，确保健康宣教贯穿于 IBD 患者的疾病全过程。IBD 患者健康教育模式和途径主要有以下几方面。

一、常见的健康教育模式

（一）临床护士主导的健康教育模式

1. 传统模式

　　护士通过面对面口头传授、组织患者参加健康教育讲座、发放 IBD 健康教育手册等方式进行健康教育知识传授。此模式简单易行，健康宣教手册方便患者随时翻阅，但健康教育内容过于宽泛，不能结合患者个体的疾病特点和需求，护士的专业水平不同，宣教的效果不同，同时缺乏规范的效果评价方法。

2. 健康教育路径模式

　　根据患者在疾病发生、发展和转归阶段对健康教育知识的不同需求，参考临床路径原理和标准计划，为 IBD 住院患者制订健康教育路径表，保证健康教育贯穿于患者住院全过程，调动患者参与治疗的主动性和积极性。

3. 电话随访、家庭访视性个体教育

　　护士通过电话随访、家庭访视的方式对出院患者进行一对一的健康教育。电话随访方式较为便捷有效，已被临床广泛运用；家庭访视时护士直接与患者进行沟通、评价健康教育效果、适时调整健康教育内容、保障良好的健康教育效果，但需投入大量人力、物力、财力和时间，且只能在同一个地区或城市开展，不能保证所有患者得到上门访视的教育，目前尚未全面推行。

（二）患者主导的健康教育模式

1. 访谈方式

以授权教育为基础，在了解患者一般情况基础上，采用半结构化访谈方式与患者进行深入访谈，引导患者说出健康需求和问题，明确患者现存的主要问题，通过诱导提问，鼓励患者宣泄情绪，引导患者明确问题本质、主动进行疾病自我管理。

2. 互动式健康教育

（1）目标式健康教育模式：综合评估患者的基础上，制定目标性健康教育计划，向患者发放健康教育宣教手册，在其阅读理解手册内容后，护士再进行讲解，待患者对健康教育知识初步掌握后，护士提问相关宣教知识，评价患者对IBD知识的掌握程度，针对掌握不足内容再进行指导，以期达到更好的健康教育效果。

（2）互动式健康教育法：与患者建立良好的护患关系，充分评估患者的疾病情况，依据患者个体化需求制订健康教育目标，并告知患者及其家属，护患共同选择健康教育方式，由责任护士具体执行，通过口头讲解、操作演示（如灌肠）等方式进行指导，在宣教过程中听取患者及其家属反馈，并进行改进。

（3）优势内容递增健康教育法：制订合理的健康教育计划和内容，根据疾病不同阶段，选择合适的知识和时间进行健康教育，并适时给予针对性心理干预。通过护士引导，患者可自主优先选择最希望获取的健康教育知识内容，最容易接受的健康教育方式，促进患者及其家属主动学习健康教育知识。

（4）强化健康教育：是指在常规药物、饮食、运动等健康教育内容的基础上，在患者住院、出院期间不断强化相应的健康教育内容。住院期间，护士对患者进行一对一健康教育，并要求患者复述内容，强化教育效果，对患者掌握不足之处进一步加强宣教，做好出院前准备；出院时，发放健康教育手册，帮助患者明确出院后健康教育知识重点；出院后，通过定期电话随访、开展系列健康教育知识讲座等方式强化居家健康教育。

（三）多学科团队合作模式

IBD临床表现多样、肠外表现及并发症多发，涉及消化内外科、营养科、药学科、康复科、心理科甚至儿科和妇产科等学科，需组建多学科诊疗（multidisciplinary treatment，MDT）共同完成。患者的需求涉及多个学科，通过组建多学科健康教育团队，开展线上和线下形式多样的患教会，为患者开展各种主题的健康教育活动，解答患者不同方面的健康问题，满足患者多方面的健康需求。

（四）"互联网+"模式

随着互联网技术的发展，为减轻IBD患者的疾病诊疗负担，IBD患者管理相关的网络通讯工具、网络平台、移动应用程序（application，APP）等互联网媒介被广泛运用。通过QQ、微信等社交平台进行线上健康教育、疾病相关信息支持、远程随访等服务；构建 IBD 患者网络管理平台，嵌入在线咨询、决策支持、远程随访、病情监测及反馈等功能模块；开发针对 IBD 患者，具有用药指导与提醒、饮食管理、运动方式指导、病情监测等功能的 APP。"互联网 +"模式有助于减少缓解期或病情平稳患者的门诊就诊次数，减少医疗支出，提高患者自我管理能力，改善患者的生活质量，但对患者的知识文化水平要求较高。

二、常见的健康教育途径

（一）健康教育宣传手册

通过图文并茂的方式将 IBD 患者疾病知识、用药、营养支持、康复运动、心理、妊娠和生育、自护能力等健康教育内容制作成健康教育宣传手册，方便患者保存和查看，但对患者的文化程度和理解能力有一定的要求，同时宣教内容宽泛，缺乏个性化的健康教育内容。

（二）健康教育路径表

依据患者住院时间制订健康教育路径表，在患者住院期间的不同阶段，包括入院、住院期间及出院时，针对各阶段的检查和治疗侧重点不同给予相应的健康教育。健康教育路径表的制订将健康教育内容标准化和流程化，满足患者不同阶段的健康教育知识需求，有助于提高健康教育效果，规范临床护士的健康教育行为，提高工作效率。

（三）健康教育量表

在国外学者编制的 IBD 知识量表的基础上，IBD 医疗专家、护理专家依据国内现况制订溃疡性结肠炎健康教育量表。该量表包括两部分内容，第一部分是 16 项疾病相关知识指标（疾病类型、危险因素、临床表现、治疗方法、预后），为临床护士进行健康教育提供规范的指导；第二部分是 5 项患者对疾病了解程度指标，有助于评估患者的疾病知识水平、评价健康教育效果，并指导临床护士针对患者知识掌握不足之处进行针对性指导。目前该方法未在临床广泛推广使用。

（四）健康教育讲座

通过开展不同主题讲座的方式进行健康教育，讲座内容包括疾病相关知识、用药指导、营养支持、康复运动、心理、妊娠和生育、自护能力等与疾病治疗、自我管理相关的知识。讲座的形式可以结合当时的情境，采取现场讲座或互联网线上讲座，线上讲座能节省人力物力，但是宣教的效果不能实时评价；而现场讲座，医护人员与患者能面对面交流，实时解答患者的疑问，纠正患者对疾病认识的偏差，更能帮患者树立健康的生活方式，提升自我管理能力。

（五）同伴教育

同伴教育是指具有相似经历、背景的伙伴（病友），互相分享信息、知识、经验以实现教育目标的一种教育形式。通过成立同伴教育培训小组，培训同伴教育者，进行同伴教育活动前准备，实施和管理同伴教育活动等环节开展同伴教育活动。组织经过培训、遵医行为好、治疗效果好的患者在病友会上分享疾病管理的经验，减轻新发病患者恐惧、焦虑心理，增强疾病治疗的信心，提高患者自我管理能力和治疗依从性。

（六）信息化工具

借助微信、QQ、"317护""云随访"等信息化工具和平台进行健康教育，建立医护患微信群、QQ群，患者可在线咨询医护人员，满足不同患者的不同知识需求，提高患者自我管理能力，并可减少辗转就医的颠簸；通过"317护""云随访"等信息化平台，对患者的疾病档案进行管理、针对性发送健康教育资料，患者可随时查看和保存，既能提高健康教育效果，还有利于收集资料进行健康教育相关研究，值得推广。

（七）复合式干预

发放健康教育宣传手册、举办健康教育讲座、组织开展IBD患者同伴教育活动、建立IBD患者QQ群和微信群等多种形式进行健康教育。多种形式共同开展健康教育，可弥补单一健康教育模式的缺陷和不足，提高患者的治疗依从性，这也是目前各家医疗机构推行的一种方法。

IBD患者的健康教育质量直接影响其疾病知识的掌握情况和生活质量，在临床工作中，医护人员要结合临床人力、物力和环境等综合因素，选择合适的健康教育模式和途径进行健康教育。近年来，IBD相关的研究报道越来越多，人们对IBD的认识不断增加，多学科团队借助信息化网络和平台开展各种健康宣教，促使护理人员掌握前沿的治疗方法和学术动态，为患者建立个体化、针对性的健康教育方案，减少疾病的复发、提高IBD患者的生活质量。

（王倩 关玉霞）

参 考 文 献

［1］中华医学会消化病学分会炎症性肠病学组.炎症性肠病诊断与治疗的共识意见（2018年，北京）［J］.中华消化杂志，2018，38（5）：292-311.

［2］李明松，石汉平，杨桦.中国炎症性肠病饮食管理专家建议［J］.中华消化病与影像杂志（电子版），2021，11（3）：97-105.

［3］中华医学会消化病学分会炎症性肠病学组.中国住院炎症性肠病患者静脉血栓栓塞症防治的专家共识意见［J］.中华炎性肠病杂志（中英文），2018，2（2）：75-82.

［4］Ding W，You T，Gona P N，et al. Validity and reliability of a Chinese rating of perceived exertion scale in young mandarin speaking adults［J］. Sports Medicine and Health Science，2020，2（3）：

153-158.

［5］赵媛媛，朱兰香，陆绚，等.炎症性肠病患者体力活动水平与生活质量的相关性研究［J］.护理学杂志，2019，34（8）：46-49.

［6］罗丹，林征，卞秋桂，等.炎症性肠病患者感知病耻感与生活质量的相关性研究［J］.护理研究，2018，32（13）：5.

［7］范一宏，王诗怡，吕宾，等.炎症性肠病的心理干预治疗进展［J］.中华消化杂志，2017，37（2）：141-144.

［8］何瑶，李玥，谭蓓，等.炎症性肠病妊娠期管理的专家共识意见［J］.协和医学杂志，2019，10（5）：465-475.

［9］陈超越，邹开芳，付妤，等.妊娠与炎症性肠病［J］.临床内科杂志，2019，36（2）：81-83.

［10］潘菁，卞秋桂，王潇，等.炎症性肠病患者健康教育需求调查与分析［J］.蚌埠医学院学报，2019，44（12）：1687-1690.

［11］刘晓琳，牛俊坤，吴静，等.专业团队多途径健康教育模式对炎症性肠病患者自我管理的影响［J］.中华消化杂志，2021，41（2）：112-117.

［12］Perry J，Chen A，Kariyawasam V，et al. Medication non-adherence in inflammatory bowel diseases is associated with disability［J］. Intest Res，2018，16（4）：571-578.

［13］李莎，林征.炎症性肠病运动干预研究进展［J］.护理研究，2017，31（12）：1409-1413.

［14］吴亚琴，任燕，何红梅，等.自我管理教育对炎症性肠病患者生活质量的影响［J］.交通医学，2017，31（1）：94-96.

［15］陈灏珠，钟南山，陆再英.内科学［M］.9版.北京：人民卫生出版社，2018.

［16］孙莉，高莉萍.健康教育策略对2型糖尿病患者遵医行为及自我管理水平的影响［J］.中国现代医生，2014（30）：116-118+122.

［17］卞秋桂，林征，罗丹，等.炎症性肠病患者健康教育现状综述［J］.实用临床医药杂志，2018，22（6）：129-132.

［18］张俊娥，郑美春，黄金月.结肠造口患者出院早期电话干预延续护理模式之构建［J］.中国护理管理，2011，11（8）：31-35.

［19］赵豫鄂，朱秀琴.炎症性肠病患者延续性护理教育的研究进展［J］.世界华人消化杂志，2019，27（3）：197-202.

［20］刘晓琳，牛俊坤，吴静，等.专业团队多途径健康教育模式对炎症性肠病患者自我管理的影响［J］.中华消化杂志，2021，41（2）：112-117.

［21］郜琳娜，陆丽娟，陶静.目标设定健康教育改变炎症性肠病患者生存质量的实践［J］.护理学杂志，2017，19（7）：78-80.

［22］张娜，王丽敏.优势内容递增健康教育法在溃疡性结肠炎患者中的应用［J］.护理研究，2016，30（17）：355-356.

［23］杨丽萍，潘淑慧，颜伟萍，等.强化护理干预对炎症性肠病患者生存质量及心理状态的影响［J］.护理研究，2013，27（7）：2108-2109.

［24］杨玲莉，王曼，郜琳娜.同伴教育法联合移动医疗对溃疡性结肠炎患者生存质量的影响［J］.全科护理，2019，17（6）：641-644.

［25］丁娜，阮丽，奚劼，等．基于微信支持的同伴教育在腹腔镜前列腺癌根治术后患者中的应用［J］．中国实用护理杂志，2021，37（13）：961-967．

［26］赵红莉，杨海侠，杨会，等．医护患微信群互动对炎性肠病患者自我健康管理能力的研究［J］．检验医学与临床，2018，15（4）：527-529．

［27］胡兴，梅俏，胡乃中，等．新型健康教育对炎症性肠病患者自我管理的影响［J］．现代预防医学，2019，46（7）：1234-1237．

［28］蔡小莉，赵豫鄂．微视频形式的延续性护理教育对炎症性肠病患者生命质量、心理状态和满意度的影响［J］．中国实用护理杂志，2021，37（10）：738-743．

第十五章
延续护理

第一节 概　　述

一、延续护理的概念

延续护理是指设计一系列护理活动，确保患者在不同健康照顾场所之间转移或不同层次健康照顾机构之间转移时所接受的健康服务具有协调性和连续性，护士针对患者出院后最需要解决的护理问题，制定并落实具体随访计划，让患者享受到全程、专业的护理服务，实现护理服务的全面性、协调性、延续性和协作性。《全国护理事业发展规划（2016—2020年）》及《关于促进护理服务业改革与发展的指导意见》等文件均指出，要拓展护理服务领域，开展和推进延续性护理服务，将护理服务延伸至社区、家庭。持续的干预可以巩固疗效，改善患者对疾病的认知，提高其自我效能及自我管理水平，进而降低复发率及医疗费用，是炎症性肠病患者全程管理的重要部分。

2001—2007年，美国国立卫生研究院护理研究会针对出院患者开展了数次延续性照护服务和组织计划，将延续性护理概括为3个主要方面：①信息延续性，是指对患者先前信息（包括患者在住院期间的护理状况）的使用，使目前的照顾能够满足每个人的需求，且能够与之衔接；②管理延续性，是指医疗护理专业人员应该随着患者的病情和疾病需求的变化而及时调整，对患者实施动态、灵活的健康管理办法；③关系延续性，是指患者和健康照护实施者之间始终保持的连续性关系，避免患者在不同机构之间转移时，出现丢失患者医疗信息的问题。

二、延续护理的内涵

IBD的延续护理应根据患者的具体情况个性化开展，鼓励患者积极参与疾病的管理和决策，并承担自己的责任，提升其自我管理能力。延续护理计划应该考虑到急性期护理和长期结局，需要涵盖患者治疗方案、疾病相关症状管理、用药情况、营养状态、家庭营养支持、运动指导、社会心理支持、生活方式、疫苗接种、造口、延续性护理教育等。

（一）治疗方案落实及效果观察

目前国内外对 IBD 的治疗以药物治疗为主，同时结合手术和非药物治疗方法。多项研究表明，IBD 患者的用药依从性普遍较差，疾病活动性、医疗花费高、缺乏相关疾病知识、药物吞咽困难、给药途径多、服药频繁、并发症的发生均会影响患者用药依从性，因此需要评估患者用药依从性并加以干预。（用药观察与护理详见第八章内容）

1. 加强健康教育，促进社会支持

对患者反复强调维持用药的意义，使其充分认识遵医嘱用药的重要性和必要性。耐心充分地解答患者关于疾病和用药的问题，鼓励患者积极参与到用药决策的过程，共同拟定用药方案，以强化患者对治疗方案的重视与理解，从而改善患者的用药态度。对于不良反应较大的药物（如糖皮质激素）应详细交代，明确药物的不良反应与病情反复的关系，使患者充分认识到坚持用药的必要性；对于价格较昂贵的药物，应考虑用疗效较好、价格较为经济的药物替代，以促进患者长期坚持用药；对于无意忘记用药的患者应教会患者防止错服和漏服的方法，如将药物放在醒目的位置、使用专用药盒等。此外，鼓励家属参与到患者的用药管理中，鼓励患者积极参与疾病的自我管理和监控。

2. 建立和谐医患关系，做好出院随访

调查显示，89% 的患者主要信息来源于医生，护士对于提高患者服药依从性有非常重要的作用。所以，医务人员应与患者保持有效的沟通，进行正确指导和监督。为进一步增强其依从性，患者出院后可纳入电话随访系统，出院时做好登记，定期电话随访（出院第 1 周，无特殊情况以后每个月 1 次）或手机短信提醒，督促其按医嘱服药，了解患者是否有漏服、停服药，同时应根据患者的知识需求和病情变化，有的放矢地进行健康指导。

3. 借助互联网及平台，加强远程管理

医护人员可采用电话和网络化方式对患者实施有效沟通和随访，为患者提供 IBD 疾病管理电话专线、QQ 群号、微信群聊、微信公众平台等。电话访问，一般 20 分钟 / 次为宜。每周随访 1 次，对于中重度活动期患者每周 1 次，轻度或缓解期患者每月 1 次，连续 6 个月，根据患者的实际情况可以增加电话的频次。

（二）家庭饮食营养指导

IBD 患者营养不良发生率高，营养摄入不足、能量 / 营养需求和新陈代谢的改变、吸收不良和药物治疗等都会导致营养不良的发生，因此营养状态的评估对识别和管理有营养不良风险的患者至关重要。不同饮食的选择和营养物质的摄取对患者微生物群和疾病演变有不同的影响，尤其是不良的饮食习惯、不恰当的烹饪方法及某些特定的食物会触发或加重患者的疾病症状。

患者饮食以清淡为主，减少高脂肪与粗纤维饮食；少喝豆浆与牛奶，以免引起腹胀，诱发患者腹泻，避免进食过热、过冷及刺激性辛辣食物，减少对肠胃的刺激，戒烟，戒酒。个体对食物的耐受及敏感程度不同，患者可以记录饮食日记，具体观察自己对哪些食物耐受。目前还有一些关于 IBD 患者饮食管理的特殊饮食模式，主要包括特定碳水化合物饮食（SCD），低发酵寡糖、双糖、单糖和多元醇（FODMAP）饮食，无麸质饮食（GFD）等。

1. 特定碳水化合物饮食

SCD 主要限制复杂碳水化合物，仅包含一些简单的"易消化"的碳水化合物，这是一种比较严格的针对碳水化合物种类的饮食限制：只允许摄入单糖类碳水化合物，去除双糖和大多数的多糖、淀粉等复杂碳水化合物。患者可以摄入煮熟、去皮、去籽的水果（罐头水果除外）或蔬菜（马铃薯、山药、玉米等淀粉含量高的蔬菜除外）、坚果、蜂蜜和不含乳糖的酸奶，避免摄入谷类、乳糖、蔗糖、麦芽糖等。该饮食模式并不限制蛋白质和脂肪的摄入，如肉类、鸡蛋、家禽、鱼类、黄油和油类。但应当适当减少经过加工的肉类或其他加工食品。但由于 SCD 限制了需要食物的种类，可能会影响总体能量的摄入，导致一些营养素摄入的缺乏，如维生素 D 和钙的缺乏。

2. 低发酵寡糖、双糖、单糖和多元醇饮食

FODMAP 饮食囊括了日常生活中的许多常见食物。常见的低聚糖包括果聚糖和半乳糖。常见食物包括大蒜、洋葱、韭菜、秋葵、豌豆、青葱、小麦、黑麦、大麦、豆类、坚果等。常见的双糖，如乳糖主要存在于牛奶、酸奶冰淇淋等食物中。常见的单糖，乳果糖主要当葡萄糖过量时存在于特定的食物，如苹果、梨、芒果、西瓜、番茄和蜂蜜。常见的多元醇包括山梨醇和甘露醇，其中山梨醇主要存在于杏、鳄梨、樱桃、油桃、李子、梅干、荔枝中，而甘露醇主要存在于蘑菇、豌豆和花椰菜中。摄入 FODMAP 可诱发腹胀、腹痛、排气增多、排便习惯改变等症状，在肠道运动障碍和内脏高敏感患者中更为显著；减少该类食物摄入可能会改善症状、提高患者生活质量。但过度限制饮食易加大营养不良的发生风险，且对低 FODMAP 饮食有应答的缓解期患者在重新摄入相对高剂量的果聚糖后，腹痛、腹胀等肠道症状加重，故对于接受低 FODMAP 饮食的患者，应进行适当的饮食教育和饮食管理，FODMAP 的再摄入也必须在有关专家或营养师的指导和监测下进行，以明确患者能接受的 FODMAP 种类和摄入量。

3. 无麸质饮食（GFD）

GFD 特别强调对含麸质蛋白成分的限量摄入。国际食品法典委员会发布的《麸质不耐受人群特殊膳食标准》规定无麸质食品指不含麸质或麸质含量低于 20 mg/kg，包括天然无麸质食品（例如豆类、水果及蔬菜、未加工肉类、鱼类、鸡蛋和乳制品、海鲜、米类、坚果、马铃薯、玉米等）和麸质麦谷类食品的替代品。但无麸质饮食也有一定的缺陷：与普通食品相比，无麸质食品普遍更昂贵，并且多数无麸质食品的脂肪和碳水化合物含量较高，而蛋白质、叶酸、矿物质含量较低，其中钙、铁、镁和锌的含量严重不足。另外，部分无麸质食品中可能存在有害金属，长期摄入 GFD 导致人体内潜在的砷、镉、铅和汞等有毒金属蓄积。

患者的营养状况监测一般可通过远程管理平台、电话随访、家庭访视等方式进行。可建立 IBD 饮食指导数据库，通过远程管理平台向患者发送推荐食谱，引导患者健康饮食，量化患者每餐饮食，确定合理的营养目标；建立膳食记录分析和提醒模块，帮助患者进行每日饮食记录并进行膳食评估，有助于患者掌握每日饮食摄入量是否达标，并提醒患者按照推荐的饮食处方进餐，从而规范患者的饮食行为；同时患者可以填写 IBD 营养自评量表，测量自身 BMI、三头肌皮褶厚度、上臂围、上臂肌围等指标上传至远程管理平台，管理人员通过后台数据对患者营养状况进行评估监测，以此来制定适合患者的饮食食谱。

（三）运动指导

运动可以改善 IBD 患者炎症反应、认知疲劳和社会功能，预防并延缓 IBD 的发生与发展。国内外目前针对 IBD 患者运动干预方式主要包括有氧运动和力量训练，有氧运动中以步行最为常见，此外还有跑步、游泳、练瑜伽、自行车、打太极拳等方式。健步走的速度和运动量大于散步但小于竞走，通过每分钟运动的步数量化运动强度，相对于通过靶心率来规定运动强度的有氧运动方式，患者更易掌握，且在运动中不容易对机体造成损伤。健步走速度快慢是决定锻炼效果的关键因素，通常根据不同人群可分为慢步走（70~90 步 /min）、中速走（90~120 步 /min）、快步走（120~140 步 /min）、极快速走（>140 步 /min）。有研究显示，中速走在提高心肺耐力、改善微血管循环等方面均优于慢走和快走。力量训练又称抗阻训练，是指人体克服外界阻力完成一定的动态或者静态动作，促使肌肉收缩，达到肌肉增长和力量增加的身体运动。将有氧运动与力量训练结合，其效果优于单纯有氧运动或力量训练。Ball 等在 1998 年就为 IBD 患者制订每周 2~5 次，每次 20~60 min，同时每周至少进行 1 次力量训练的运动。但因运动对胃肠道功能的作用效果与运动负荷、时间等因素有关，强度过高、时间过长的运动会加快肠道运转，进而加重炎症反应和疾病症状。因此，需注意患者运动的强度、时间和频率。

根据患者的病情、合并症、个人爱好、运动习惯、生活方式、身体素质水平及体力限度等角度综合考虑，制订适合个体的运动处方。运动强度根据个人自身情况进行，通过心率来衡量。具体为：运动前测量患者每分钟的脉搏数，运动结束后立刻再次测量，运动中的心率保持在（220－年龄）×（60%～70%）范围之内。对于年轻人来说，运动时如果超过最大心率的80%，可能运动过度。对于年老体弱者来说，运动时如果超过最大心率的70%，可能运动过度。除此之外，患者可以随身携带血压、心率监测手表，通过血压波动、心率变化来判断是否运动过度。年轻人可以通过运动后的表现来判断，如果运动后有肌肉疼痛、恶心呕吐等症状，或者疲劳感长时间不能消除，则可能是运动过度。目前针对IBD的运动干预中，60%最大氧耗量、每周3～4次的运动频率、每次15～60 min的运动时长尚未有严重不良事件的报道。

居家运动无须实验室设备及专业人员的检查或监督，较康复中心来说运动花费低，并能减少因交通及行程安排不便造成的影响。IBD患者除定期复查、疾病活动期在医院病房接受治疗外，其他时间均在家休息调养。因此，对IBD患者实施符合国情的简便易行、费用低、效果好的居家运动干预势在必行。目前没有较为充分研究证据表明特定场所的运动训练会显著影响预后，在合理设计的前提下，对于患者具有相似的结果效应。并且家庭是患者较为熟悉的场所，在该场所中患者的心态应是最放松和舒适的，这种"居家效应"下患者的训练状态较佳，依从性更好。因此，在制定运动训练方案时应考虑选择居家可行的方式。

为避免过度运动导致的不良后果，提高患者运动依从性，适当的运动监测必不可少。医护人员可向患者发放《IBD患者运动训练指导手册》，让患者于家中自行训练。同时让患者记录每天运动笔记（包括运动时间、脉搏、主观感受、疲劳评分）；通过佩戴运动手环，下载运动类APP增加患者运动依从性及运动安全性监测；医护人员可每天进行远程管理平台随访，每2周进行电话随访，评估患者训练方案的掌握程度，患者每次来医院复诊时，可与其讨论运动的感受（呼吸、心率、肌肉情况）、病情是否有改变等。

（四）心理护理

IBD患者普遍存在病耻感、焦虑、抑郁等心理问题。疾病压力、负性情绪与疾病的发生发展之间形成恶性循环，严重降低IBD患者的生命质量，而其情绪管理常常被忽略。

电话是较常用的载体之一。可以开通IBD电话心理咨询服务，通过倾听，提供充分的心理支持，并在良好的"共情"基础上进行初步评估，主要运用心理危机干预的六步法。技术中主要运用心理疏导与支持、放松技术、稳定化技术、正念冥想等。远程心理危机干预重视倾听及解决问题。每月进行一次电话回访，评估患者心理状况。

远程心理护理主要通过微信语音、文字及视频交流的方式，可每周进行 1 次、每次 30 min 的预防性谈话，使患者的心境和社会支持等方面得到改善。具体的措施有鼓励、倾听、理解、说明、发泄、保证和建议指导。以和蔼可亲的态度与患者进行交流，帮助患者慢慢打开心扉；耐心倾听患者的诉说，根据患者的情况给患者讲解疾病形成原因，引导患者说出内心的需求，表达内心的期望；鼓励患者自愿说出内心的苦楚，充分将自己的情感宣泄出来，缓解患者的焦虑等负面情绪，降低防御和抵触；通过交谈了解患者的性格特点，对于患者的疑惑之处给予耐心的解答，给予患者鼓励和暗示，有助于患者心理情绪和社会刺激的消除，有助于患者快速适应环境。

此外，还应对患者家属进行健康教育及心理干预。入院第 1 周，可通过微课的形式对患者及其家属进行疾病的专题培训，培训内容包括 IBD 的概念、治疗方法的介绍、情绪管理（积极的应对方式）、时间管理、药物（家庭药盒的使用指导）、饮食指导等。入院第 2 周，评估患者及其家属对培训内容的掌握情况。出院后，根据患者及其家属的自我管理能力，每隔一段时间选择 1 名家属作为领导者，在微信群或病友会中分享他们的心得，促进大家交流，共同进步。对存在负面情绪的患者及家属进行心理疏导，使其正确对待疾病，当病情变化时，切莫惊慌失措，及时寻求医师帮助。

（林征　李英）

第二节　延续护理方法

一、延续护理模式

在国外，延续护理模式的研究及实践主要涉及两大类，一种是初级卫生保健领域的延续性护理模式，它是以社区作为基础，积极与医院建立协作关系；另一种模式是从急性期护理所在医院转出的延续性护理模式，它是以医院为主开展的延续性护理服务。初级卫生保健领域的延续性护理模式包括引导式护理模式、评估和照顾长者的老年资源模式；从急性期护理所在医院转出的延续性护理模式包括高级实践护士（advanced practice nurse，APN）为主导的延续性护理模式、延续性护理干预模式。而国内主要的延续性护理模式主要有 4 种："4C" 延续性护理模式、基于医院的延续性护理模式、医院 – 社区二元延续性护理模式、医院 – 社区 – 家庭三元延续性护理模式。

（一）引导式护理模式

引导式护理模式（guided care model，GCM）是一种主要在初级医疗卫生系统中向老年慢性病患者提供照护的模式。2006 年华盛顿地区首次实施该护理模式。此模式是将经过专业慢性病保健培训的注册护士整合到初级医疗卫生系统中，为老年慢性病患者提供综合护理服务，以期通过该项目提高卫生服务的质量、可及性及患者自我护理的能力，从而改善患者的健康状况及功能状态，改善患者结局。主要工作内容为：综合评估患者、制订计划、监测患者健康状况及需求变化、指导患者、每周 1 次共 6 周的慢性病自我管理教育、照顾者教育及指导、协调患者转诊工作及帮助患者获得社区卫生服务。该模式可以促进医患沟通、提高患者生活质量、提高医生对慢性病照护中某些重要措施的满意度。

（二）评估和照顾长者的老年资源模式

该模式最早在美国国家老龄化研究院的资助下开始研究使用，旨在提高老年人的医疗护理质量，以最大程度地提高他们的健康和躯体功能状态，减少其对医疗的过度使用及避免其入住养老院。主要受试对象为低收入老年人及初级卫生保健工作者。一个跨学科团队为老年人进行医疗护理，团队成员包括执业护士、老年医学专家、药剂师、物理治疗师、心理健康社会工作者和以社区为基础的服务联系者，该团队在患者家中对老年人进行综合性评估，制订个性化的医疗护理计划。该干预模式的根本要素是提高患者在整个就医过程中所接受医疗服务的可及性及协调性，而不是针对其某种疾病提供所需要的服务。

（三）高级实践护士为主导的延续性护理模式

1989 年，美国宾夕法尼亚大学的多学科研究团队通过测试，发展出一种由高级实践护士（APN）为主导的延续性护理模式，其服务主要对象是慢性病出院转至家庭或社区进行继续康复、认知功能完好的老年人。该模式认为患有慢性病的老年人在其出院时仍有未被满足的护理需求，综合性的出院计划及出院后的随访能促使其及时出院，并保证其在出院后能获得适当的护理服务从而降低再入院率及家属的照顾压力。该模式以 APN 为主导，由医师、康复治疗师、药剂师等组成多学科团队制订基于循证的标准化延续性护理方案，个性化护理计划，患者及其家属健康教育与行为策略，使患者在转移中的健康状况达到最优化，并制订患者出院后的随访计划。患者出院后，由同一名 APN 负责实施家庭访问，并保证患者可通过手机随时与 APN 联系，获得支持。APN 延续性护理模式能够减少患者住院次数，延长其再次住院的时间间隔，降低其再入院率及医疗费用，并能提高其生活质量。

（四）延续性护理干预模式

这种模式由美国科罗拉多大学 – 丹佛分院的延续性护理项目发展而来，它是2000 年后开始进行的"老年患者延续护理干预"的系列研究项目之一。该模式认为患者及其家属是存在于不同医疗服务机构之间一条唯一、共同的线，在不同医疗服务机构之间转移时面临着很多问题，而向患者及其家属提供技能和工具，能够使他们在转移时更积极地发挥自己的作用，以应对这些问题。该模式的护理方案注重药物自我管理、动态记录健康状况、社区初级保健和专业人员随访、早期识别和有效应对病情恶化的危险因素。研究发现，延续性护理干预模式可以降低患者的再次入院发生率、降低医疗成本、提高患者的自护与管理能力。

（五）"4C"延续性护理模式

2002年，该模式由香港理工大学黄金月教授团队针对糖尿病、肾病晚期、阻塞性肺病、冠心病等患者的多个延续护理项目发展而来。"4C"特征是该模式的基本概念框架，构成每项特定人群干预计划的基本要素。全面性（comprehensiveness）指系统评估患者情况，预见患者需求，促进患者从医院过渡到家庭；连续性（continuity）指定期、主动跟进；协调性（coordination）指多专业不同层次的照顾；合作性（collaboration）指不同专业间的协作，包括医护人员与患者之间的合作。在国外对延续性护理研究的背景下，2007年起我国护理学者也开始将"4C"延续护理模式应用于临床实践，主要针对产后、糖尿病、颅脑损伤、高血压、慢性阻塞性肺疾病、脑卒中及乳腺癌根治术后等患者。

（六）基于医院的延续性护理模式

基于医院开展出院患者的延续性护理是我国现在的主要模式，涉及内、外、妇、儿各个领域、多个病种。该模式由医院提供或以医院为主协同社区开展，通过一系列行动以确保住院结束后返回家中的患者受到协作性和连续性的照护，强调随着时间的推移，患者获得的护理服务的协调性，其目标是保证护理干预措施的一致性，使患者在患病期间根据不断变化的健康需求获得个体化的护理。医院开展延续性护理服务的形式多种多样，包括出院健康教育、电话/家庭随访、护理专科门诊、基于网络平台健康教育、APP开发应用、疾病专题讲座等。但大多数地区和医院主要是以电话随访和家访为主，且主要由三级医院病房责任护士实施，医院护士工作量较大，工作精力与时间有限，故实施效果和成效较差。

（七）医院–社区二元延续性护理模式

随着国家对社区和基层医疗系统的重视与发展，社区在居民的医疗保健中起到重要作用，医院–社区二元延续性护理模式逐渐发展起来。主要形式为医院–社区合作型和成立延续性护理服务部，由医院专科护士负责调查患者的转诊需求，对患者与家属进行出院前的健康教育，由社区护士落实电话随访、健康讲座等护理措施。其理念为通过在医院、社区两者之间形成一个交互的交流合作模式，为患者提供全程高质量的护理服务。此模式已应用到脑卒中、糖尿病、剖宫产产妇等人群中，缓解了三级医院的接诊压力，促进了患者向社区医院等下级卫生服务部门的转诊。

（八）医院 - 社区 - 家庭三元延续性护理模式

家庭在患者的康复中起到重要的社会支持作用，医院 - 社区 - 家庭延续性护理模式是在医院 - 社区二元模式的基础上发展而来，加入了家庭因素，通过三方联动对患者进行护理干预，借助信息平台，形成了医院 - 社区 - 家庭三元延续性护理链，能够有效提高患者在居家护理过程中的遵医行为，降低外界因素对疾病治疗的影响，有利于患者疾病治疗。现应用于糖尿病、冠心病、腹膜透析等各种慢性病中，使患者在各个治疗与康复场所都能得到延续、协调性的护理。

二、延续护理实施方式

随着现代医疗水平和科学技术的发展，IBD 患者的延续护理不再局限于传统的电话随访、家庭访视等形式，还采用智能客户端、远程网络监控平台等"互联网 +"方式，在促进患者自我管理和节约卫生保健资源等方面发挥着巨大潜力。

（一）组建 IBD 延续性护理团队

要对 IBD 患者进行有效的延续性护理，多学科协作团队必不可少。英国消化学会成人炎症性肠病治疗共识指南提出，IBD-MDT 的核心成员应包括具有 IBD 专业知识的胃肠病学家、结肠直肠外科医师、IBD 专科护士、放射科医师、营养师、组织病理学家和药剂师，还应配有一名协调员，在需要对特定患者做出决策时，应能够获得造口护士、初级保健医师、心理学家、肝脏病学家、儿科胃肠病学家等学科专家的建议，为出院患者提供延续护理服务。针对妊娠患者可组织消化内科、妇产科和营养科医师联合对 IBD 患者进行妊娠期管理，包括孕前教育、营养状态评估、产科检查、分娩方式、新生儿评估、母乳喂养、预防接种和产后恢复等多方面内容，以此获得良好的妊娠结果。团队内的 IBD 专科护士需掌握 IBD 及其并发症的相关知识，为专科门诊、病房或初级保健患者提供生理 - 心理护理、健康教育等基础服务。此外，她们还应紧跟学科前沿，接受正规教育培养，取得相应学位，为病情严重的 IBD 患者提供最佳护理并开展实验性治疗。但现有 MDT 延续护理仍存在内部分工不明、沟通不畅的问题，各学科骨干如何在 IBD 延续护理中保持紧密联系，充分发挥专业优势，利用多途径的信息供给和多方位的角色支持，对 IBD 患者进行综合管理，还有待进一步研究。

（二）电话随访

电话随访在 IBD 患者的延续护理中应用广泛。可以为 IBD 患者设置呼叫中心，患者主动联系医务人员获取关于疾病状态、用药、就诊等医疗咨询服务；同时，医务人员还可以主动对患者进行电话回访，频率可以为 3 天 1 次、1 周 1 次或每月 1 次。由专人负责，对患者进行知识指导、督促复查、收集问题，最终反馈给医师及护士长。进行电话随访的护士需熟练掌握 IBD 相关知识，确保准确回答患者咨询的相关问题；遇到没有把握的问题，要主动联系患者的主管医师后再给予答复，避免误导患者，降低护患信任度。电话随访虽便捷，但时常由于护患之间缺乏面对面的观察与交流、手机号码预留错误、号码停机等原因而导致失访和拒访，所以需让患者留取 2~3 个有效电话，告知患者及其家属电话回访的目的及意义，对其配合提出要求。

（三）家庭访视

目前国内外延续护理多采取电话随访和家庭访视相结合的干预方式。家庭访视可每月进行一次。访视时，护士可以直接观察患者的日常生活，评价家庭访视的效果，针对患者目前存在的健康问题提出改进措施，效果明确。但家庭访视需消耗大量的人力、物力与财力，且规章制度不健全，缺乏规范的家庭访视护理流程与常规，所以执行较为困难。日后需健全相应规章制度，加强对护理人员的培训学习，与其他随访方式相结合。

（四）门诊随访

大多数 IBD 患者出院后会接受长期门诊随访。IBD 专病门诊长期以来以高年资医师为主导，长此以往将会消耗大量医疗人力资源。可以开展 IBD 护理门诊服务，为非紧急情况下出现中至重度症状的 IBD 患者提供快速访问、评估、实验室和内窥镜检查及紧急护理计划，优化医疗资源利用，减少不必要的急诊就诊率和住院率。也可以为青少年成立过渡期门诊，6 个月内进行 3 次的随访，全面回顾患者的病史、手术史和用药情况，调整治疗计划，开展健康教育。但该模式对护士的水平要求较高，应加快 IBD 专科护士的培训，为此模式的推广奠定基础。

（五）"互联网 +"

新兴的互联网医疗技术是利用平板电脑、网络平台和可穿戴设备来改善健康的工具，可通过视频软件、移动应用、可穿戴设备等信息交流技术，在医患之间实现克服空间与时间障碍的信息交流，达到教育、评估、诊疗等目的。基于互联网和移动设备的干预措施有助于提高心理干预的利用率，因为它们易于访问，可操作性高且成本低。国外的 IBD 远程管理平台发展较为成熟，其中使用范围最为广泛的是 My IBD Coach。它能够对 IBD 患者进行持续监测，并优化患者与卫生保健提供者之间的疾病知识和交流。除了疾病活动、药物依从性和副作用外，还可监测营养不良、吸烟、生活质量、疲乏、生活事件、工作参与、压力、焦虑和抑郁，并为患者授权提供电子学习。My IBD Coach 及其他 IBD 平台管理软件可显著改善患者的心理状况，增加患者便利性并有效降低医疗成本。相对于国外而言，我国 IBD 远程管理平台尚处于起始阶段，功能较为单一，大多为评估型和提供信息，缺乏决策支持型和提醒型 APP。一般利用 QQ 群或微信群在线答疑、授课，促进医患、护患及患友之间的交流、互动与互助。同时也借助微信平台为 IBD 患者推送药学知识、饮食食谱、运动指导、心理教育，开展在线视频教学、直播交流等，提高患者的认知水平和生活质量。此外，微博也是一个有效的传播平台，其公开性强，访问便捷，可以阅读、转发和评论，辐射范围广，在宣传和推广信息方面影响力较大。但"互联网＋"也存在一定问题，如在贫穷或偏远地区可能会因为网络未覆盖问题而无法实施，且"互联网＋"的方式对医护人员的信息化水平、对患者的隐私保密要求都较高，如何规避风险、充分利用网络信息交流技术，进一步提高延续护理效果是未来应该解决的问题。

（林征　李英）

第三节　档案的管理

为了便于对 IBD 患者的全程管理，需首先建立一个由专科医师、营养师、药师及专科护士等组成的管理团队。其次，对患者进行全面评估，建立患者疾病管理档案（表 15-1）。评估内容包括患者的一般资料、患病史、生活能力、疾病认知能力、心理状况等；进行体格检查、健康评估收集专科疾病资料和信息，如患者有无腹泻、黏液脓血便、腹痛、腹部肿块、全身症状、瘘管、肛周病变等，此外还需收集患者肠镜和病理检查结果、实验室检查结果、精神和情绪状况等资料，明确患者现阶段主要问题，并以此为依据做计划。评估完成后，个案管理者与患者、家属一起对所有疾病资料和信息进行综合分析，提出切实可行的、个体化的综合性计划，共同设定质量标准及预期完成时间，包括治疗、护理方案、健康教育、饮食、用药管理、心理护理等。

表 15-1　炎症性肠病患者疾病管理档案

1. 基本资料
　（1）患者编号：_____。（2）住院号：_____。（3）建档日期：_____年_____月_____日。
　（4）姓名：_____。（5）性别：□男；□女。（6）籍贯：_____。（7）民族：_____。
　（8）出生日期_____年_____月_____日。（9）年龄：_____岁。
　（10）婚否：□已婚；□未婚；□离异；□丧偶。
　（11）教育程度：□大专及以上；□中学；□小学及以下。
　（12）职业：□学生；□工人；□农民；□公务员；□商人；□公司职员；□无业；□其他_____。
　（13）家庭月收入（元）：□＜5 000；□5 000～10 000；□10 000～20 000；□＞20 000。
　（14）联系电话：_____。（15）联系地址：_____。
2. 诊断
　（1）确诊时间：_____年_____月_____日。（2）确诊医院：_____。
　（3）主要诊断：
　　□1）克罗恩病

　　　　病变部位：□L1 回肠末端；　　□L2 结肠；　□L3 回结肠；　□L4 上消化道。

　　　　疾病行为：□B1 非狭窄非穿透；　□B2 狭窄；　□B3 穿透。

　　　　肛周病变：□是；□否。

　　　　疾病活动度：CDAI 评分_____分。

　　　　活动度：□缓解期；　□轻度活动；　□中度活动；　□重度活动。

　　□2）溃疡性结肠炎

　　　　病变部位：□直肠炎；　□直乙；　□左半结肠；　□弥漫型。

　　　　疾病活动度：Mayo 评分_____分。

　　　　活动度：□缓解期；　□轻度活动；　□中度活动；　□重度活动。

　　□3）未定型肠炎

　　□4）肠结核

　　□5）白塞病

　　□6）缺血性肠炎

　　□7）其他_____

（4）其他诊断：

　　□胆结石；　□原发硬化性胆管炎；　□血管炎；　□强直性脊柱炎

　　□关节炎；　□系统性红斑狼疮；　□其他_____。

（5）其他_____。

3. 病史特点

（1）起病时间：_____年_____月_____日。

（2）主诉：_____。

（3）伴随症状

　　□腹胀；□腹痛（□进食后加重）；□腹泻；□血便；□黏液便；□脓便；□里急后重；

　　□肛周病变（□肛周脓肿；　□肛裂；　□肛瘘；　□其他_____）；

　　□发热：□37～38℃；　□38～39℃；　□39～40℃；　□40℃以上；

　　□疲劳；　□近半年体重下降_____kg。

（4）肠外表现：□关节痛；　□口腔溃疡；　□皮肤病变_____

　　　　　　　　□眼病；　□肝胆病变；□其他_____。

（5）既往史：□无；　□高血压；□糖尿病；□冠心病；□其他_____

　　　　　　　□药物过敏史：□无；□有，过敏药物为_____。

（6）个人史：

　　1）出生地：_____；

　　2）居住最长时间的地方：_____，居住时间：_____年；

　　3）饮酒：□否；□是（_____两/天时间_____年）

　　4）吸烟：□不吸；□<10 支/天；□10～20 支/天；□>20 支/天）；时间：_____年。

（7）炎症性肠病相关用药史：

　　□1）S-ASA：□美沙拉秦缓释片（颇得斯安）；　□美沙拉秦灌肠液（莎尔福）；

　　　　　　　　□美沙拉秦缓释颗粒（艾迪莎）；　□柳氮磺胺啶；□其他

　　□2）激素：□甲泼尼龙；□强的松；□其他

　　□3）免疫抑制剂：□硫唑嘌呤；□甲氨蝶呤；□巯嘌呤片；□沙利度胺；□其他

　　□4）生物制剂：□注射用英夫利西单抗（类克）；□乌司奴单抗（喜达诺）；

　　　　　　　　□维多珠单抗；□国产阿达木单抗；□进口阿达木单抗

□ 5）其他药物：如有，请填写下表。

用药时间	用药剂量	用药时长	效果	备注

（8）手术史：□无；□有，详见下表。

手术日期	手术原因	手术部位	手术方法	备注

（9）家族史：□无；□炎症性肠病家族史；□肠癌家族史；□慢性腹泻家族史
　　　　　□其他家族史_____。

4. 体格检查

（1）身高：_____cm。（2）体重：_____kg。（3）BMI：_____kg/m²。

（4）上臂皮褶厚度：_____cm。（5）握力：_____kg。

（6）腹部检查：□肠鸣音：_____次/min

　　　　　　　□压痛：□左上腹；□左下腹；□右上腹；□右下腹

　　　　　　　□包块：□左上腹；□左下腹；□右上腹；□右下腹

5. 实验室检查

□（1）血常规

　　1）检查时间：_____年_____月_____日；

　　2）白细胞：_____×10⁹/L；3）血红蛋白：_____g/L；4）红细胞：_____×10¹²/L；

　　5）血小板：_____×10⁹/L；6）红细胞比容：_____%

□（2）肝肾功能

　　1）检查时间：_____年_____月_____日；

　　2）总蛋白：_____g/L；　　　3）白蛋白：_____g/L；　　　4）球蛋白：_____g/L；

　　5）ALT：_____U/L；　　　6）AST：_____U/L；　　　7）总胆红素：_____mmol/L；

　　8）直接胆红素：_____mmol/L；9）间接胆红素：_____mmol/L；10）尿素氮：_____mmol/L；

　　11）肌酐：_____mmol/L

□（3）ESR：_____mm/h

□（4）CRP：_____mg/L

□（5）炎症性肠病抗体谱：

　　　□1）正常

　　　□2）异常：□抗酿酒酵母抗体（ASCA）_____；

　　　　　　　　□核周型抗中性粒细胞胞质抗体（pANCA）_____；

　　　　　　　　□抗小肠杯状细胞抗体（GAB）_____；

　　　　　　　　□抗胰腺腺泡抗体（PAB）_____

□（6）病毒八项检查：

　　　□1）正常（–）

　　　□2）异常（+）_____

□（7）结核感染T细胞检测（T-spot）：

　　　　□1）正常（－）

　　　　□2）异常（＋）_____

　□（8）EB 病毒抗体检查：

　　　　□1）正常（－）

　　　　□2）异常（＋）_____

　□（9）尿常规：

　　　　1）检查时间：_____年_____月_____日。

　　　　2）检查结果：

　　　　　　□正常

　　　　　　□异常：□尿蛋白；□白细胞；□红细胞；□其他_____

　□（10）大便常规：

　　　　1）检查时间：_____年_____月_____日。

　　　　2）检查结果：

　　　　　　□正常

　　　　　　□异常：□红细胞；□白细胞；□阿米巴；

　　　　　　　　　　□寄生虫；□血红蛋白；□转铁蛋白

　□（11）大便培养：

　　　　1）检查时间：_____年_____月_____日。

　　　　2）检查结果：

　　　　　　□正常

　　　　　　□异常：_____菌

　□（12）粪便钙卫蛋白：

　　　　1）检查时间：_____年_____月_____日。

　　　　2）检查结果：

　　　　　　□正常

　　　　　　□异常：□升高_____

　□（13）其他_____

6. 内镜检查

□（1）胃镜：

　　　　1）检查时间：_____年_____月_____日。

　　　　2）图片：

　　　　3）诊断：□反流性食管炎　　□慢性胃炎　　□胃溃疡

　　　　　　　　　□十二指肠溃疡　　□十二指肠炎　　HP 检测：□－　□＋

□（2）结肠镜：

　　　　1）检查时间：_____年_____月_____日。

2）图片：

3）累计节段：□回末；　　　□回盲瓣；　　　□盲肠；　　　　□升结肠
　　　　　　　　□横结肠；　　　□降结肠；　　　□乙状结肠；　　□直肠
4）肠镜表现：□纵行溃疡；　□环形溃疡；　　□鹅卵石；　　□回盲瓣口开放；　□狭窄；
　　　　　　　□瘘管；　　　□不规则溃疡；　□结节样增生；　□息肉样改变

□（3）小肠镜：
　　1）检查时间：＿＿＿＿年＿＿＿＿月＿＿＿＿日。
　　2）进镜方式：□经口；　　　□经肛
　　3）图片：

　　4）镜下表现：进镜＿＿＿＿＿cm
　　　　　　□纵行溃疡；□环形溃疡；□鹅卵石；□回盲瓣口开放；□狭窄
　　　　　　□瘘管；□不规则溃疡；□结节样增生；□息肉样改变

□（4）胶囊内镜：
　　1）检查时间：＿＿＿＿年＿＿＿＿月＿＿＿＿日。
　　2）图片：

　　3）病变部位：□十二指肠；□空肠；□回肠
　　4）镜下表现：□糜烂；□溃疡；□充血水肿；□胶囊滞留

7. 影像学检查
□（1）小肠 CT（CTE）
　　1）检查时间：＿＿＿＿年＿＿＿＿月＿＿＿＿日。

2）检查报告：

_____

_____

_____

_____

3）病变累计节段：□第 1 组小肠；□第 2 组小肠；□第 3 组小肠；□第 4 组小肠；
□第 5 组小肠；□第 6 组小肠；□回盲瓣；□升结肠；
□横结肠；□降结肠；□乙状结肠；□直肠

4）CTE 表现：最厚肠壁厚度_____mm
□梳样征；□靶征；□肠系膜脂肪密度增高；
□肠系膜淋巴结增大；□脓肿；□狭窄；□瘘管；
□淋巴结环形强化；□淋巴结钙化

□（2）其他

1）检查时间：_____年_____月_____日。

2）检查报告：

_____

_____

_____

_____

8. 病理

（1）检查时间：_____年_____月_____日。

（2）病理报告：

_____

_____

_____

_____

（3）取材深度：□黏膜层；□黏膜肌层；□黏膜下层；□肌层

（4）炎症浸润深度：□黏膜层；□黏膜下层；□肌层；□浆膜层（全层炎）

（5）病理表现：□肉芽肿（位置：□黏膜层 □黏膜下层）
肉芽肿总数____个，最大直径____mm

（6）结构：□疏松；□致密
□干酪样坏死；□多核巨细胞；□裂隙状溃疡；□淋巴小结
□隐窝脓肿；□淋巴管扩张；□间质水肿；□纤维组织增生
□神经纤维增生；□神经节细胞增生；□血管炎；□异性淋巴细胞

9. 各项量表评分

□（1）NRS-2002 评分_____分

□（2）IBD-Q 评分_____分

□（3）焦虑自评量表（SAS）评分_____分

□（4）抑郁自评量表（SDS）评分＿＿＿＿＿＿＿＿分

□（5）其他＿＿＿＿＿＿

10. 目前治疗方案

药物名称	用药开始时间	每次用量	用量单位	频次

11. 备注

_____

_____

_____

_____

（林征　李英）

参 考 文 献

［1］应巧燕，徐克珮，刘桂英，等．我国延续性护理的概念分析［J］．护理学杂志，2020，35（4）：82-85.

［2］Haggerty J L，Reid R J，Freeman G K，et al. Continuity of care：a multidisciplinary review［J］. BMJ，2003，327（7425）：1219-1221.

［3］张倩，马红梅，张爽，等．延续性护理的发展现状［J］．护理研究，2016，30（9）：1028-1030.

［4］赵月月，张丽，杨亚新，等．"互联网+"时代背景下炎症性肠病患者的心理问题及干预研究述评［J］．世界华人消化杂志，2021，29（12）：628-632.

［5］许珊珊，戴新娟．炎症性肠病患者延续护理的研究进展［J］．中华护理杂志，2017，52（7）：879-882.

［6］赵豫鄂，朱秀琴．炎症性肠病患者延续性护理教育的研究进展［J］．世界华人消化杂志，2019，27（3）：197-202.

［7］张雪兰，钟美容．溃疡性结肠炎个案管理模式的应用研究进展［J］．广西中医药大学学报，2019，22（3）：63-66.

第十六章
生育期患者的护理

第一节 妊娠期患者的用药原则

IBD 患者大多在青中年发病，很多患者会面临生育的问题。资料显示，UC 的发病高峰年龄为 20~49 岁，CD 为 18~35 岁；国内多中心登记研究显示 CD 患者的中位年龄是 30（18~77）岁。国外研究显示 IBD 女性患者主动不生育的比例（14%~18%）明显高于普通人群（6%）。研究发现，女性 IBD 患者因担心治疗药物会对胎儿有不良影响，其妊娠期的治疗依从性常下降，UC 和 CD 孕妇在妊娠期服药依从性分别为 59% 和 72%。IBD 患者由于担心疾病、药物等对妊娠产生不良影响而主动放弃生育，也有相当部分的患者由于妊娠期停用药物后，疾病复发导致不良妊娠结局。做好妊娠期用药管理，减少疾病复发，平稳度过妊娠期非常重要。结合国内外专家共识和指南，整理了妊娠期用药原则。

一、药物调整

（一）妊娠前期

1. 氨基水杨酸制剂

计划妊娠的女性 IBD 患者如服用的是含有邻苯二甲酸二丁酯（DBP）的 5- 氨基水杨酸（5-ASA），建议更换为不含 DBP 的 5-ASA 药物。动物实验研究显示，DBP 和邻苯二甲酸二（2- 乙基己基）酯能抑制子宫发育，影响神经发育及生长发育。更换不同制剂时应保证有足够调整药物及观察疗效的时间，以确保受孕前持续缓解。

2. 甲氨蝶呤

使用甲氨蝶呤（methotrexate，MTX）维持治疗并有妊娠计划的 IBD 患者，建议妊娠前至少停用甲氨蝶呤 3~6 个月，以将致畸风险降至最低。如在使用甲氨蝶呤期间意外妊娠并希望继续妊娠者，应立即停用甲氨蝶呤并补充大剂量叶酸以降低甲氨蝶呤相关不良反应的风险，并同时转诊产科进行咨询和随访。

3. 沙利度胺

目前，尚无关于受孕前沙利度胺洗脱所需时间的研究证据，根据该药的药代动力学特征，建议妊娠前停用沙利度胺 6 个月以上。沙利度胺对人与动物的一般毒性极低，服用 14 g 并不使人死亡，但对胎儿具有强烈的致畸作用，对人胚胎的致畸剂量为 1 mg/kg 体质量，与四肢、耳、眼和神经管缺陷等主要胎儿畸形有关，新生儿死亡率为 40%。近期有研究报道，沙利度胺是女性育龄 IBD 患者发生卵巢储备功能下降的独立危险因素，但停药后可逆转。

（二）妊娠期

1. 氨基水杨酸类制剂

柳氮磺吡啶属口服不易吸收的磺胺药、吸收部分在肠微生物作用下分解成 5-ASA 和磺胺吡啶。采用柳氮磺吡啶（sulfasalazine，5-SASP）和 5-ASA 维持疾病缓解的女性患者，妊娠期可继续口服和（或）局部直肠用药。SASP 干扰叶酸吸收，推荐备孕和妊娠期女性患者补充叶酸（2 mg/d）。

2. 硫嘌呤类药物

采用硫嘌呤类药物维持缓解的 IBD 患者，妊娠期可继续口服硫嘌呤类药物。对照研究和 Meta 分析显示，妊娠期 IBD 患者继续服用硫嘌呤类药物与未用该类药物的患者比较，先天畸形风险没有增加，但早产风险可能增加。

3. 抗肿瘤坏死因子 α（TNF-α）单克隆抗体

TNF-α 单克隆抗体包括英夫利西单克隆抗体（IFX）和阿达木单克隆抗体（ADA）等。采用抗 TNF-α 单克隆抗体维持缓解的 IBD 患者，妊娠期可继续维持该药治疗。对于 IBD 复发风险较低的妊娠女性，建议妊娠 22～24 周应用最后一次抗 TNF-α 治疗；对于停药后不能维持缓解的妊娠患者，必要时考虑在 30～32 周末次使用，并于产后重新开始使用。由于妊娠晚期药物胎盘通过率增高，以及药物潜在的对于疫苗接种免疫反应的影响，多倾向于妊娠晚期避免使用抗 TNF-α 药物。对于抗 TNF-α 仅与免疫抑制剂联合治疗的患者，建议妊娠期根据患者的个体情况转换为单药治疗。较大样本量的结果显示，宫内暴露于硫嘌呤类药物和抗 TNF-α 联合治疗的婴儿出生后 1 年内的感染风险升高。因此，妊娠期应尽可能避免抗 TNF-α 药物与免疫抑制剂的联合使用。

4. 抗整合素 α4β7 单克隆抗体

维多珠单克隆抗体（VDZ）是抗整合素 α4β7 的 IgG1 型人源化单克隆抗体，在妊娠期应用的证据尚不足，仅在充分权衡女性妊娠患者的获益高于风险的前提下考虑使用。

（三）妊娠期疾病活动的用药调整

1. 妊娠期 IBD 病情活动的药物治疗

需评估患者病情活动程度，并结合既往治疗经过及药物疗效。妊娠期 UC 患者如在 5-ASA 维持治疗期间出现轻中度疾病活动，可考虑口服 5-ASA 至足量，并联合直肠局部 5-ASA 治疗以诱导病情缓解。如在足量 5-ASA 或硫嘌呤类药物维持治疗期间出现病情中重度活动，应考虑系统性糖皮质激素或抗 TNF-α 药物诱导病情缓解。不同形式给药（静脉、口服、局部）的糖皮质激素均可通过胎盘，但胎盘可迅速将其转化为活性较低的代谢产物，使胎儿血液中的药物浓度降低。其中，泼尼松、泼尼松龙和甲基泼尼松龙可以有效地被胎盘代谢，可作为糖皮质激素妊娠期用药的首选。糖皮质激素起效迅速，但不能用于长期维持治疗；抗 TNF-α 药物可诱导缓解也可维持缓解，但妊娠晚期胎盘通过率明显增高。

2. 妊娠期 IBD 病情中重度活动且糖皮质激素抵抗的患者

推荐采用抗 TNF-α 诱导病情缓解。妊娠期应用抗 TNF-α 药物可能出现起效慢、作用弱的表现，与妊娠期药物的分布容积、免疫耐受等机制可能有关。如妊娠超过 37 周出现病情活动且糖皮质激素抵抗，建议提早启动分娩，避免妊娠晚期胎儿暴露于抗 TNF-α 药物。糖皮质激素抵抗的重度活动性 UC 也可考虑环孢素治疗。一项 Meta 分析结果显示环孢素不增加胎儿先天畸形的发生风险。IBD 妊娠期应用环孢素的报道仅限于重度活动性 UC，安全性同非妊娠患者。

3. 妊娠期病情活动经抗 TNF-α 诱导治疗病情缓解的患者

对于 5-ASA 不能维持缓解的患者，不建议妊娠期初次使用硫嘌呤类药物，可考虑抗 TNF-α 维持缓解。对于既往无硫嘌呤类药物服用史的患者，妊娠期初次使用硫嘌呤类药物存在潜在的药物不良反应的发生风险。尤其是一些具有个体特异性的不良反应如骨髓抑制、急性胰腺炎等，可能给妊娠带来严重的不良后果。抗 TNF-α 药物诱导病情缓解后推荐继续该药物进行维持治疗。

4. 妊娠期 CD 合并肛周病变必须使用抗生素治疗的患者

建议与产科、药剂科协商，选择适当的抗生素治疗。甲硝唑、喹诺酮类药物治疗非妊娠期 IBD 合并活动性肛周病变有效。甲硝唑不增加自然流产、先天畸形风险，既往有妊娠第 2～3 个月暴露于甲硝唑的胎儿出现唇裂的报道。妊娠早期使用新型喹诺酮类药物在小样本回顾性研究中显示不增加自然流产、先天畸形等风险。但动物实验显示，氟喹诺酮类药物增加骨骼肌肉系统异常的发生风险，该类药物具有骨组织和软骨亲和性，可引起儿童的关节病变。因此对于妊娠期合并肛周病变的患者建议妊娠早期避免使用甲硝唑，尽量避免妊娠期使用喹诺酮类药物。

5. 妊娠期 IBD 住院患者

妊娠期 IBD 住院患者需评估静脉血栓栓塞（VTE）的发生风险。对于妊娠期出现因病情活动住院治疗、计划性剖宫产或存在其他血栓栓塞高危因素，建议考虑采用低分子肝素进行预防性抗凝治疗。《中国住院炎症性肠病患者静脉血栓栓塞症防治的专家共识意见》推荐行剖宫产的妊娠 IBD 患者在住院期间使用抗凝血药物预防VTE，产后出血者慎用。

二、护理措施

（一）妊娠前指导和管理

1. 妊娠前咨询

有生育计划的女性育龄 IBD 患者，建议妊娠前咨询相关专家，以获取更好的妊娠结局。妊娠前咨询可提高患者妊娠期服药依从性，减少疾病复发，督促患者进行更好的妊娠前管理（如服用叶酸、戒酒和戒烟等）。妊娠前咨询可通过增加 IBD 患者对生育相关知识的了解，从而减少对生育的顾虑，有生育计划的 IBD 患者均应接受妊娠前咨询，以优化妊娠前管理。

2. 妊娠时机的选择

IBD 患者在疾病缓解期，尤其是在内镜下黏膜愈合状态时妊娠可获得更佳的妊娠结局。对计划妊娠的患者应全面评估病情，尽量在妊娠前进行优化疾病管理。

（二）用药指导

告知患者各类药物的正确使用方法，让患者认识到定期正确服药的重要性。同时告知患者用药期间的不良反应，当出现不良反应时及时向医师反馈，遵医嘱停药或换药。加强患者随访，同时关注药物副作用及实验室和影像学指标，强调定期复诊的重要性。

（三）营养支持

营养支持对患有 IBD 的妊娠女性尤其重要。营养不良会增加妊娠女性 IBD 的发病率和病死率。IBD 患者营养不良的原因主要与食欲减退、药物治疗引起的味觉改变、腹泻等有关。处于活动期的 IBD 孕妇，营养不良、失血过多、吸收不良及消耗增加会导致机体蛋白质缺乏，会对胎儿产生不良影响，应引起足够重视。因此，一旦发现 IBD 孕妇早期体重没有明显增加，就必须加强营养支持。长期应用柳氮磺胺吡啶会显著降低叶酸的吸收，同时，IBD 本身会导致叶酸摄入不足。因此，对所有的妊娠期 IBD 患者都要应用叶酸制剂。对于有缺铁性贫血倾向的 IBD 孕妇，要补充铁剂。凡是存在回肠疾病和小肠切除的患者都要定期注射维生素 B_{12}。

（四）心理护理

IBD 病程长，反复发作，给患者的身心造成巨大痛苦，影响患者生活质量的同时给患者带来极大的经济负担。要指导患者学会自我调节，并予患者必要的安慰，帮助患者振奋精神，以平和的心态看待疾病和妊娠。同时指导家属多予患者关爱与关心，坚定信念，消除恐惧心理，提高用药依从性，以获得良好的妊娠结局。

（韦美皓　高媛）

第二节　哺乳期患者的用药原则

哺乳期 IBD 患者因其生理、病理状态特殊，临床用药不当不仅可能对母体造成伤害，还可能会影响到婴儿，故临床用药需格外慎重（表 16-1）。

一、氨基水杨酸类制剂

氨基水杨酸类制剂能够进入母乳，但是并不会引起严重不良反应，这类药物在哺乳期使用是安全的，仅有个别案例报道婴儿出现暂时性腹泻。SASP 的代谢产物之一是磺胺嘧啶，磺胺可引起药物不良反应。推荐哺乳期 IBD 患者继续使用常规剂量的 5-ASA，慎用 SASP。

二、糖皮质激素

糖皮质激素在母乳中亦可被检出，口服常规剂量时分泌乳汁中浓度低，对婴儿影响小，较安全。对于糖皮质激素服用剂量超过 40 mg/d 者，应在服用糖皮质激素 4 h 后哺乳。泼尼松是哺乳期妇女可选择的最安全的口服糖皮质激素，清除半衰期是 2～4 h，乳汁中药物的清除较血清中更快，且血清 - 乳汁药物浓度的平衡建立迅速，故服药后 4 h 哺乳，乳汁中激素浓度将低于检测下限。

三、硫嘌呤类药物

建议结合患者的哺乳意愿，谨慎选择母乳喂养，倾向人工喂养。传统观点认为，硫嘌呤类药物可通过乳汁进入婴儿体内，可能增加新生儿骨髓抑制和感染的风险。若患者坚持母乳喂养，建议开始母乳喂养后 10～15 d 监测婴儿血细胞计数。

四、抗生素

甲硝唑、环丙沙星可经乳汁分泌，没有证据表明在哺乳期用药绝对安全，建议哺乳期尽量避免使用。如必须使用抗生素治疗，建议更改为非母乳喂养。口服或静脉注射甲硝唑可进入母乳，长期接触甲硝唑对婴儿有潜在的毒性，因此母乳喂养期间一般不推荐使用。如果病情需要，美国儿科学会推荐女性接受单剂量（2 g）的甲硝唑，12～24 h 后再母乳喂养。环丙沙星可经乳汁分泌，安全性证据有限，建议尽可能避免使用环丙沙星，如病情需要，可短期治疗。建议在单次剂量环丙沙星使用后，48 h 后再恢复母乳喂养。

五、甲氨蝶呤和环孢素

甲氨蝶呤和环孢素对婴儿免疫系统有抑制作用，并有致肿瘤发生风险，哺乳期禁用。大剂量甲氨蝶呤治疗期间，母乳喂养是禁忌的，建议甲氨蝶呤最后 1 次剂量治疗后至少停止哺乳 1 周。哺乳期妇女需服用环孢素时，因母乳中环孢素浓度较高，建议人工喂养。

六、英夫利西单抗

常用药物在妊娠期和哺乳期的用药风险见表 16-1。IFX 哺乳期用药的证据有限，是否能通过母乳对新生儿产生影响目前仍存在争议。研究报道 IFX 可以分泌入乳汁中，其浓度很低（低于其血清水平的 1/200）。此外，乳汁中微量的 IFX 在摄食后会在婴儿胃肠内发生蛋白水解。因此它对全身免疫系统的影响可能微乎其微。未发现母亲哺乳期继续采用 IFX 治疗造成婴儿发生不良事件的报道。目前，仍需要远期的研究来探讨接受 IFX 治疗的产妇母乳喂养是否对儿童的免疫系统产生影响。

表 16-1　常用药物在妊娠期和哺乳期的用药风险

药物	妊娠期用药风险	哺乳期用药风险
美沙拉秦	低风险	低风险
柳氮磺吡啶	低风险	慎用
糖皮质激素	低风险	低风险
硫唑嘌呤	低风险	慎用（有争议）
抗肿瘤坏死因子 α	低风险	低风险
维多珠单克隆抗体	未知	未知
甲氨蝶呤	禁用	禁用
沙利度胺	禁用	禁用
环孢素	慎用	禁用

（韦美皓　高媛）

第三节　生育期男性患者的用药原则

一、氨基水杨酸类制剂

计划妊娠的男性 IBD 患者如服用的是含有 DBP 的 5-ASA，建议更换为不含 DBP 的 5-ASA 药物。美国食品药品监督管理局将含有 DBP 成分的美沙拉嗪缓释制剂从妊娠 B 类药物降级到 C 类药物，原因是动物实验发现 DBP 可导致男性泌尿生殖道畸形。男性 IBD 患者备孕期间建议避免使用柳氮磺吡啶。

二、甲氨蝶呤

使用甲氨蝶呤维持治疗并有妊娠计划的男性 IBD 患者，建议妊娠前至少停用甲氨蝶呤 3~6 个月，以将致畸风险降至最低。药代动力学数据显示，甲氨蝶呤的细胞内代谢物甲氨蝶呤多谷氨酸的半衰期中位数为 1.2~4.3 周，检测不到代谢物的中位数为 10 周。男性患者应在计划生育前停用 3~6 个月。

三、沙利度胺

目前尚无关于受孕前沙利度胺洗脱所需时间的研究证据，根据该药的药代动力学特征，建议妊娠前停用沙利度胺 6 个月以上。

备孕期间可继续使用 5-ASA、抗 TNF-α、硫唑嘌呤治疗。SASP 可引起男性精子活力和计数的下降，该不良反应不能通过补充叶酸得以纠正，但停药后可逆。近期研究显示，硫嘌呤类药物维持治疗的男性 IBD 患者的精液分析包括精液量、精子浓度、精子形态和精子 DNA 片段化水平与健康对照者均无显著差异，但精子的总活力和前进活力较低，研究结果支持男性患者在备孕期间继续服用硫嘌呤类药物。英夫利西单克隆抗体治疗对男性 IBD 患者精液质量的影响报道不一。

四、男性用药护理

（一）孕前评估

用药前评估患者生育计划，让患者了解不同药物的使用方法和用量，告知患者可能出现的不良反应。

（二）用药指导

告知患者正确的服药方法，让患者认识到定期正确服药的重要性。同时告知患者用药期间的不良反应，当出现不良反应时及时向医师反馈，遵医嘱停药或换药。

加强患者随访，同时关注药物副作用及实验室和影像学指标，强调定期复诊的重要性。

（三）心理护理

IBD病程长，反复发作，给患者身心造成巨大痛苦，影响患者生活质量的同时给患者带来极大的经济负担。要指导患者学会自我调节，并予患者必要的安慰，帮助患者振奋精神，以平和心态看待疾病和生育。同时指导家属多予患者关爱与关心，坚定信念，消除恐惧心理，提高用药依从性，以获得良好的妊娠结局。

（韦美皓　高媛）

参 考 文 献

［1］中华医学会消化病学分会炎症性肠病学组.炎症性肠病妊娠期管理的专家共识意见［J］.中华消化杂志，2019，39（9）：599-609.

［2］中华医学会消化病学分会炎症性肠病学组.炎症性肠病诊断与治疗的共识意见（2018年，北京）［J］.中华消化杂志，2018，38（5）：292-311.

附录
炎症性肠病相关评估量表

一、改良 Truelove（UC）和 Witts 疾病严重程度分型标准表（附表 1）

附表 1　改良 Truelove（UC）和 Witts 疾病严重程度分型标准表

严重程度分型	排便（次/d）	便血	脉搏（次/min）	体温（℃）	血红蛋白	红细胞沉降率（mm/h）
轻度	>4	轻或无	正常	正常	正常	<20
重度	≥6	重	>90	>37.8	<75% 正常值	>30

注：中度介于轻度、重度之间。

二、改良 Mayo 评分表（附表 2）

附表 2　改良 Mayo 评分表

项目	0分	1分	2分	3分
排便次数[a]	正常	比正常增加 1~2 次/d	比正常增加 3~4 次/d	比正常增加 5 次/d 或以上
便血[b]	未见出血	不到一半时间内出现便中混血	大部分时间内为便中混血	一直存在出血
内镜发现	正常或无活动性病变	轻度病变（红斑、血管纹理减少、轻度易脆）	中度病变（明显红斑、血管纹理缺乏、易脆、糜烂）	重度病变（自发性出血，溃疡形成）
医师总体评价[c]	正常	轻度病情	中度病情	重度病情

注：a. 每位受试者作为自身对照，从而评价排便次数的异常程度；b. 每日出血评分代表 1 d 中最严重的出血情况；c. 医师总体评价包括 3 项标准，即受试者对于腹部不适的回顾、总体幸福感和其他表现，如体格检查发现和受试者表现状态。

评分≤2 分且无单个分项评分 >1 分为临床缓解，3~5 分为轻度活动，6~10 分为中度活动，11~12 分为重度活动，有效定义为评分相对于基线值的降幅≥30% 以及≥3 分，而且便血的分项评分降幅≥1 分或该分项评分为 0 或 1 分。

三、克罗恩病活动指数（CDAI）表（附表3）

附表3　简化克罗恩病活动指数（CDAI）表

项目	0分	1分	2分	3分	4分
一般情况	良好	稍差	差	不良	极差
腹痛	无	轻	中	重	–
腹部包块	无	可疑	确定	伴触痛	–
腹泻	稀便每日1次记1分				
伴随疾病 [a]	每种症状记1分				

注："–"为无此项；a.伴随疾病包括关节痛、虹膜炎、结节性红斑、坏疽性脓皮病、阿弗他溃疡、裂沟、新瘘管和脓肿等。≤4分为缓解期，5～7分为轻度活动期，8～16分为中度活动期，＞16分为重度活动期。

四、Best克罗恩病活动指数计算法（附表4）

附表4　Best克罗恩病活动指数计算法

变量	权重
稀便次数（1周）	2
腹痛程度（1周总评0～3分）	5
一般情况（1周总评0～4分）	7
肠外表现与并发症（1项1分）	20
阿片类止泻药（0、1分）	30
腹部包块（可疑2分、肯定5分）	10
血细胞比容降低值（正常 [a]：男0.40，女0.37）	6
100×（1–体重/标准体重）	1

注：a.血细胞比容正常值按中国人标准。总分为各项分值之和，克罗恩病活动指数＜150分为缓解期，≥150分为活动期，其中150～220分为轻度，221～450分为中度，＞450分为重度。

五、炎症性肠病患者症状群评估量表

炎症性肠病患者症状群评估量表（symptom cluster scale for inflammatory bowel disease，SCS-IBD）是由南京医科大学护理学院顾芳臣等编制的评估量表。该表注重患者的主观感受，帮助患者正确认识症状，利于患者自我监测疾病的进展。量表包括18个条目，量表的内容效度指数为0.850，各条目的内容效度指数为0.941～1.000。总量表的克隆巴赫系数为0.900，重测信度为0.856。具体内容见附表5。

附表 5　炎症性肠病患者症状群评估量表

下面列举了 IBD 患者可能出现的 18 个症状，请您仔细阅读每个症状，并根据过去 1 个月您的自身情况判断以下症状是否曾出现过或正在经历。请在相应的地方打√。

序号	条目	该症状发生的频率有多大?					该症状程度有多严重?					该症状给您带来多大的困扰?				
		从未发生	偶尔发生	有时发生	经常发生	总是发生	完全不严重	轻微	中度	严重	非常严重	完全没有	少许	一些	较大	非常大
1	腹泻															
2	腹痛															
3	腹胀															
4	黏液脓血便															
5	里急后重感															
6	肛周脓肿															
7	肛裂															
8	肛瘘															
9	营养缺乏															
10	体重减轻															
11	贫血															
12	皮肤损害															
13	口腔黏膜损害															
14	眼部病变															
15	疲乏															
16	焦虑															
17	抑郁															
18	睡眠不安															

除上述症状外，您还有其他症状曾出现过或正在经历吗? 如果有，请写下来 ＿＿＿＿＿＿＿＿

注：本量表包含腹部症状群（1、2）、肠道症状群（3、4、5、6、7、8）、营养症状群（9、10、11）、全身症状群（12、13、14）、精神心理症状群（15、16、17、18）5 个维度，共 18 个条目。其中每个条目均包括发生频率、严重程度、困扰程度 3 个方面，以 Likert 5 级评分法，根据 IBD 患者症状情况正向计 1 ~ 5 分。IBD 患者症状群评估量表的得分越高，表示患者的症状情况越严重。

六、炎症性肠病患者生存质量问卷

加拿大学者 Gordon 等于 1989 年设计的炎症性肠病生存质量问卷（inflammatory bowel disease questionnaire，IBDQ）是专用于 IBD 患者生存质量评价的量表，根据克罗恩病活动指数（Crohn's disease activity index，CDAI）发展而来。该量表于 2004 年由我国周璐等翻译成中文，其信度和效度评价十分完整，信效度良好。其评分与病情严重程度呈负相关，同时，其肠道症状、全身症状、情感能力及社会能力 4 个单项评分均与病情严重程度呈负相关。内容包括 32 个定性和半定量的问题，测量 IBD 患者生活的 4 个方面：肠道症状（10 个问题）、全身症状（5 个问题）、情感能力（12 个问题）、社会能力（5 个问题），总分为 32～224 分，分值越高，代表生存质量越好。具体见附表 6。本问卷是用来调查患者最近 2 周的生活质量，共有 32 个问题，每个问题均设有从 1 到 7 不同程度的答案，"1"代表程度最重，"7"代表程度最轻。接受调查者在最能反映自身过去两周感受的答案上打"√"。

附表 6　炎症性肠病生存质量问卷（IBDQ）

1. 过去 2 周，您的大便次数频繁吗？ ①大便次数比过去任何时候频繁，或者和过去最严重时一样；②极度频繁；③非常频繁； ④大便次数频率中度增加；⑤大便次数频率轻度增加；⑥大便次数频率轻微增加； ⑦正常，大便次数频率没有增加
2. 过去 2 周，您经常感觉疲劳、疲乏、疲倦吗？ ①所有时间；②大部分时间；③很多时间；④有些时间；⑤少部分时间；⑥很少时间；⑦完全没有
3. 过去 2 周，您经常感觉挫折、急躁、不安吗？ ①所有时间；②大部分时间；③很多时间；④有些时间；⑤少部分时间；⑥很少时间；⑦完全没有
4. 过去 2 周，您经常因为肠道问题不能上学或工作吗？ ①所有时间；②大部分时间；③很多时间；④有些时间；⑤少部分时间；⑥很少时间；⑦完全没有
5. 过去 2 周，您大便次数减少的时间多吗？ ①所有时间；②大部分时间；③很多时间；④有些时间；⑤少部分时间；⑥很少时间；⑦完全没有
6. 过去 2 周，您的精力充沛吗？ ①完全没有精力；②精力很少；③少许精力；④有些精力；⑤中等量的精力；⑥精力很多；⑦精力旺盛
7. 过去 2 周，您经常担心肠道问题是否需要手术治疗吗？ ①所有时间；②大部分时间；③很多时间；④有些时间；⑤少部分时间；⑥很少时间；⑦完全没有
8. 过去 2 周，您经常因为肠道问题推迟或取消社交约会吗？ ①所有时间；②大部分时间；③很多时间；④有些时间；⑤少部分时间；⑥很少时间；⑦完全没有
9. 过去 2 周，您经常有腹部绞痛的烦恼吗？ ①所有时间；②大部分时间；③很多时间；④有些时间；⑤少部分时间；⑥很少时间；⑦完全没有

10. 过去 2 周，您经常感觉全身不适吗？ ①所有时间；②大部分时间；③很多时间；④有些时间；⑤少部分时间；⑥很少时间；⑦完全没有
11. 过去 2 周，您经常有担心找不到厕所的烦恼吗？ ①所有时间；②大部分时间；③很多时间；④有些时间；⑤少部分时间；⑥很少时间；⑦完全没有
12. 过去 2 周，在做您原本喜爱的休闲和体育运动的时候，由于您的肠道问题，您经常感到困难吗？ ①很大困难，无法进行活动；②很多困难；③中等度困难；④有些困难；⑤很少困难；⑥极少困难； ⑦没有困难，肠道问题没有限制体育或休闲活动
13. 过去 2 周，您经常为腹痛烦恼吗？ ①所有时间；②大部分时间；③很多时间；④有些时间；⑤少部分时间；⑥很少时间；⑦完全没有
14. 过去 2 周，您夜间睡眠经常出问题吗？有夜间醒来的烦恼吗？ ①所有时间；②大部分时间；③很多时间；④有些时间；⑤少部分时间；⑥很少时间；⑦完全没有
15. 过去 2 周，您经常沮丧、丧失勇气吗？ ①所有时间；②大部分时间；③很多时间；④有些时间；⑤少部分时间；⑥很少时间；⑦完全没有
16. 过去 2 周，重要场合的附近没有厕所，您经常不能出席这样的重要场合吗？ ①所有时间；②大部分时间；③很多时间；④有些时间；⑤少部分时间；⑥很少时间；⑦完全没有
17. 过去 2 周，总的来说，您大量排气的问题大吗？ ①是严重问题；②是重大问题；③是明显问题；④有些麻烦；⑤很少麻烦；⑥绝少麻烦；⑦没有 麻烦
18. 过去 2 周总的来说，您维持或获得理想体重的问题大吗？ ①是严重问题；②是重大问题；③是明显问题；④有些麻烦；⑤很少麻烦；⑥绝少麻烦；⑦没有 麻烦
19. 许多肠道疾病患者经常担心自己的疾病，包括担心得癌症、再也不会好起来、病情复发。总的来 说，过去 2 周，您经常感到担心和焦虑吗？ ①所有时间；②大部分时间；③很多时间；④有些时间；⑤少部分时间；⑥很少时间；⑦完全没有
20. 过去 2 周，您有多少时间为腹胀而烦恼？ ①所有时间；②大部分时间；③很多时间；④有些时间；⑤少部分时间；⑥很少时间；⑦完全没有
21. 过去 2 周，您经常能从紧张中放松自己吗？ ①所有时间；②大部分时间；③很多时间；④有些时间；⑤少部分时间；⑥很少时间；⑦完全没有
22. 过去 2 周，大便经常导致直肠出血吗？ ①所有时间；②大部分时间；③很多时间；④有些时间；⑤少部分时间；⑥很少时间；⑦完全没有
23. 过去 2 周，肠道问题使您感到窘迫的时候多吗？ ①所有时间；②大部分时间；③很多时间；④有些时间；⑤少部分时间；⑥很少时间；⑦完全没有
24. 肠道是空的，也不得不去厕所，过去 2 周您为此而烦恼的时间多吗？ ①所有时间；②大部分时间；③很多时间；④有些时间；⑤少部分时间；⑥很少时间；⑦完全没有
25. 过去 2 周，您难过和流泪的时间多吗？ ①所有时间；②大部分时间；③很多时间；④有些时间；⑤少部分时间；⑥很少时间；⑦完全没有
26. 过去 2 周，您经常因为弄脏内裤而烦恼吗？ ①所有时间；②大部分时间；③很多时间；④有些时间；⑤少部分时间；⑥很少时间；⑦完全没有

续表

27. 过去 2 周，您为肠道问题而恼怒的时候多吗？ ①所有时间；②大部分时间；③很多时间；④有些时间；⑤少部分时间；⑥很少时间；⑦完全没有
28. 过去 2 周，肠道问题对您性行为的影响程度如何？ ①因肠病之故没有性生活；②因肠病之故严重受限；③因肠病之故中度受限；④因肠病之故有一些限制；⑤因肠病之故稍有限制；⑥极少因肠病之故受限制；⑦并未因肠病而受限制
29. 过去 2 周，胃部不适经常给您带来麻烦吗？ ①所有时间；②大部分时间；③很多时间；④有些时间；⑤少部分时间；⑥很少时间；⑦完全没有
30. 过去 2 周，您爱发脾气的时候多吗？ ①所有时间；②大部分时间；③很多时间；④有些时间；⑤少部分时间；⑥很少时间；⑦完全没有
31. 过去 2 周，您经常感觉缺少别人的理解吗？ ①所有时间；②大部分时间；③很多时间；④有些时间；⑤少部分时间；⑥很少时间；⑦完全没有
32. 对过去 2 周的个人生活，您感到满意、幸福、高兴吗？ ①大部分时间感到非常不满意、不幸福；②总体来说不满意、不幸福；③有些不满意、不幸福；④总体来说满意、开心；⑤大部分时间感到满意、幸福；⑥大部分时间感到非常满意、幸福；⑦特别满意，没有比现在更幸福、开心了
总得分： _____

七、克罗恩病与溃疡性结肠炎知识问卷（中文版）

克罗恩病与溃疡性结肠炎知识问卷是专门为 IBD 患者设计的知识评价工具，由 Eaden 于 1998 年研制，国外已经证实具有较好的信度和效度。2013 年由朱迎等人将其翻译、修订为中文版本。该问卷共 24 题，由 4 部分组成：一般知识（11 题）、饮食知识（2 题）、药物知识（6 题）和并发症知识（5 题）。该问卷的克隆巴赫系数为 0.89，CVI 值为 0.78，具有较好的信度和效度。具体见附表 7。

附表 7 克罗恩病和溃疡性结肠炎知识问卷
此问卷将帮助您的医生和护士了解您在哪些方面需要获得更多的信息。每个问题仅有一个答案，请选择并在"口"处打"√"，谢谢！
1. 炎症性肠病的患者是绝不允许吃乳制品的： □正确　□错误　□不知道
2. 要素饮食有时被用来治疗克罗恩病和溃疡性结肠炎。他们： □常常含有大量的纤维　□容易被吸收　□以药片的形式服用　□不知道
3. 直肠炎： □是一种只累及直肠或乙状结肠的肠炎　□是一种累及整个大肠的肠炎　□不知道
4. 如果炎症性肠病的患者 3 年没有症状，说明他们可能被治愈了 □正确　□错误　□不知道

5. 炎症性肠病具有家族聚集性： □正确 □错误 □不知道
6. 炎症性肠病的患者不仅会有肠道炎症，也会有身体其他部位的炎症： □正确 □错误 □不知道
7. 瘘管： □是两个肠道或肠道和皮肤间异常的通道 □阻碍肠道内容物通过的肠道的狭窄部分 □不知道
8. 回肠末端是： □肛门前的一段肠道 □大肠前的一段肠道 □不知道
9. 在炎症性肠病的暴发期： □血液中血小板计数增多 □血液中白蛋白水平增高 □血液中白细胞计数降低 □不知道
10. 类固醇（如泼尼松龙/泼尼松/布地奈德/氢化可的松）： □只能口服 □可以通过灌肠给药 □不能直接静脉给药 □不知道
11. 免疫抑制剂用于炎症性肠病患者是为了： □防止肠道细菌感染 □降低肠道炎症反应 □不知道
12. 柳氮磺胺吡啶： □可以控制血流中硫化物的水平 □可以用来降低复发频率 □不能用来预防复发 □不知道
13. 请列举一例用来治疗炎症性肠病的免疫抑制剂： □柳氮磺胺吡啶 □美沙拉嗪 □硫唑嘌呤 □不知道
14. 如果一位女性患有克罗恩病： □她会发现怀孕比较困难 □她不应该要小孩 □她怀孕时常常会有并发症 □她在怀孕时应该停用所有的药物 □不知道
15. 下面哪项陈述是错误的： □溃疡性结肠炎可以发生在任何年龄段 □溃疡性结肠炎的发作与压力和情绪事件有关 □溃疡性结肠炎在欧洲和北美最少见 □溃疡性结肠炎患者发展为肠癌的风险增加 □不知道
16. 那些使用柳氮磺吡啶药物的男性患者： □降低生育能力，但是停药后是可以逆转的 □降低生育能力，停药后不可以逆转的 □这种药物对男性的生育能力没有任何影响 □不知道
17. 小肠的长度大约是： □ 0.6 m □ 3.7 m □ 6.0 m □不知道
18. 大肠的功能是吸收： □维生素 □矿物质 □水分 □不知道
19. 带有储存构造的回肠直肠吻合术的另外一个名字是： □荷包术 □囊袋术 □造口术 □不知道
20. 如果末端回肠在外科手术中被切除，那么将会影响患者对哪种物质的吸收： □维生素 C □维生素 A □维生素 B_{12} □不知道

续表

| 21. 炎症性肠病的患者需要随访监测肠癌，下列关于随访的陈述哪一个是对的？
　□仅影响到结肠　□已经持续 8～10 年　□在 50 岁之前发病　□不知道 |
| 22. 存在于小肠上，有助于增加吸收面积的数百万的细小"毛发"被称为：
　□绒毛　□酶　□胆汁盐　□隐窝　□不知道 |
| 23. 下面哪一个不是炎症性肠病的常见症状：
　□腹部疼痛　□排便习惯的改变　□头痛　□发热　□不知道 |
| 24. 如果一个孩子患有炎症性肠病，他（或她）也许：
　□不能活到 45 岁　□会影响他或她的生长发育　□会影响他或她的智力　□不知道 |

八、炎症性肠病患者自我管理行为量表

炎症性肠病患者自我管理行为量表由南京大学护理学院尚星辰等编制，可用于评估我国炎症性肠病患者的自我管理行为。该量表包括用药管理、饮食管理、疾病监测、情绪管理、运动管理、日常生活管理、资源利用等 7 个维度，共 36 个条目。量表的总体克隆巴赫系数为 0.945，总量表的内容效度指数为 0.926，效标关联效度为 0.689。具体见附表 8。

附表 8　炎症性肠病患者自我管理行为量表

本问卷是用来调查您最近两周的疾病自我管理行为。下面有 36 条文字，请仔细阅读每一条，把意思弄明白。在适当的方格里打"√"，每一条文字之后有五个格，分别为从来不、很少、有时、经常、总是。请您根据自身实际情况如实填写。

条目	从来不	很少	有时	经常	总是
1. 您了解自己所服用的炎症性肠病相关药物的用法、用量、作用、副作用及注意事项吗？					
2. 您能遵从医护人员的建议正确使用治疗炎症性肠病的药物吗？（按时、按剂量、按疗程）					
3. 当炎症性肠病疾病症状控制良好，您仍能按要求服药吗？					
4. 您能够及时发现治疗炎症性肠病相关药物的不良反应吗？					
5. 当您发现所用药物有不良反应或病情变化时，会及时和医生沟通，遵医嘱调整用药吗？					
6. 您能控制甜食（巧克力、口香糖、可乐等）、肉类、高脂食物的摄入吗？					
7. 您能控制含食品添加剂、防腐剂的休闲食品的摄入吗？					
8. 您能控制快餐或外卖等食物的摄入吗？					

条目	从来不	很少	有时	经常	总是
9. 您会注重食物的烹饪方式吗?（如以煮、蒸为主,少油煎、炸）					
10. 您会定期监测自身体重进行营养管理吗?					
11. 您能控制生、冷、硬、辛辣刺激（如辣椒、浓茶、咖啡）、油腻、粗纤维食物（如玉米、笋、韭菜、芹菜、花菜）、海鲜等的摄入吗?					
12. 您会注意饮食摄入的营养均衡吗?					
13. 您能通过记录饮食日记的方式排除自己不耐受的食物吗?					
14. 您会避免暴饮暴食吗?					
15. 您会密切观察自己大便的次数及性状吗?					
16. 您会遵医嘱定期来医院复诊吗?					
17. 您会密切观察自己的腹部症状吗?（如腹痛、腹部肿块）					
18. 您能及时识别疾病复发表现吗?					
19. 情绪低落时,您能鼓励自己尽快振作起来吗?					
20. 情绪低落时,您会寻求一些缓解情绪的方法吗?（如散步、听音乐、看电影等）					
21. 您会努力调动自身积极情绪来促进疾病缓解吗?					
22. 当您有"自己无用"的想法,会尝试尽力改变吗?					
23. 当您有"自己是家人负担"的想法时,会尝试尽力改变吗?					
24. 当出现疾病相关并发症时,您能保持情绪稳定吗?					
25. 您能根据自身情况或医护人员建议选择运动项目、运动强度及时间吗?					
26. 您能根据病情变化调整运动形式或强度吗?					
27. 您锻炼后会合理补充水分和盐分吗?					
28. 您能保持规律的生活,每天早睡早起,保证充足的睡眠吗?					
29. 您能避免过度疲劳吗?					
30. 您能平衡工作、活动和休息吗?					
31. 您会参加一些社交活动,维持良好的社会关系吗?					
32. 情绪低落时,您会向家人或朋友倾诉,寻求安慰或帮助吗?					
33. 您会与病友交流疾病相关信息吗?					
34. 您能通过网络、书籍等途径主动学习炎症性肠病相关的疾病保健知识吗?					
35. 您能识别所获取信息的可靠性吗?					

续表

条目	从来不	很少	有时	经常	总是
36. 当疾病复发或出现并发症时，您会寻求家庭成员的支持和帮助吗？					

注：表中维度划分：①第1条目~第5条目，用药管理；②第6条目~第14条目，饮食管理；③第15条目~第18条目，疾病监测；④第19条目~第24条目，情绪管理；⑤第25条目~第27条目，运动管理；⑥第28条目~第31条目，日常生活管理；⑦第32条目~第36条目，资源利用。

表中从来不、很少、有时、经常、总是，分别计1~5分，得分越高，自我管理行为越好。

（朱秀琴　刘梅娟）

九、营养风险筛查量表（NRS-2002）（附表9）

附表9　营养风险筛查量表（NRS-2002）

身高（cm）		体重（kg）		BMI（kg/m²）	
临床诊断					

第一部分：初步评定

以下任一问题回答"是"则进入第二步全面评估；如果回答均为"否"，则患者不存在营养风险，一周后再次评价。

BMI < 20.5 kg/m²?	□是	□否
患者过去3个月有体重下降吗？	□是	□否
患者过去1周内有摄食减少吗？	□是	□否
患者有严重疾病吗（如ICU接受治疗）？	□是	□否

第二部分：全面评估

一、疾病严重程度评分（分值为记高不累加）

评分1分：□髋部骨折　□慢性病急性发作或有并发症者　□肝硬化　□COPD　□长期血液透析　□糖尿病　□肿瘤

评分2分：□大的腹部手术　□脑卒中　□重症肺炎　□血液系统的恶性肿瘤

评分3分：□颅脑损伤　□骨髓移植　□ICU患者（APACHE-Ⅱ评分>10分）

二、营养受损状况评分（分值为记高不累加）

1. BMI（kg/m²）：□18.5~20.5及一般状况差（2分）　□<18.5或血清白蛋白<35 g/L（3分）
2. 体重下降>5% 是在：□3个月内（1分）　□2个月内（2分）　□1个月内（3分）
3. 一周内进食量较从前减少：□25%~50%（1分）　□51%~75%（2分）　□76%~100%（3分）

续表

三、年龄≥70 岁者（1 分）
四、营养风险筛查总分 总分 = 疾病评分 + 营养评分 + 年龄评分 ≥3 分：患者处于营养风险中，应开始实施营养支持 <3 分：每周进行营养的再评估。若患者将接受重大手术，则考虑预防性营养支持

注：①本量表适用 18~90 岁住院超过 24 h 的住院患者（包括肿瘤患者），不推荐用于未成年人。②患者入院或转入后 24 h 内应完成评估；若患者评估总分 <3 分，则每周至少评估记录 1 次；患者发生病情变化时随时进行评估。③若患者初步筛查均为"否"，则不需要再进行全面评估。④患者本次住院第一诊断或主要诊断作为评分依据，既往病史不计。⑤预计患者一周内将接受大手术时，则其入院时按照大手术赋分。⑥若每一部分有多项同时符合，则只取单项最高分值，不进行相加，总分最高分为 7 分。⑦要求患者清晨排空大小便后穿病员服称量体重，对卧床无法精确测得体重者，可采用差值法，即先由医护人员或家属抱患者称得总重量，后医护或家属称量自身体重，取两者之差。如有严重胸腹水患者无法得到精确体重信息时，应注明原因。⑧轻度脑卒中患者，不影响进食者不予计分。

十、营养不良通用筛查工具（MUST）（附表 10）

附表 10　营养不良通用筛查工具（MUST）
（1）BMI（kg/m²）测定 　　身高（cm）＿＿＿＿＿＿　　体重（kg）＿＿＿＿＿＿　　BMI ＿＿＿＿＿＿ 　　0 分：BMI > 20.0；1 分：18.5 < BMI≤20.0；2 分：BMI≤18.5
（2）最近体重丢失情况 　　0 分：最近 3~6 个月体重丢失在 5% 或以内 　　1 分：最近 3~6 个月体重丢失介于 5%~10% 　　2 分：最近 3~6 个月体重丢失在 10% 或以上
（3）因急性疾病影响导致禁食或摄入不足超过 5 d 　　0 分：否　　2 分：是
以上三项相加，总分为 0 分者则为"低"营养风险状态，须定期进行重复筛查。 以上三项相加，总分为 1 分者为"中等"营养风险状态，须记录 3 d 膳食摄入状况并重复筛查。 以上三项相加，总分为 2 分或以上者为"高"营养风险状态，需接受营养干预。 营养风险状态：＿＿＿＿＿＿　总分：＿＿＿＿＿＿　医生：＿＿＿＿＿＿

十一、整体营养状况评估表（PG-SGA）

体重丢失包括亚急性丢失和急性丢失两种情况。亚急性丢失是指过去 1 个月体重丢失情况，在不能获得 1 个月体重丢失数据的情况下，需要评估过去 6 个月体重丢失的情况。急性丢失是指过去 2 周的体重丢失，在亚急性丢失的基础上增加 1 分。过去 2 周体重不变或增加不计分。相关表格见附表 11-1 ~ 附表 11-6。

附表 11-1　体重丢失评分

1 个月体重丢失情况	评分	6 个月体重丢失情况
≥10%	4	≥20%
5% ~ 9.9%	3	10% ~ 19.9%
3% ~ 4.9%	2	6% ~ 9.9%
2% ~ 2.9%	1	2% ~ 5.9%
0 ~ 1.9%	0	0 ~ 1.9%

注：评分 = 急性丢失评分 + 亚急性丢失评分 = _____分。

附表 11-2　疾病状态评分

分类	分数
癌症	1
AIDS	1
肺性或心脏恶病质	1
压力性损伤、开放性伤口或瘘创伤	1
存在创伤	1
年龄≥65 岁	1

附表 11-3　代谢应激状态的评分

应激状态	无（0 分）	轻度（1 分）	中度（2 分）	高度（3 分）
发热	无	37.2 ~ 38.3℃	38.3 ~ 38.8℃	≥38.8℃
发热持续时间	无	<72 h	72 h	>72 h
激素（泼尼松）	无	低剂量 < 10 mg	中剂量 10 ~ 30 mg	大剂量≥30 mg

注：代谢应激评分是评估各种已知可增加蛋白质和能量需要的因素。体温为评估当时实测体温，发热持续时间为本次发热已经持续的时间。激素使用是指因为本次发热而使用的激素，如果连续多日使用不同剂量的激素，取其平均值作为激素剂量。此表为累积计分。

附表 11-4　体格检查部分评分

脂肪储存

颊部脂肪垫	0	1+	2+	3+
三头肌皮褶厚度	0	1+	2+	3+
下肋脂肪厚度	0	1+	2+	3+
总体脂肪缺乏程度	0	1+	2+	3+

肌肉情况

颈部（颞肌）	0	1+	2+	3+
锁骨位置（胸部三角肌）	0	1+	2+	3+
肩部（三角肌）	0	1+	2+	3+
骨间肌肉	0	1+	2+	3+
肩胛部（背阔肌、斜方肌、三角肌）	0	1+	2+	3+
大腿（四头肌）	0	1+	2+	3+
总体肌肉评分	0	1+	2+	3+

水分情况

踝水肿	0	1+	2+	3+
胫骨水肿	0	1+	2+	3+
腹水	0	1+	2+	3+

总体水平分

没有异常	0分
轻度异常	1分
中度异常	2分
严重异常	3分

计分：

注：体格检查是对身体组成的 3 个方面的评估：脂肪、肌肉和液体状态。

附表 11-5　PG-SGA 定性评价

类别	A 级（营养良好）	B 级（可疑营养不良或中度营养不良）	C 级（重度营养不良）
体重	没有体重丢失或水潴留	a. 1 个月体重丢失不超过 5%（或 6 个月丢失不超过 10%） b. 体重不稳定，不增加（如持续丢失）	a. 1 个月体重丢失 >5%（或 6 个月丢失 >10%） b. 体重不稳定，不增加（如持续丢失）
营养摄入	没有障碍或近期明显改善	摄入减少	摄入严重少

类别	A 级（营养良好）	B 级（可疑营养不良或中度营养不良）	C 级（重度营养不良）
影响营养的症状	没有或近期明显改善	有影响营养的症状存在	有影响营养的症状存在
功能	没有障碍或近期明显改善	中度功能障碍或近期功能恶化	严重功能障碍或近期功能明显恶化
体格检查	没有损害或有慢性损害但近期明显改善	有轻度到中度脂肪和（或）肌肉组织丢失和（或）肌肉张力下降	有明显的营养不良症状（机体组织严重丢失，可能有水肿）

附表 11-6　PS-SGA 定性评价与定量评价的关系

等级	定性评价	定量评价
PS-SGA A	营养良好	0~1 分
PS-SGA B	可疑或中度营养不良	2~8 分
PS-SGA C	重度营养不良	≥9 分

注：营养分类建议：①对于营养良好者（0~1 分），目前不需要营养支持，在未来治疗中常规再评估。②对于可疑营养不良者（2~3 分），营养师、护士或其他医护人员依据症状调查与实验室检查，对患者及家属进行药物治疗指导。③对于中度营养不良者（4~8 分），需要营养师进行营养支持，根据症状调查表与护士或医师联系。④对于重度营养不良者（≥9 分），急切地需要改善不适症状和（或）营养支持治疗。

十二、微型营养评定法（MNA）（附表 12）

附表 12　微型营养评定表

姓名		性别		出生年月		
家庭住址						
诊断						
整体评价						得分
1. 体重指数（BMI）（kg/m²）		BMI < 19，0 分；BMI 19~21，1 分；BMI 21~23，2 分；BMI > 23，3 分				
2. 上臂肌围（MAC）（cm）		MAC < 21，0 分；MAC 21~22，0.5 分；MAC > 22，0 分				
3. 小腿周径（CC）（cm）		CC < 31，0 分；CC ≥ 31，1 分				
4. 近 3 个月来体重减少		体重减少 > 3 kg，0 分；不知道，1 分；体重减少 1~3 kg，2 分；体重无减少，3 分				

总体评价		
5. 生活自理	否，0分；是，1分	
6. 每天服用 3 种以上处方药	是，0分；否，1分	
7. 近 3 个月来心理疾患或急性疾病	是，0分；否，1分	
8. 活动能力	卧床或坐椅子，0分；能离床或离椅子但不能出门，1分；能出门，2分	
9. 神经心理问题	严重痴呆或抑郁，0分；轻度痴呆，1分；无心理问题，2分	
10. 皮肤溃疡	是，0分；否，1分	
饮食评价		
11. 每天几餐？	1餐，0分；2餐，1分；3餐，2分	
12. 蛋白质摄入的指标。是否每天至少一次摄入牛奶、奶酪或酸奶？是否每周 2 次或以上摄入豆类或蛋类食品？是否每天摄入肉、鱼、活禽类？	0~1个是，0分；2个是，0.5分；3个是，1分	
13. 每天两次（或以上）食用蔬菜或水果？	否，0分；是，1分	
14. 近 3 个月以来是否因厌食、消化、咀嚼或吞咽困难致摄入减少	严重食欲不振，0分；中度食欲不振，1分；轻度食欲不振，2分	
15. 每天饮水量（杯）	少于 3 杯，0分；3~5 杯，0.5分；多于 5 杯，1分	
16. 进食情况	进食需别人帮助，0分；进食需要帮助但较困难，1分；进食困难，2分	
17. 是否自认为有营养问题	严重营养不良，0分；中度营养不良或不知道，1分；轻度营养不良，2分	
18. 与同龄人相比较自身的营养状况	不很好，0分；不知道，0.5分；一样好，1分；更好，2分	
微型营养评定（MNA）（满分30分）	营养状况良好，MNA≥24；存在营养风险，17≤MNA<24；营养不良，MNA<17	

十三、匹兹堡睡眠质量指数量表（PSQI）（附表 13）

附表 13　匹兹堡睡眠质量指数量表（PSQI）

选择最符合近一个月内睡眠的实际情况，并尽可能地做精确回答，其中画有横杠的部分需要自己填写。

条目	项目	评分			
		0分	1分	2分	3分
1	近 1 个月，晚上上床睡觉通常在 _____ 点钟				
2	近 1 个月，从上床到入睡通常需要____min	□≤ 15 min	□ 16～30 min	□ 31～60 min	□≥ 60 min
3	近 1 个月，通常早上____点起床				
4	近 1 个月，每夜通常实际睡眠____h（不等于卧床时间）				
5	近 1 个月，因下列情况影响睡眠而烦恼				
	a. 入睡困难（30min 内不能入睡）	□无	□< 1 次 / 周	□ 1～2 次 / 周	□≥ 3 次 / 周
	b. 夜间易醒或早醒	□无	□< 1 次 / 周	□ 1～2 次 / 周	□≥ 3 次 / 周
	c. 夜间去厕所	□无	□< 1 次 / 周	□ 1～2 次 / 周	□≥ 3 次 / 周
	d. 呼吸不畅	□无	□< 1 次 / 周	□ 1～2 次 / 周	□≥ 3 次 / 周
	e. 咳嗽或鼾声高	□无	□< 1 次 / 周	□ 1～2 次 / 周	□≥ 3 次 / 周
	f. 感觉冷	□无	□< 1 次 / 周	□ 1～2 次 / 周	□≥ 3 次 / 周
	g. 感觉热	□无	□< 1 次 / 周	□ 1～2 次 / 周	□≥ 3 次 / 周
	h. 做噩梦	□无	□< 1 次 / 周	□ 1～2 次 / 周	□≥ 3 次 / 周
	i. 疼痛不适	□无	□< 1 次 / 周	□ 1～2 次 / 周	□≥ 3 次 / 周
	j. 其他影响睡眠的事情	□无	□< 1 次 / 周	□ 1～2 次 / 周	□≥ 3 次 / 周
	如有其他影响睡眠的事情，请说明：				
6	近 1 个月，总的来说，您认为您的睡眠质量：	□很好	□较好	□较差	□很差
7	近 1 个月，您用药物催眠的情况：	□无	□< 1 次 / 周	□ 1～2 次 / 周	□≥ 3 次 / 周
8	近 1 个月，您常感到困倦吗？	□无	□< 1 次 / 周	□ 1～2 次 / 周	□≥ 3 次 / 周
9	近 1 个月您做事情的精力不足吗？	□没有	□偶尔有	□有时有	□经常有

计分方法：

成分	内容	评分			
		0分	1分	2分	3分
A. 睡眠质量	条目6计分	□很好	□较好	□较差	□很差
B. 入睡时间	条目2和5a计分累计	□0分	□1~2分	□3~4分	□5~6分
C. 睡眠时间	条目4计分	□>7h	□6~7h（不含6h）	□5~6h（含6h）	□<5h
D. 睡眠效率	以条目1、3、4的应答计算睡眠效率*	□>85%	□75%~85%（不含75%）	□65%~75%（含75%）	□<65%
E. 睡眠障碍	条目5b~5j计分累计	□0分	□1~9分	□10~18分	□19~27分
F. 催眠药物	条目7计分	□无	□<1次/周	□1~2次/周	□≥3次/周
G. 日间功能障碍	条目8和9的计分累计	□0分	□1~2分	□3~4分	□5~6分

注：PSQI总分=A+B+C+D+E+F+G。

$$睡眠效率 = \frac{条目4（睡眠时间）}{条目3（起床时间）- 条目1（上床时间）} \times 100\%$$

0~5分：睡眠质量很好；6~10分：睡眠质量还行；11~15分：睡眠质量一般；16~21分：睡眠质量很差。

十四、广泛性焦虑量表（GAD-7）（附表14）

附表14 广泛性焦虑量表（GAD-7）

以下表中有7种焦虑相关表现，请仔细阅读每一条，然后根据自己在过去的两周里的实际情况，在最适合自己情况的对应方框内画一个"√"。

序号	表现	出现频率（分值）			
		没有（0分）	有几天（1分）	超过一周（2分）	几乎每天（3分）
1	感觉紧张，焦虑或急切				
2	不能够停止或控制担忧				
3	对各种各样的事情担忧过多				
4	很难放松下来				
5	由于不安而无法静坐				
6	变的容易烦恼或急躁				
7	感到似乎将有可怕的事情发生而害怕				

总分：

注：0~4分，没有焦虑；5~9分，轻度焦虑；10~14分，中度焦虑；15~21分，重度焦虑。

（朱爱芳 张华）

十五、患者健康问卷抑郁量表（PHQ-9）

患者健康问卷抑郁量表（patient health questionnaire，PHQ-9）是由 Kroenke 等于 2001 年基于 DSM-Ⅳ中抑郁的症状学标准而编制，由 9 个条目组成。该量表对每个条目进行 0～3 分的分值赋分，总分值共 27 分，根据分值评估抑郁程度。0～4 分，没有抑郁；5～9 分，可能有轻度抑郁；10～14 分，可能有中度抑郁；15 分及以上，可能有重度抑郁。该量表在中国综合医院普通门诊患者应用中具有良好的信度和效度，内部一致性系数为 0.857，以 10 分为分界值时灵敏度 91%，特异度 97%，Kappa = 0.884。见附表 15。

附表 15　患者健康问卷抑郁量表（PHQ-9）

以下表中有 9 种抑郁相关表现，请仔细阅读每一条，然后根据自己在过去的两周里的实际情况，在最适合自己情况的对应方框内画一个"√"。

序号	表现	出现频率（分值）			
		完全不会（0分）	好几天（1分）	一半以上的天数（2分）	几乎每天（3分）
1	做事时提不起劲或没有兴趣				
2	感到心情低落，沮丧或绝望				
3	入睡困难，睡不安稳或睡眠过多				
4	感觉疲倦或没有活力				
5	食欲不振或吃太多				
6	觉得自己很糟或觉得自己很失败，或让自己或家人失望				
7	对事物专注有困难，例如阅读报纸或看电视时				
8	动作或说话速度缓慢到别人已经察觉？或正好相反 - 烦躁或坐立不安、动来动去的情况更胜于平常				
9	有不如死掉或用某种方式伤害自己的念头				

总分（最高分 = 27，最低分 = 0）:_____ = 〔____ + ____ + ____〕

十六、医院焦虑抑郁量表（HADS）

医院焦虑抑郁量表（hospital anxiety and depression scale，HADS），由 Zigmond AS 等于 1983 年编制而成，被广泛地应用于医院中对患者焦虑、抑郁的筛查。国内学者叶维菲等于 1993 年对该量表进行翻译和应用，表明其具有良好的信效度。HADS 分为 2 个分量表：焦虑（HADS-A）和抑郁（HADS-D），共 14 个条目，焦虑评定的条目为奇数项的条目，抑郁评定的条目为偶数项的条目，每个条目都用 0~3 分的 4 级评分法，其中第 2、4、6、7、10、14 条目为反向计分；每个分量表总分的计分方法是将该分量表所包括的所有条目分数相加，范围是 0~21 分；分数高低与焦虑、抑郁症状程度呈正相关。当 HADS 的分界值为 9 时，该量表灵敏度及特异度最佳，HADS>9 分为阳性，<8 分为阴性。见附表 16。

附表 16　医院焦虑抑郁量表（HADS）

　　情绪在大多数疾病中起着重要作用，如果医生了解您的情绪变化，他们就能给您更多的帮助。以下表中有 14 种焦虑相关表现，请仔细阅读每一条，然后根据自己在过去一个月内的情绪情况，在最符合自己情况的对应选项处画一个"√"。对这些问题的回答不要做过多的考虑，立即做出的回答往往更符合实际情况。

1. 我感到紧张（或痛苦）：
　　A 根本没有　B 有时候　C 大多时候　D 几乎所有时候

2. 我对以往感兴趣的事情还是有兴趣：
　　A 肯定一样　B 不像以前那样多　C 只有一点　D 基本上没有了

3. 我感到有点害怕好像预感到什么可怕的事情要发生：
　　A 根本没有　B 有一点，但并不使我苦恼　C 是有，不太严重　D 非常肯定和十分严重

4. 我能够哈哈大笑，并看到事物好的一面：
　　A 我经常这样　B 现在已经不太这样了　C 现在肯定是不太多了　D 根本没有

5. 我的心中充满烦恼：
　　A 偶然如此　B 时时，但并不轻松　C 时常如此　D 大多数时间

6. 我感到愉快：
　　A 大多数时间　B 有时　C 并不经常　D 根本没有

7. 我能够安闲而轻松地坐着：
　　A 肯定　B 经常　C 并不经常　D 根本没有

8. 我对自己的仪容失去兴趣：
　　A 我仍然像以往一样关心　B 我可能不是非常关心
　　C 并不像我应该做的那样关心我　D 肯定

9. 我有点坐立不安，好像感到非要活动不可：
　　A 根本没有　B 并不很少　C 是不少　D 却是非常多

10. 我对一切都是乐观地向前看：
　　A 差不多是这样做　B 并不完全是这样　C 很少这样做　D 几乎从不这样做

11. 我突然发现有恐慌感： 　　A 根本没有　B 并非经常　C 非常肯定，十分严重　D 确实很经常	
12. 我好像感到情绪在渐渐低落： 　　A 根本没有　B 有时　C 很经常　D 几乎所有时间	
13. 我感到有点害怕，好像某个内脏器官变化了： 　　A 根本没有　B 有时　C 很经常　D 非常经常	
14. 我能欣赏一本好书或意向好的广播或电视节目： 　　A 常常如此　B 有时　C 并非经常　D 很少	

十七、Wells 评分表

Wells 量表是国际通用的辅助诊断量表，1995 年，Wells 等在结合文献资料及临床经验基础上编制的，评分考虑到深静脉血栓（DVT）的症状、体征、危险因素、患者可能的诊断等方面，包括 10 个条目，计分方法是所有条目的得分之和，得分越高，DVT 风险越高。指南中已将 Wells 临床评分作为深静脉血栓形成诊断的临床特征评分之一，见附表 17。

附表 17　Wells 评分表

病史及临床表现	评分
1. 肿瘤	1
2. 瘫痪或近期下肢石膏固定	1
3. 近期卧床 > 3 d 或近 4 周内大手术	1
4. 沿深静脉走行的局部压痛	1
5. 全下肢水肿	1
6. 与健侧相比，小腿周径增大 > 3 cm	1
7. DVT 病史	1
8. 凹陷性水肿（症状侧下肢）	1
9. 浅静脉侧支循环（非静脉曲张）	1
10. 与下肢 DVT 相近或类似的诊断	−2

注：总分为各项之和。临床可能性评价：≤0，低度；1～2 分，中度；≥3 分，高度。若双侧下肢均有症状，以症状严重的一侧为准。

十八、Padua 评分

Padua 评分标准由于对内科住院患者静脉血栓栓塞（VTE）的预测有较好的价值，因此被内科患者 VTE 预防指南推荐使用。指南指出应对所有内科住院患者进行 VTE 风险评估，并考虑是否需要进行 VTE 预防。在《中国专家建议》中推荐了两种 VTE 风险评估方法。其中一种即为美国胸科医师协会（ACCP）发表关于血栓栓塞性疾病抗栓治疗指南第 9 版中 Padua 预测评分标准，见附表 18。评分≥4 的患者须进行 VTE 预防。

附表 18　Padua 评分标准

危险因素	评分
1. 活动性恶性肿瘤，患者先前有局部或远端转移和（或）6 个月内接受过化疗和放疗	3
2. 既往 VTE	3
3. 制动，患者身体原因或遵医嘱需卧床休息至少 3 d	3
4. 已有血栓形成倾向，抗凝血酶缺陷症，蛋白 c 或 s 缺乏，LeidenV 因子及凝血酶原 G20210A 突变，抗磷脂抗体综合征	3
5. 近期（≤1 个月）创伤或外科手术	2
6. 年龄≥70 岁	1
7. 心脏和（或）呼吸衰竭	1
8. 急性心肌梗死和（或）缺血性脑卒中	1
9. 急性感染和（或）风湿性疾病	1
10. 肥胖（体重指数≥30 kg/m^2）	1
11. 正在进行激素治疗	1

十九、Caprini 评分

Caprini 评分用于评估住院患者出现血栓的风险，作为非骨科手术患者 VTE 风险评估工具。该评分标准采用 2009 年 Caprini 风险评估模型，根据患者年龄、肥胖、血栓病史、手术等 40 多个危险因素进行评分，并将风险分为低危（0~1 分）、中危（2 分）、高危（3~4 分）、极高危（≥5 分）4 个等级（附表 19-1）。根据目前临床使用情况，内科住院患者推荐使用 Padua 评估量表；对于外科住院患者，建议使用 Caprini 评估量表。VTE 的预防方案，见附表 19-2。

附表 19-1　Caprini 血栓风险因素评估表

A1 每个危险因素 1 分	B 每个危险因素 2 分
□年龄 40 ~ 59 岁	□年龄 60 ~ 74 岁
□计划小手术	□大手术（＜60 min）*
□近期大手术	□腹腔镜手术（＞60 min）*
□肥胖（BMI＞30 kg/m²）	□关节镜手术（＞60 min）*
□卧床的内科患者	□既往恶性肿瘤
□炎症性肠病史	□肥胖（BMI＞40 kg/m²）
□下肢水肿	C 每个危险因素 3 分
□静脉曲张	□年龄≥75 岁
□严重的肺部疾病，含肺炎（1 个月内）	□大手术持续 2 ~ 3 h*
□肺功能异常（慢性阻塞性肺病症）	□肥胖（BMI＞50 kg/m²）
□急性心肌梗死（1 个月内）	□浅静脉、深静脉血栓或肺栓塞病史
□充血性心力衰竭（1 个月内）	□血栓家族史
□败血症（1 个月内）	□现患恶性肿瘤或化疗
□输血（1 个月内）	□肝素引起的血小板减少
□下肢石膏或肢具固定	□未列出的先天或后天血栓形成
□中心静脉置管	□抗心磷脂抗体阳性
□其他高危因素	□凝血酶原 20210A 阳性
	□因子 Vleiden 阳性
	□狼疮抗凝物阳性
	□血清同型半胱氨酸酶升高
A2 仅针对女性（每项 1 分）	D 每个危险因素 5 分
□口服避孕药或激素替代治疗	□脑卒中（1 个月内）
□妊娠期或产后（1 个月）	□急性脊髓损伤（瘫痪）（1 个月内）
□原因不明的死胎史， 复发性自然流产（≥3 次） 由于毒血症或发育受限原因早产	□选择性下肢关节置换术
	□髋关节、骨盆或下肢骨折
	□多发性创伤（1 个月内）
	□大手术（超过 3 h）*

危险因素总分：＿＿＿＿＿

注：①每个危险因素的权重取决于引起血栓事件的可能性。如癌症的评分是 3 分，卧床的评分是 1 分，前者比后者更容易引起血栓。②* 只能选择 1 个手术因素。

附表 19-2 VTE 的预防方案（Caprini 评分）

危险因素总分	DVT 发生风险	风险等级	预防措施
0~1 分	<10%	低危	尽早活动，物理预防（ ）
2 分	10%~20%	中危	药物预防或物理预防（ ）
3~4 分	20%~40%	高危	药物预防和物理预防（ ）
≥5 分	40%~80%，死亡率 1%~5%	极高危	药物预防和物理预防（ ）

二十、IPAQ 体力活动问卷

国际体力活动测量工作组于 2001 年制定了国际体力活动问卷（international physical activity questionnaire，IPAQ）。该问卷由长卷（包括职业、家务、往来交通、休闲 4 类体力活动和静坐 5 个部分）和短卷（7 个问题）组成。研究者樊萌语等对 IPAQ 长卷和短卷的结构、数据清理原则、体力活动水平计算方法进行了阐述。

（一）问卷结构

IPAQ 长卷依次询问个体过去 7 d 内与工作、交通出行、家务园艺和休闲相关的体力活动，在每类活动中，进一步询问 3 种不同强度体力活动的 1 周频率（d/ 周）和每天累计时间（min/d），以及个体静坐情况。

IPAQ 短卷问题结构与长卷相同，仅保留活动强度的部分。短卷仅简单地分步行、中等强度和高强度，询问不同强度活动的 1 周频率和每天累计时间，但在各强度中调查对象仍然需要综合考虑上述 4 类体力活动。IPAQ 短卷、IPAQ 长卷分别见附表 20-1、附表 20-2。

（二）数据清理和异常值剔除原则

各项活动的每天累计时间均需转化为分钟（min）。任何活动频率或时间数据有缺失者不纳入分析。假定每人每天至少有 8 h 睡眠时间，如果个体报告的全部 11 项体力活动（长卷）或 3 种强度的体力活动（短卷）的每天累计时间总和超过 960 min（16 h），则此人不纳入分析。假定每次至少连续 10 min 的体力活动才能获得健康收益，如果个体报告的某项（长卷）或某个强度（短卷）的体力活动每天累计时间不足 10 min，则将该时间和对应的每周频率重新编码为"0"。

（三）计算体力活动水平

IPAQ 工作组推荐计算个体每周体力活动水平（MET-min/ 周），报告人群体力活动水平的中位数和四分位数。

对于 IPAQ 长卷，个体每周从事某项体力活动水平为：该项体力活动对应的 MET 赋值（附表 20-3）× 每周频率（d/ 周）× 每天时间（min/d）。IPAQ 长卷中各项体力活动属性及其 MET 赋值，见附表 20-3。

对于 IPAQ 短卷，个体每周从事某种强度体力活动水平为：该体力活动对应的 MET 赋值 × 每周频率（d/周）× 每天时间（min/d）。IPAQ 短卷中步行的 MET 赋值为 3.3，中等强度活动的赋值为 4.0，高强度活动的赋值为 8.0。3 种强度体力活动水平相加即为总体力活动水平。

（四）体力活动水平分组

IPAQ 工作组推荐根据一定的标准将个体体力活动水平划分为低、中和高 3 组（附表 20-4）。

附表 20-1　IPAQ 短问卷
1. 最近 7 d 内，您有几天做了剧烈的体育活动？像是提重物、挖掘、有氧运动或是快速骑车 □每周____d　□无相关体育活动→跳到问题 3
2. 最近 7 天内您每天通常会花多少时间在剧烈的体育活动上？ □每天____h____min　□不知道或不确定
3. 最近 7 d 内，您有几天做了适度的体育活动，像是提轻的物品、以平常的速度骑车或打双人网球？请不要包括走路 □每周____d　□无适度体育活动→跳到问题 5
4. 最近 7 天内您每天通常会花多少时间在适度的体育活动上？ □每天____h____min　□不知道或不确定
5. 最近 7 d 内，您有几天是步行，且一次步行至少 10 分钟？ □每周____d　□没有步行→跳到问题 7
6. 最近 7 天内您每天通常花多少时间在步行上？ □每天____h____min　□不知道或不确定
7. 最近七天内，工作日您有多长时间是坐着的？ □每天____h____min　□不知道或不确定

附表 20-2　IPAQ 长问卷
请回顾一下过去 7 d 您的体力情况，包括日常工作、日常生活、日常交通、运动锻炼、休闲运动的情况（重体力活动是指那些让您的呼吸心跳明显加快的活动，中度体力活动是指那些让您呼吸心跳略微加快的活动）。以下表中有 27 条关于体力活动水平测量的自评文字。请仔细阅读每一条，然后根据个人的实际情况，在最适合的选项前画一个"√"。
第一部分：日常工作
1. 您目前是否外出工作？ □是　□否→跳至第二部分：日常交通
2. 在过去 7 d 内，您在工作中有几天参加了重体力活动（如搬运重物、挖掘、爬楼梯等）且持续时间超过十分钟？（注意不包括工作以外的活动） □天/周　□无工作相关重体力活动→跳至问题 4

续表

3. 在工作中每天花多长时间进行重体力活动？ □ h/d □ min/d
4. 在过去 7 d 内，您在工作中有几天参加了中度体力活动（如提拎小型物品等），且持续时间超过 10 min（注意不包括工作以外的活动）？ □ d/ 周 □无工作相关中体力活动→跳至问题 6
5. 在工作中每天花多长时间进行中度体力活动？ □ h/d □ min/d
6. 在过去 7 d 内，您有几天工作中步行时间持续超过 10 min（注意不包括上下班路上的步行时间）？ □ d/ 周 □无工作相关的步行→跳至第二部分：日常交通
7. 在工作中每天花多长时间步行？ □ h/d □ min/d
第二部分：日常交通
8. 在过去 7 d 内，您有几天乘车外出？ □ d/ 周 □未乘车外出→跳至问题 10
9. 每天乘车花多长时间？ □ h/d □ min/d
10. 在过去 7 d 内，您有几天骑自行车外出，且持续时间超过 10 分钟？ □ d/ 周 □未骑自行车外出→跳至问题 12
11. 每天骑自行车花多长时间？ □ h/d □ min/d
12. 在过去 7 d 内，您有几天步行外出，且持续时间超过 10 分钟？ □ d/ 周 □未步行外出→跳至第三部分
13. 每天步行花多长时间？ □ h/d □ min/d
第三部分：日常生活
本部分涉及您工作之余所进行的家务劳动及日常生活，如清洁卫生、整理房间、做饭洗衣、照顾婴幼儿等。
14. 在过去 7 d 内，您有几天参与了重体力家务劳动（如搬运重物、砍柴、扫雪、拖地板等），且持续时间超过 10 min？ □ d/ 周 □无工作之余的重体力劳动→跳至问题 16
15. 每天花多长时间进行重体力家务劳动？ □ h/d □ min/d
16. 在过去 7 d 内，您有几天参与了中度体力家务劳动（如提拎小型物品、扫地、擦窗户、整理房间，做饭、洗衣服等），且持续时间超过 10 min？ □ d/ 周 □无工作之余的中度体力劳动→跳至第四部分：运动锻炼与休闲娱乐

17. 每天花多长时间进行中度体力家务劳动?
□ h/d □ min/d

第四部分:运动锻炼与休闲娱乐

18. 在过去 7 d 内,您有几天外出散步,且持续时间超过 10 min?(不包括您已描述过的步行时间)
□ d/ 周 □未外出散步→跳至问题 20

19. 每天花在散步中的时间是多少?
□ h/d □ min/d

20. 在过去 7 d 内,您有几天参加了重体力活动的体育锻炼(如有氧健身、跑步、快速骑车、游泳,及足球篮球类活动等),且持续时间超过 10 min?(不包括您已描述过的步行时间)
□天 / 周 □无重体力活动体育锻炼→跳至问题 22

21. 每天花多长时间进行重体力活动体育锻炼?
□ h/d □ min/d

22. 在过去 7 d 内,您有几天参加了中度体力活动的体育锻炼(如快速行走、跳交谊舞、打保龄球、乒乓球、羽毛球等),且持续时间超过 10 min?
□ d/ 周 □无中度体力活动体育锻炼→跳至第五部分:静坐时间

23. 每天花多长时间进行中度体力活动体育锻炼?
□ h/d □ min/d

第五部分:静坐时间

本部分问题是关于过去七天您花在坐姿状态中的时间,包括工作中及生活中,如伏案工作、坐姿闲聊、读书看报或看电视上网打电脑游戏等。

24. 在过去 7 d 内,您工作日每天花在坐姿状态中的时间是多少?
□ h/d □ min/d

25. 在过去 7 d 内,您周末或休息日每天花在坐姿状态中的时间是多少?
□ h/d □ min/d

第六部分:睡眠时间

26. 在过去 7 d 内,您工作日每天花在睡眠中(包括午睡中)的时间是多少?
□ h/d □ min/d

27. 在过去 7 d 内,您工作日每天花在睡眠中的时间是多少?
□ h/d □ min/d

附表 20-3　IPAQ 长卷中各项体力活动属性及其 MET 赋值

体力活动类型	体力活动项目	体力活动强度	MET 赋值
1. 工作相关	步行	步行	3.3
	中等强度	中等	4.0
	高强度	高	8.0

续表

体力活动类型	体力活动项目	体力活动强度	MET 赋值
2. 交通出行相关	步行	步行	3.3
	骑车	中等	6.0
3. 家务园艺相关	中等强度户内家务	中等	3.0
	中等强度户外家务	中等	4.0
	高强度户外家务	中等	5.5
4. 休闲相关	步行	步行	3.3
	中等强度	中等	4.0
	高强度	高	8.0

附表 20-4 个体体力活动水平分组标准

分组	标准
高	满足下述 2 条标准中任何 1 条： （1）各类高强度体力活动合计≥3 d，且每周总体力活动水平≥1 500 MET-min/ 周 （2）3 种强度的体力活动合计≥7 d，且每周总体力活动水平≥3 000 MET-min/ 周
中	满足下述 3 条标准中任何 1 条： （1）满足每天至少 20 min 的各类高强度体力活动，合计≥3 d （2）满足每天至少 30 min 的各类中等强度和 / 或步行类活动，合计≥5 d （3）3 种强度的体力活动合计≥5 d，且每周总体力活动水平≥600 MET-min/ 周
低	满足下述 2 条标准中任何 1 条： （1）没有报告任何活动 （2）报告了一些活动，但是尚不满足上述中、高分组标准

二十一、多维疲乏量表（MFI-20）

国外研究表明，炎症性肠病患者普遍存在疲乏症状。50% 的初诊患者、44%～86% 疾病活动期患者、22%～41% 的缓解期患者有疲乏症状。由于疲乏，患者不得不调整每天的活动量和工作，有的患者甚至选择辞职，严重影响了患者的生活质量。

多维疲乏量表（Multidimensional Fatigue Inventory，MFI-20）由 Smets 等研制，曾被法国、加拿大、瑞典等多个国家翻译使用，研究者们将其应用于健康人群、甲状腺疾病患者、癌症患者等不同的人群进行了量表信、效度的检测和修订，结果均证实该量表具有较好的心理学检验特质。我国苗雨等在 2008 年对该量表进行了汉化工作，并在部队基层医护人员中进行量表评定效能的检测，研究显示中文 MFI 具有良好的信效度。目前，中文版 MFI-20 量表已被应用于国内癌症患者、透析患者和 COPD 患者相关疲劳症状的研究，且均具有良好的评估性能。

MFI-20 量表共 20 个条目，用 Likert 5 级评分法，选项从"完全不符合"到"完全符合"分别赋以 1 ~ 5 分，总分为 20 ~ 100 分，疲乏表述正向计分（条目 2、5、9、10、13、14、16 ~ 19），不疲乏表述反向计分（条目 1、3、4、6 ~ 8、11、12、15、20）。得分越高，说明疲乏程度越严重。中文版多维疲乏量表见附表 21。

附表 21　中文版多维疲乏量表

以下表中有 20 条关于疲乏测量的自评文字。请仔细阅读每一条，然后根据个人的实际情况，在最适合自己情况的对应方框内画一个"√"。

序号	表现	描述相符程度				
		完全不符合 （1分）	有点符合 （2分）	介于中间 （3分）	比较符合 （4分）	完全符合 （5分）
1	我精神很好					
2	我感觉我的体力使我只能做少量工作					
3	我感觉自己精力充沛					
4	我想要做各种自己感觉好的事情					
5	我觉得累					
6	我认为一天中我做了很多事					
7	我在做事时能够集中注意力					
8	根据我的身体状况我能承担很多工作					
9	我害怕必须做事					
10	我认为我一天中做的事情太少了					
11	我能够很好的集中注意力					
12	我休息得很好					
13	我要集中注意力很费劲					
14	我觉得自己的身体状况不好					
15	我有很多想做的事情					
16	我容易疲乏					
17	我做的事很少					
18	我不想做任何事					
19	我的思想很容易走神					
20	我感觉我的身体状况非常好					

二十二、数字化评定量表（NRSs）

疲劳数字化评定量表（NRSs）参考疼痛量表制定，包括体力、记忆力、精神三个方面，根据程度"由无、轻至重"分别对应"0 ~ 10 分"，总分的计算方法为：体

力分 + (记忆力分 + 精神分)/2，见附表 22。

附表 22　疲劳数字化评定量表

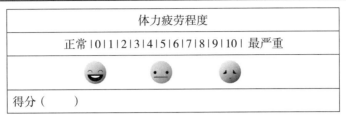

体力疲劳程度

正常 |0|1|2|3|4|5|6|7|8|9|10| 最严重

得分（　　）

注：体力疲劳感是指体力的下降，造成工作效率或日常生活受影响。常用体力下降程度来表示。0 表示无体力疲劳，10 表示最严重的体力疲劳。1~5 表示轻度体力疲劳，日常生活及工作可感到疲劳，但休息或睡眠后可缓解；6~10 表示中 - 重度体力疲劳，日常生活及工作可感到疲劳甚至影响日常生活及工作，且休息或睡眠后不可缓解。请根据最近 1 周的自身感受选取其中一个数字记号。

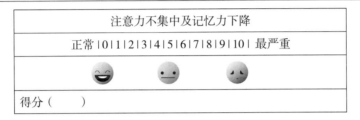

注意力不集中及记忆力下降

正常 |0|1|2|3|4|5|6|7|8|9|10| 最严重

得分（　　）

注：注意力不集中及记忆力下降是将疲劳程度用 0 到 10 来表示。0 表示无注意力不集中或记忆力下降，10 表示最严重注意力不集中或记忆力下降。1~5 表示轻度注意力不集中或记忆力下降，但不影响日常生活及工作；6~10 表示中 - 重度注意力不集中或记忆力下降，并影响日常生活及工作。根据您最近 1 周的感受，请选取其中一个数字记号。

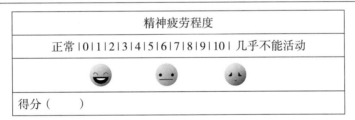

精神疲劳程度

正常 |0|1|2|3|4|5|6|7|8|9|10| 几乎不能活动

得分（　　）

注：精神疲劳是一种自我感觉的疲惫感，可以影响工作效率及活动的积极性与参与热情。采用 0~10 分级对精神疲劳的程度进行评价。0 表示没有疲惫感，1~4 表示有轻度疲劳感，但对工作效率影响较小，也能参与一些活动，5~6 是中度精神疲劳，表示工作效率及参与活动的热情下降明显，10 表示极度精神疲劳，几乎不能坚持正常工作，也几乎不想参与活动。根据您最近 1 周的感受，请选取其中一个数字记号。

（张惠玲　熊宇）

二十三、简明疼痛量表

（一）概述

腹痛是 IBD 的一个重要症状，其发生率为 50%～70%，对于儿童 CD 患者，腹痛甚至为首发症状。IBD 的腹痛极其复杂，有多种致病因素及机制的参与。在疾病活动期，肠道黏膜的炎症可引起壁腹膜的炎症，经躯体痛觉传入纤维引起疼痛。肠道炎症时，肠壁初级感觉神经元内在性质的变化导致其兴奋性增加和痛觉特异性膜蛋白的改变（神经元"高敏感性"），引起中枢神经元对疼痛的"放大效应"。除此之外，肠腔狭窄或粘连、小肠细菌过度生长、神经生物学因素、心理因素等均会导致 IBD 患者疼痛的发生。

（二）IBD 疼痛评估的目的

IBD 的腹痛严重影响患者的躯体、心理健康，导致生活质量的严重下降和医疗费用的增加。因此，必须对 IBD 患者进行准确及时、全面动态的疼痛评估。其目的在于正确判断腹痛的性质和严重程度，使腹痛能得到及时、有效、合理的干预，且监测疼痛干预的效果，全面掌握与患者腹痛相关的生理、心理、社会情况，为进一步的护理支持提供依据。

（三）简明疼痛量表的描述

疼痛的评估是疼痛管理的前提，疼痛评估量表包括单维度评估量表和多维度评估量表。因为慢性疼痛通常对人的身体、情感、社会关系等方面产生影响，故适合应用多维度评估量表评估，如简明疼痛量表（brief pain inventory，BPI）。因为 IBD 具有慢性、复发性、迁延不愈等疾病特点，可用 BPI 评估 IBD 患者的疼痛。BPI 共包含 9 个条目。条目 1 描述患者当天的疼痛，条目 2 是关于疼痛部位的描述，条目 3～6 是测量疼痛强度的子量表，用 0～10 分表示疼痛的程度，0 分代表不痛，10 分代表非常剧烈的痛。条目 7～8 是关于疼痛的治疗和缓解。条目 9 是疼痛干扰子量表，有 7 个副条目，是关于疼痛对日常生活、情绪、行走能力、日常工作、与他人关系、睡眠、生活兴趣的影响，用 0～10 分表示疼痛对日常生活的影响，0 分代表没有影响，10 分代表完全影响。

（四）BPI 的计分方法

BPI 的计分只包括核心条目，即代表疼痛强度子量表（条目 3～6）和疼痛干涉子量表的条目（条目 9，含 7 个副条目），其他条目不计分。在进行统计学分析时，疼痛强度子量表和疼痛干扰子量表可分别计分。

（五）BPI 的内容（附表 23）

附表 23　简明疼痛量表

1. 大多数人一生中都有过疼痛经历（如轻微头痛、扭伤后痛、牙痛）。除这些常见的疼痛外，现在您是否还感到有其他类型的疼痛？ 　　□是　　　　　　　　　□否
2. 请选择您的疼痛部位 　　□头部　　□颈部　　□胸部　　□腰部　　□左上肢　　□左下肢　　□右上肢 　　□右下肢　　□腰部　　□背部　　□骶尾部　　□全身　　□其他
3. 请选择下面的一个数字，以表示过去 24 h 内您疼痛最剧烈的程度。 　　（不痛）□ 0　□ 1　□ 2　□ 3　□ 4　□ 5　□ 6　□ 7　□ 8　□ 9　□ 10（最剧烈）
4. 请选择下面的一个数字，以表示过去 24 h 内您疼痛最轻微的程度。 　　（不痛）□ 0　□ 1　□ 2　□ 3　□ 4　□ 5　□ 6　□ 7　□ 8　□ 9　□ 10（最剧烈）
5. 请选择下面的一个数字，以表示过去 24 h 内您疼痛的平均程度。 　　（不痛）□ 0　□ 1　□ 2　□ 3　□ 4　□ 5　□ 6　□ 7　□ 8　□ 9　□ 10（最剧烈）
6. 请选择下面的一个数字，以表示您目前的疼痛程度。 　　（不痛）□ 0　□ 1　□ 2　□ 3　□ 4　□ 5　□ 6　□ 7　□ 8　□ 9　□ 10（最剧烈）
7. 您希望接受何种药物或治疗控制您的疼痛？
8. 在过去的 24 小时内，由于药物或治疗的作用，您的疼痛缓解了多少？请选择下面的一个百分数，以表示疼痛缓解的程度。 　　□ 0　□ 10%　□ 20%　□ 30%　□ 40%　□ 50%　□ 60%　□ 70%　□ 80%　□ 90%　□ 100%
9. 请选择下面的一个数字，以表示过去 24 h 内疼痛对您的影响 （1）对日常生活的影响 　　（无影响）□ 0　□ 1　□ 2　□ 3　□ 4　□ 5　□ 6　□ 7　□ 8　□ 9　□ 10（完全影响） （2）对情绪的影响 　　（无影响）□ 0　□ 1　□ 2　□ 3　□ 4　□ 5　□ 6　□ 7　□ 8　□ 9　□ 10（完全影响） （3）对行走能力的影响 　　（无影响）□ 0　□ 1　□ 2　□ 3　□ 4　□ 5　□ 6　□ 7　□ 8　□ 9　□ 10（完全影响） （4）对日常工作的影响（包括外出工作和家务劳动） 　　（无影响）□ 0　□ 1　□ 2　□ 3　□ 4　□ 5　□ 6　□ 7　□ 8　□ 9　□ 10（完全影响） （5）对与他人关系的影响 　　（无影响）□ 0　□ 1　□ 2　□ 3　□ 4　□ 5　□ 6　□ 7　□ 8　□ 9　□ 10（完全影响） （6）对睡眠的影响 　　（无影响）□ 0　□ 1　□ 2　□ 3　□ 4　□ 5　□ 6　□ 7　□ 8　□ 9　□ 10（完全影响） （7）对生活兴趣的影响 　　（无影响）□ 0　□ 1　□ 2　□ 3　□ 4　□ 5　□ 6　□ 7　□ 8　□ 9　□ 10（完全影响）

二十四、视觉模拟量表

（一）概述

视觉模拟量表（visual analogue scale，VAS）因其简单、快速、有效，且易于操作，在临床上被广泛应用。目前 VAS 主要应用于疼痛、疲乏、焦虑、生命质量等不同的领域，以下将分别阐述。

（二）疼痛视觉模拟量表的描述及计分方法

疼痛视觉模拟量表是一条长 10 cm 的线段，线段上不应有标记、数字或词语。最左边标有"无痛"，最右边标有"剧痛"。让患者在线上最能反映自己疼痛程度之处画一交叉线，测评者根据交叉线的位置估计患者的疼痛程度。

在 IBD 相关的护理研究中，采用某种护理措施加以干预，可将 VAS 作为测量工具测评干预前后疼痛这一指标的变化。但使用 VAS 时要求被评估者具备良好的视力和肢体运动能力，老年人和文化教育程度低的患者使用此评分法可能有一定的困难。在临床实践中，应根据量表应用的环境和患者的情况，选择最适合患者的量表，没有一个量表能够适用于所有的疼痛评估。具体见附表 24-1。

附表 24-1　疼痛视觉模拟量表

无痛 ├──┼──┼──┼──┼──┼──┼──┼──┼──┼──┤ 剧痛
0　1　2　3　4　5　6　7　8　9　10

各标记处的意义解释如下：	
分数	疼痛程度
0 cm，0 分	无痛，无任何疼痛感觉
1~3 cm，1~3 分	轻度疼痛，不影响工作，生活
4~6 cm，4~6 分	中度疼痛，影响工作或生活
7~10 cm，7~10 分	重度疼痛，疼痛剧烈，影响工作及生活

（三）疲劳视觉模拟量表的描述及计分方法

疲劳视觉模拟量表可缩短疲劳测量时间且不增加患者痛苦，可用于评估 IBD 患者的疲劳症状。疲劳视觉模拟量表（visual analogue scale for fatigue，VAS-F）是国外学者研制，我国学者陈泯竹等进行了汉化。

VAS-F 包括疲劳程度和能量等级两个子量表，该量表条目 1~5 和条目 11~18 属于疲劳程度子量表，条目 6~10 属于能量等级子量表。每个条目描述一种主观感受，答案是 1 条长 10 cm 的直线，直线的两端分别代表感受的两个极端：0 分（一点也不）和 10 分（非常）。越靠近数字 10，这种感受越强烈。受试者可根据自身感受的轻重程度在对应的数字上画圈，圈出的数字即是该条目的得分。如果圈出的位置在 2 个数字中间，则取靠近数字 5 的值为该条目最后得分。疲劳程度子量表的最后得分为条目 1 ~ 5 和条目 11 ~ 18 的总分除以 13，疲劳程度子量表得分为 0 分表示无疲劳，> 0 ~ 3 分表示轻度疲劳，> 3 ~ < 7 分表示中度疲劳，7 ~ 10 分表示重度疲劳。能量等级子量表的最后得分为条目 6 ~ 10 得分总和除以 5。量表最后得分为 0 ~ 10 分，分数越高，表明疲劳症状越严重，能量储备越多。具体见附表 24-2。

附表 24-2　疲劳视觉模拟量表

1. 一点也不累	非常累
2. 一点也不想睡	非常想睡
3. 一点也不困	非常困
4. 一点也不疲劳	非常疲劳
5. 一点也没筋疲力尽	筋疲力尽
6. 一点精神也没有	精力充沛
7. 一点也不积极	非常积极
8. 一点活力也没有	活力四射
9. 做事一点效率也没有	做事非常有效率
10. 一点也不活泼	非常活泼
11. 一点也不疲惫	非常疲惫
12. 一点也没身心俱疲	身心俱疲
13. 保持睁眼一点也不费劲	保持睁眼非常费劲
14. 挪动身体一点也不费劲	挪动身体非常费劲
15. 集中注意力一点也不费劲	集中注意力非常费劲

续表

| 16. 与人交谈一点也不费劲 | | 与人交谈非常费劲 |

| 17. 一点也不想闭着眼 | | 非常想闭着眼 |

| 18. 一点也不想躺着 | | 非常想躺着 |

（四）生存质量视觉模拟量表的描述及计分方法

生存质量视觉模拟量表是针对 IBP 的肠道症状、全身症状、情感感受、社会生活共 4 个方面的测评，每个问题下面是一条分为 10 个刻度的横线，横线的一端为 0，表示最差的情况；另一端为 10，表示最好的情况；中间部分表示不同程度的生存质量。数字越大，表示生存质量状况越好。具体见附表 24-3。

附表 24-3　生存质量视觉模拟量表

1. 过去 2 周，您有多少时间因肠道问题而感到不适？
所有时间　0 ┠────────────────────┨ 10 完全没有

2. 过去 2 周，您有多少时间感到全身不适？
所有时间　0 ┠────────────────────┨ 10 完全没有

3. 过去 2 周，您有多少时间心情欠佳？
所有时间　0 ┠────────────────────┨ 10 完全没有

4. 过去 2 周，您的社会生活受到多大程度的限制？
完全限制　0 ┠────────────────────┨ 10 毫无限制

（五）焦虑视觉模拟量表的描述及计分方法

焦虑视觉模拟量表（visual analogue scale for anxiety，VAS-A）具有形式简单、完成率高的特点，在需要迅速评估焦虑状态的临床情形下具有优势。VAS-A 是一条长 10 cm 的线段，最左边标注为"镇定"，最右边标为"非常焦虑"。评分为 0～100 分，评分越高焦虑程度越高。

镇定　0 ┠────────────────────┨ 100 非常焦虑

二十五、女性性功能指数

（一）概述

世界卫生组织将性健康定义为：与性相关的身体、情感、精神及社会的良好状态。性健康不仅指性器官无躯体性疾患，还包括心理的调试和对社会各方面的适应。IBD 多发于 15～35 岁的年轻患者中，与患者育龄期及性生活活跃期重叠，关注 IBD

患者的生育及性健康问题十分重要。国外研究报道，IBD 患者中 45%～60% 的女性和 44% 的男性受到性功能障碍的困扰，明显高于同年龄段健康人群 10%～20% 的发生率。其中，女性比男性更关注因为疾病导致的亲密行为改变，疾病对身体意象、性活动和性欲有显著的负面影响。因此，女性 IBD 患者性功能受损的风险更高，加强对女性 IBD 患者性功能障碍的干预十分必要。

（二）IBD 患者性功能障碍的影响因素

正常性功能的维持依赖人体多系统的协作，涉及神经系统、心血管系统、内分泌系统和生殖系统的协调一致，除此之外，还需具有良好的精神和心理状态。当任何方式导致上述系统或精神心理方面发生异常变化时，都会导致性功能障碍。目前针对 IBD 患者性功能障碍影响因素的研究开展较多，疾病活动度、情感功能障碍、药物、外科手术等都对性功能产生一定的影响。

研究表明，80% 的 IBD 患者表示因疾病活动期的症状，如腹痛、腹泻、不稳定和不可预测地排便排气，以及对大便失禁的恐惧等影响他们对性生活的满意度，而性交过程中的大便失禁也可抑制性冲动。其次，情感功能障碍也是 IBD 患者性功能低下的原因，流行病学调查显示，IBD 患者抑郁的发生率为 29%～60%。抑郁患者自主神经系统活动过度，引起体内促肾上腺皮质激素、内啡肽以及儿茶酚胺等内分泌激素的水平发生异常，这些因素都可能与性功能障碍的发生有关。糖皮质激素类药物引起的体质量增加、体液潴留、面部痤疮、毛发旺盛等会影响患者形象，也与性功能障碍有明显的相关性。外科手术造成的盆腔粘连和瘢痕组织、手术早期的伤口疼痛、分泌物渗出等也对性功能产生不良影响。

（三）IBD 患者性功能障碍评估的目的

性作为一种正常的生理需求，对患者的生活质量有重要影响。对于女性 IBD 患者而言，健康的性活动，更是其经历受孕、分娩等重要人生阶段的必要生理过程，因此，女性 IBD 患者的性健康状况更值得关注。正确评估女性 IBD 患者的性功能状态，使性功能障碍得到及时有效的干预，对提高女性 IBD 患者的生活质量有重要意义。

（四）女性性功能指数量表的描述

目前尚无评估女性 IBD 患者性功能障碍的特异性量表，多采用普适性量表。女性性功能指数量表（female sexual function index，FSFI）是国内外应用最广泛的女性性功能障碍的测评工具。该量表共 19 个问题，涉及与女性性功能相关的 6 个维度，分别为性欲望、性兴奋、性高潮、疼痛、阴道潮湿和性满意度。总分 2～36 分，一般认为得分 < 26.55 分的患者有性功能障碍，得分越低，性功能障碍越严重。中文版 FSFI 的克隆巴赫系数为 0.69～0.94，重测信度较好。为了便于患者的清晰回顾，FSFI 量表涉及的是患者过去 4 周内的性生活感受及反应，非远期的性生活情况。

（五）FSFI 的计分方式

FSFI 各领域评分与总评分参照附表 25-1 的评分公式。每个领域评分为该领域每个问题的评分和与该领域的系数相乘，6 个领域评分相加得到总分。具体见附表 25-1。

附表 25-1　FSFI 计分方式

领域	问题序号	评分范围	系数	最低分	最高分
1. 性欲望	1~2	1~5	0.6	1.2	6
2. 主观性唤起能力	3~6	0~5	0.3	0	6
3. 性活动时阴道润滑度	7~10	0~5	0.3	0	6
4. 性高潮	11~13	0~5	0.4	0	6
5. 性生活满意度	14~16	0（1）~5	0.4	0.8	6
6. 性交痛	17~19	0~5	0.4	0	6
总分				2	36

（六）FSFI 的内容（附表 25-2）

附表 25-2　女性性功能指数量表

以下每个问题只能选择一个选项，请您在相应的选项前标记数字。
1. 近 4 周内，您感到有性欲望或对异性有性兴趣的频率如何？ 5 = 总是有或几乎总是；4 = 大多数时候（超过一半的时间）；3 = 有时（大约一半的时间）； 2 = 较少（不到一半的时间）；1 = 几乎没有或没有
2. 近 4 周内，您怎样评价您的性欲望或性兴趣的等级（或水平）？ 5 = 非常高；4 = 高；3 = 中等；2 = 低；1 = 很低或没有
3. 近 4 周内，在性行为或者性交时，您感受到性唤起（性兴奋）的频率如何？ 0 = 没有性行为；5 = 总是能够或几乎总；4 = 大多数时候（超过一半的时间）； 3 = 有时（大约一半的时间）；2 = 较少（不到一半的时间）；1 = 几乎没有或没有
4. 近 4 周内，您在性行为或者性交时性唤起（性兴奋）的程度（或水平）如何？ 0 = 没有性行为；5 = 非常高；4 = 高；3 = 中等；2 = 低；1 = 很低或几乎没有
5. 近 4 周内，您在性行为或者性交时对性唤起（性兴奋）有足够的自信吗？ 0 = 没有性行为；5 = 非常自信；4 = 高度自信； 3 = 中度自信；2 = 低度自信；1 = 非常低或没有自信
6. 近 4 周内，您在性行为或者性交时有多少次对性唤起（性兴奋）感到满意？ 0 = 没有性行为；5 = 总是或几乎总是；4 = 大多数时候（超过一半的次数）； 3 = 有时（大约一半的次数）；2 = 较少（不到一半的次数）；1 = 几乎没有或没有

7. 近 4 周内，在性行为或性交时您经常感到阴道湿润吗？
    0 = 没有性行为；5 = 总是或几乎总是；4 = 大多数时候（超过一半的次数）；
    3 = 有时（大约一半的次数）；2 = 较少（不到一半的次数）；1 = 几乎没有或没有

8. 近 4 周内，您在性行为或性交时阴道湿润的困难程度？   0 = 没有性行为；1 = 极度困难或根本不能；2 = 非常困难；3 = 困难；4 = 稍有困难；5 = 没有

9. 近 4 周内，在性行为或性交过程中，有多少时候您觉得能够保持阴道润滑（湿润）一直到性活动
   结束？
    0 = 没有性行为；5 = 总是或几乎总是能；4 = 大多数时候（超过一半的次数）；
    3 = 有时（大约一半的次数）；2 = 较少（不到一半的次数）；1 = 几乎没有或没有

10. 近 4 周内，您维持阴道润滑（湿润）一直到性行为或性交结束的困难程度如何？   0 = 没有性行为；1 = 极度困难或根本不能；2 = 非常困难；3 = 困难；4 = 稍有困难；5 = 没有困难

11. 近 4 周内，当您受到性刺激或性交时，达到性高潮的频率有多少？
    0 = 没有性行为；5 = 总是或几乎总是能达到；4 = 大多数时候（超过一半的次数）；
    3 = 有时（大约一半的次数）；2 = 较少（不到一半的次数）；1 = 几乎不能或不能

12. 近 4 周内，您在性刺激或性交时，达到性高潮的困难程度如何？   0 = 没有性活动；1 = 极度困难或根本不能；2 = 非常困难；3 = 困难；4 = 稍有困难；5 = 没有困难

13. 近 4 周内，您对您在性行为或性交时达到性高潮的能力满意吗？
    0 = 没有性行为；5 = 非常满意；4 = 比较满意；
    3 = 满意和不满各占一半；2 = 不满意；1 = 非常不满意

14. 近 4 周内，在性生活过程中您与丈夫（或性伴侣）的感情亲密度满意程度怎么样？
    0 = 没有性行为；5 = 非常满意；4 = 比较满意；
    3 = 满意和不满各占一半；2 = 不满意；1 = 非常不满意

15. 近 4 周内，您对您和丈夫（或性伴侣）的性关系满意吗？   5 = 非常满意；4 = 比较满意；3 = 满意和不满各占一半；2 = 不满意；1 = 非常不满意
16. 近 4 周内，您对性生活的整体满意度如何？   5 = 非常满意；4 = 比较满意；3 = 满意和不满各占一半；2 = 不满意；1 = 非常不满意

17. 近 4 周内，在阴茎插入阴道时，有多少次您感到阴道不适或疼痛？
    0 = 没有尝试性交；1 = 总是或几乎总是；2 = 大多数时候（超过一半的次数）；
    3 = 有时（大约一半的次数）；4 = 较少（不到一半的次数）；5 = 几乎没有或没有

18. 近 4 周内，您在阴茎插入阴道后感觉阴道不适或疼痛的频率？
    0 = 没有尝试性交；1 = 总是或几乎总是；2 = 大多数时候（超过一半的次数）；
    3 = 有时（大约一半的次数）；4 = 较少（不到一半的次数）；5 = 几乎没有或没有

19. 近 4 周内，您在阴道插入过程中或结束后感到阴道不适或疼痛的程度如何？   0 = 没有尝试性交；1 = 非常严重；2 = 比较严重；3 = 中度；4 = 低；5 = 非常低或没有

二十六、国际勃起功能指数问卷表

性健康对男性 IBD 患者的生活质量同样有重要影响。男性性功能障碍的主要表现有勃起功能障碍（erectile dysfunction，ED）、逆行射精及不育。ED 是指有规律性生活的异性恋男性在性交时阴茎勃起硬度不够、维持勃起时间短，致不能获得满意性生活达 6 个月及以上。

与女性 IBD 患者相似，男性 IBD 患者性功能障碍同样与药物、疾病活动度、情感功能障碍、外科手术等相关。IBD 患者常用的治疗药物如 5- 氨基水杨酸、甲氨蝶呤及柳氮磺胺吡啶，均已在研究中被证实会导致男性勃起功能障碍，但具体机制尚不完全清楚。性功能主要由盆腔自主神经支配，副交感神经可以增加生殖器的血流量，引起男性勃起，交感神经参与男性射精，任何损害神经支配和血管供应的外科手术都有可能引起性功能障碍。此外，也有研究表明，男性 IBD 患者性功能障碍也与吸烟有关。

国际勃起功能指数（international index of erectile function，IIEF）是衡量男性性功能的金标准，用于考察患者过去 4 周的性功能情况。该量表共 15 个条目，主要包括勃起功能、高潮功能、性欲、性交满意度及总体满意度 5 个维度。IIEF 已被翻译为多种语言，具有较好的敏感性和内部一致性，克隆巴赫系数为 0.91，重测信度较好。见附表 26。

附表 26　国际勃起功能指数

　　以下表中有 15 条关于男性性功能测量的自评文字，每条文字下包含多个选项，每个选项前的数字即表示该选项的计分分值，分值在 0 ~ 5 分之间。请仔细阅读每一条文字，然后根据个人在最近 4 周内的实际情况，在相应每条自评文字前标记好所选选项的分值。

1. 近 4 周内您在性活动中有多少时候阴茎能达到勃起？
　1 = 几乎没有或没有达到勃起；2 = 少数几次能达到勃起（远少于一半时候）；
　3 = 有时能达到勃起（约一半时候）；4 = 多数时候能达到勃起（远多于一半时候）；
　5 = 几乎总是能达成或总是能达到勃起

2. 最近 4 周内您因性刺激而有阴茎勃起时有多少时候感到阴茎强度足够插入配偶的体内？
　0 = 没有性刺激；1 = 几乎没有感到或没有感到硬度足够；2 = 少数几次感到硬度足够（远少于一半时候）；3 = 有时感到硬度足够（约一半时候）；4 = 多数时候感到硬度足够（远多于一半时候）；
　5 = 几乎总是或总是感到硬度足够

3. 最近 4 周内您尝试性交时阴茎有多少能够插入（进入）您配偶的体内？
　1 = 几乎不能够或不能够插入；2 = 少数几次能够插入（远少于一半时候）；
　3 = 有时能够插入（约一半时候）；4 = 多数时候能够插入（远多于一半时候）；
　5 = 几乎总是能够或总是插入

4. 最近 4 周内您性交时阴茎插入（进入）配偶体内后，有多少时候能够维持勃起状态？ 　1 = 几乎不能够或不能够维持勃起；2 = 少数几次能够维持勃起（远少于一半时候）； 　3 = 有时能够维持勃起（约一半时候）；4 = 多数时候能够维持勃起（远多于一半时候）； 　5 = 几乎总是能够或总是能够维持勃起
5. 最近 4 周您性交时维持阴茎勃起直到性交完毕有多大困难？ 　1 = 困难极大；2 = 困难很大；3 = 困难；4 = 有点困难；5 = 不困难
6. 最近 4 周内您尝试性交的次数有多少？ 　1 = 1~2 次；2 = 3~4 次；3 = 5~6 次；4 = 7~10 次；5 = 11 次以上
7. 最近 4 周内您尝试性交时有多少时候感到满足？ 　1 = 几乎没有感到满足或没有感到满足；2 = 少数几次感到满足（远少于一半时候）； 　3 = 有时感到满足（约一半时候）；4 = 多数时候感到满足（远多于一半时候）； 　5 = 几乎总是感到满足或总是感到满足
8. 最近 4 周内您多大程度上享受到性交的快乐？ 　1 = 没有享受到快乐；2 = 较少享受到快乐；3 = 享受到一般快乐； 　4 = 享受到高度快乐；5 = 享受到极度快乐
9. 最近 4 周内您受到性刺激或性交时，有多少时候伴有射精？ 　1 = 几乎不或不伴有射精；2 = 少数几次伴有射精（远少于一半时候）； 　3 = 有时伴有射精（约一半时候）；4 = 多数时候伴有射精（远多于一半时候）； 　5 = 几乎总是伴有射精或总是伴有射精
10. 最近 4 周内您受到性刺激或性交时，有多少时候有性高潮的感觉（不论有没有射精）？ 　1 = 几乎没有或没有性高潮感觉；2 = 少数几次有性高潮感觉（远少于一半时候）； 　3 = 有时有性高潮感觉（约一半时候）；4 = 多数时候有性高潮感觉（远多于一半时候）； 　5 = 几乎总是有或总是有性高潮感觉
11. 最近 4 周内您多少时候感觉有性欲？ 　1 = 几乎没有或没有性欲；2 = 少数几次有性欲（远少于一半时候）； 　3 = 有时有性欲（约一半时候）；4 = 多数时候有性欲（远多于一半时候）； 　5 = 几乎总是有或总是有性欲
12. 您对最近 4 周内您的性欲程度如何评价？ 　1 = 很低或完全没有；2 = 低；3 = 中等；4 = 高；5 = 很高
13. 您对最近 4 周内全部性生活的满意程度如何？ 　1 = 很不满意；2 = 不满意；3 = 一半满意，一半不满意；4 = 满意；5 = 很满意
14. 您对最近 4 周内和配偶的性关系的满意程度如何？ 　1 = 很不满意；2 = 不满意；3 = 一半满意，一半不满意；4 = 满意；5 = 很满意
15. 您怎样评价最近 4 周内您对阴茎勃起和维持勃起的自信程度？ 　1 = 低；2 = 很低；3 = 中等；4 = 高；5 = 很高

注：本表满分 75 分，得分越高表明性功能越好，总分 ≤42.9 判定为性功能障碍。勃起功能由 6 个条目组成（条目 1~5，15），总分 30 分，总分 >25 分即为正常；性交满意度由 3 个条目组成（条目 6~8），总分 >12 分为正常；性高潮由 2 个条目组成（条目 9~10），总分 >8 分即为正常；性欲望由 2 个条目组成（条目 11~12），总分 >8 分即为正常；总体满意度评分包含 2 个条目（条目 13~14），总分 >8 分即为正常。

二十七、Morisky 用药依从性问卷

近年来 IBD 患者数量明显增多，且仍呈上升趋势。由于 IBD 长期难愈，易反复发作，需要长期甚至终身用药来控制疾病的进展。但临床多项研究数据表明 IBD 患者用药依从率仅为 16%～62%，因 IBD 患者自行减药、漏服与停药导致疾病复发的概率是坚持用药患者的 2～2.5 倍。疾病的反复发作不仅加重了患者的经济负担，还会导致并发症如结肠癌的发生率增加，因此，遵从医嘱规范用药在 IBD 患者的治疗中起着至关重要的作用。

依从性是指患者对医嘱的执行程度，是患者遵照医嘱正规用药的表现，实质是患者行为与医嘱的一致性。依从性本身来说是对权力和权威的接纳和服从，反映了患者与医务人员之间的依从关系。依从性可分为三类，即完全依从、部分依从（增加或减少用药次数、超过剂量或减量用药）和完全不依从。用药依从性是依从性的重要组成部分，主要表现为遵照医生要求定时用药、用药次数正确、用药剂量准确、坚持长期不间断用药 4 个方面。

Morisky 用药依从性问卷（morisky medication adherence scale，MMAS）是由 Morisky 等于 2008 年编制而成用于评估患者的用药依从性。见附表 27。

附表 27　Morisky 用药依从性问卷

表中有 8 条关于患者依从性测量的文字，每条文字下包含多个选项，请仔细阅读每一条文字，然后根据患者的实际情况，在最适合患者情况的对应方框内画一个"√"。
1. 您有时会忘记服药吗？ □是；　□否
2. 在过去 2 周内，您有出现过漏服药的情况吗？ □是；　□否
3. 您曾经是否由于吃药后感觉不适而在未告知医生的情况下自行间断或停止服药？ □是；　□否
4. 您在离家或外出旅行时，出现过忘记带药的情况吗？ □是；　□否
5. 昨日您是否服用了您所应该服用的全部药物？ □是；　□否
6. 当您认为您的病情已经得到控制后，是否停止过服药？ □是；　□否
7. 您是否认为坚持按治疗计划进行服药很麻烦？ □是；　□否

8. 对您来说，记得服用所有药物是否有困难？ □从来没有；　□偶尔；　□有时；　□经常；　□一直都是

注：本表共有 8 个条目，其中 7 个是闭合性问题，1 ~ 4、6 ~ 7 题回答"是"计 0 分，回答"否"计 1 分，第 5 题反向计分，第 8 题采用 Likert-5 级评分法，分别为"从不"计 1 分，"偶尔"计 0.75 分，"有时"计 0.5 分，"经常"计 0.25 分，"总是"计 0 分。总分 < 6 分表示依从性差，6 ~ 7 分为中等用药依从性，等于 8 分表示依从性好。

二十八、欧洲五维度健康量表

（一）概述

IBD 患者多伴有腹泻、血便等症状，长期患病可能影响患者的生理、情绪、躯体状态和社会功能。近年来，随着人们对慢性病危害的逐步认识，IBD 的治疗不再只局限于缓解患者的症状、减少疾病的复发、降低致残率和致死率等方面，患者在接受治疗重返社会后的生活质量也越来越受到关注。健康相关生活质量（health related quality of life，HRQOL）在 IBD 治疗评估中的价值日益受到重视。传统的疾病活动度评分是从医生的角度看待患者的病情变化，而 HRQOL 是从患者的角度出发，关注其自身感受，凸显了以患者为中心的治疗思想。

HRQOL 的评价较为复杂，往往通过专门的量表，以多维健康状态分类系统这种形式的问卷从多个角度评价人群的健康。欧洲五维度健康量表（EuroQoL five dimension questionnaire，EQ-5D）是由欧洲生命质量小组开发，用于描述、比较和测量不同疾病患者健康状况的，并由调查对象自我完成的通用型量表。该量表是适合于所有人群的普适性生活质量评价量表，可通过建立效用值积分体系，计算人群的健康效用（health utility，HU），进而用于卫生经济学研究，评价人群疾病负担，开展成本 – 效用分析（cost-utility analysis，CUA），为评价人群健康、指导卫生资源配置、控制卫生费用不合理增长提供科学依据。

（二）EQ-5D 的描述

EQ-5D-5L 量表由问卷和效用值积分体系两部分组成。

1. 问卷

问卷由 EQ-5D-5L 健康描述系统和视觉模拟标尺（EQ-VAS）组成。见附表 28-1 健康描述系统包括五个维度，分别是行动能力（mobility，MO）、自我照顾能力（self-care，SC）、日常活动能力（usual activity，UA）、疼痛或不适（pain/discomfort，PD）、焦虑或抑郁（anxiety/depression，AD）。每个维度都有 5 个水平，分别是没有任何困难、有轻微困难、有中等困难、有严重困难、有极其严重困难。因此，通过五个维度和五个水平的排列组合，可以获得 3 125（5^5）种不同的健康状态，例如，

"23245"表示在行动维度出现轻度问题，在自我照顾维度出现中度问题，在日常活动维度出现轻度问题，在疼痛/不舒服维度出现严重问题，在焦虑/抑郁维度出现极其严重困难问题；"11111"代表完全健康状态，表示 5 个维度上均没有任何问题；"55555"代表最差的健康状态，5 个维度都出现了极其严重困难的问题。

EQ-VAS 是一个长 20 cm 的垂直的模拟视觉的刻度尺。取值在 0～100 分，顶端为最高分 100 分，代表"心中最好的健康状况"，底端为最低分 0 分，代表"心中最差的健康状况"，受访者据此为自身当天的健康状态打分。

附表 28-1　欧洲五维度健康量表

1. 健康描述系统	
在每个标题下，请在能最恰当地描述您今天的健康状况的一个方格上打"√"。	
（1）行动能力	☐ 我四处走动没有困难
	☐ 我四处走动有一点困难
	☐ 我四处走动有中度的困难
	☐ 我四处走动有严重的困难
	☐ 我无法四处走动
（2）自我照顾	☐ 我自己洗澡或穿衣没有困难
	☐ 我自己洗澡或穿衣有一点困难
	☐ 我自己洗澡或穿衣有中度的困难
	☐ 我自己洗澡或穿衣有严重的困难
	☐ 我无法自己洗澡或穿衣
（3）日常活动（如工作、学习、家务、家庭或休闲活动）	☐ 我进行日常活动没有困难
	☐ 我进行日常活动有一点困难
	☐ 我进行日常活动有中度的困难
	☐ 我进行日常活动有严重的困难
	☐ 我无法进行日常活动
（4）疼痛或不舒服	☐ 我没有疼痛或不舒服
	☐ 我有一点疼痛或不舒服
	☐ 我有中度的疼痛或不舒服
	☐ 我有严重的疼痛或不舒服
	☐ 我有非常严重的疼痛或不舒服
（5）焦虑或沮丧	☐ 我没有焦虑或沮丧
	☐ 我有一点焦虑或沮丧
	☐ 我有中度的焦虑或沮丧
	☐ 我有严重的焦虑或沮丧
	☐ 我有非常严重的焦虑或沮丧

续表

2. EQ-VAS

为了帮助您反映健康状况的好坏，我们画了个刻度尺，这个刻度尺上有 0~100 的数字，100 代表您心目中最好的状况，0 代表您心目中最差的状况。请在下面的空格上写下您在刻度尺上标出的那个数字。

您今天的健康状况 = ＿＿＿分

您想象中最好的健康状况

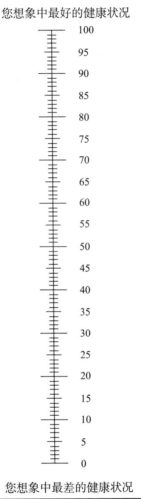

您想象中最差的健康状况

2. 效用值积分体系

效用值积分体系可以看作是一个计算公式，通过这个计算公式，可以将健康状态转化为健康效用值，最终用来评估人群的生命质量。

早在 20 世纪 90 年代，国外就已经构建了基于人群健康偏好的 EQ-5D-3L 量表的效用值积分体系，美国、日本、韩国等众多国家均采用了时间权衡法来测量本国人群的健康效用值以获得人群的健康偏好。2009 年，欧洲生命质量研究组进一步开发了 EQ-5D-5L 量表。随后国际上逐步开展了 EQ-5D-5L 量表的效用值积分体系的构建。缺乏当地积分体系的国家和地区，一般采用社会文化背景相近的国家和地区的效用值积分体系，用于估计当地人群的健康效用值。2017 年，我国学者刘国恩及其团队采用时间权衡法获得了基于我国人群健康偏好的 EQ-5D-5L 效用值积分体系，见附表 28-2。基于中国人群健康偏好的 EQ-5D-5L 量表效用值积分体系的构建，实现了从健康状态到健康效用值的转换，促进了卫生经济学领域成本 - 效用分析在中国的应用和发展，健康效用值是此类研究中质量调整生命年（quality adjusted life years）计算的重要参数。

附表 28-2　EQ-5D-5L 基于中国人群的效用值积分体系

维度	水平	系数
行动能力（MO）	水平 1	0
	水平 2	0.066
	水平 3	0.158
	水平 4	0.287
	水平 5	0.345
自我照顾能力（SC）	水平 1	0
	水平 2	0.048
	水平 3	0.116
	水平 4	0.21
	水平 5	0.253
日常活动能力（UA）	水平 1	0
	水平 2	0.045
	水平 3	0.107
	水平 4	0.194
	水平 5	0.233
疼痛或不适（PD）	水平 1	0
	水平 2	0.058
	水平 3	0.138
	水平 4	0.252
	水平 5	0.302
焦虑或抑郁（AD）	水平 1	0
	水平 2	0.049
	水平 3	0.118
	水平 4	0.218
	水平 5	0.258

（三）计分方法

EQ-5D-5L 量表可用于描述健康状况和生命质量。描述健康状况时应答者在问卷的 5 个维度的 5 个水平上选择，所得到的数据为定序变量，主要进行分组频数或频率分析。描述生命质量时可用 EQ-VAS 得分和健康效用值。EQ-VAS 得分是基于单个受访者的自评，可从调查中得到。健康效用值是基于总体人群的评价，通过效用值积分体系得到。健康效用值 = $1-MOn-SCn-UAn-PDn-ADn$（$n = 1$、2、3、4、5），各维度水平 1 的得分均为 0。基于我国人群健康偏好的效用值积分体系换算所得的健康效用值值域范围为 $-0.391 \sim 1$，得分越高表示生命质量越好。健康效用值 0 分表示死亡，1 分表示完全健康，负值表示该健康状态差于死亡。

二十九、出院准备度量表

（一）概述

近年来，为了节约医疗资源和成本，降低患者的经济负担，国家卫生健康委员会将平均住院日作为评估医院医疗质量的一个关键指标，故各级医院采取相应的对策如临床路径法、快速康复法等措施缩短平均住院日。然而缩短平均住院日就意味着患者在出院时有可能没有达到完全康复的目标，需要在家中完成后续的疾病照护，这给患者出院后的疾病康复提出了挑战。在这样的形势下，出院准备服务应运而生。

出院准备服务是延续性护理新的实施形式，是指对患者的个人预后、经济能力、家庭照顾等进行全面的评估，以针对选定的高危患者制订所需的护理计划和干预措施，使患者顺利出院，并提供后续护理支持，以达到降低疾病复发率，提高患者生活质量的目的。在这个过程中，患者出院准备度感知的评估越来越受到重视，被认为是出院准备服务的核心组成部分。出院准备度是对患者离开医疗机构后进一步康复能力的评估，是患者对是否准备好出院的感知，也是对患者出院后过渡安全性的预测。

英国学者 Fenwick 在 1979 年率先提出出院准备度（readiness for hospital discharge）的概念，是指医务人员全面分析患者的身体、心理和社会健康状况，并分析和判断患者重返社会进一步康复的能力。患者和健康提供者之间对准备状态的看法可能是不同的，患者自我报告的出院准备情况更能反映患者的现实情况。出院准备既是一种状态，也是一个过程，它的特点是身体状态稳定，有足够的支持来应对出院后的多种需求；有心理适应能力，有足够自信心来管理过渡或过程；有足够的信息和知识来应对出院后的常见问题。

IBD 是以慢性肠道炎性病变为主要表现的全身性疾病，以腹痛、腹泻、消瘦为主要临床表现。至少 20% 的 IBD 患者需要住院接受治疗，尽管生物制剂在 IBD 患者的治疗方面取得了重要进步，但 IBD 患者的住院率并没有显著下降。其中，艰难梭状芽孢杆菌感染、巨细胞病毒感染、中毒性巨结肠、肠穿孔、营养不良等并发症的发生更是延长了 IBD 患者的住院时间。因 IBD 与免疫、饮食、感染、精神、环境等密切相关，患者出院后疾病易反复发作，仍需进行营养支持、压力管理、休息运动等康复活动，这对患者的个人素质要求较高。在此背景下，对 IBD 患者进行出院准备度的评估势在必行。

（二）IBD 出院准备度的影响因素

研究表明，患者的出院准备度常与社会人口学因素，如年龄、婚姻状况、经济状况、居住状况等有关，同时也与患者的疾病严重程度等相关。国内外关于 IBD 患者出院准备度的研究较少，其常见的影响因素尚缺乏可靠的结论。除社会人口学因素外，疾病类型、疾病活动度等是否影响 IBD 患者的出院准备度亟待进一步验证。

（三）出院准备度量表的描述

国外常用的普适性出院准备度量表是美国 Weiss 等于 2006 年根据过渡期理论设计而成，原量表共 22 个条目，4 个维度，是唯一从患者的角度评估出院准备度的工具。我国台湾学者林佑桦于 2014 年将此量表引入，经过翻译和文化调适，形成了只有 12 个条目并且适合我国文化的出院准备度量表（readiness for hospital discharge scales）。其克隆巴赫系数 0.89，内容效度指数 0.88，效标效度与原量表高度相关（$r = 0.96$）。出院准备度包括 3 个维度：个人状态维度（条目 1~3）、适应能力维度（条目 4~8）、预期性支持维度（条目 9~12），共 12 个条目，各维度的克隆巴赫系数分别为 0.73、0.90、0.89。见附表 29。

附表 29　出院准备度量表
请从 0~10 中选取一个数字来代表您对每个问题此刻的感受。
1. 对于出院返家，您的身体状况准备得如何？ 　　（完全没准备好）0　1　2　3　4　5　6　7　8　9　10（准备得很好）
2. 您感觉您今天的体力如何？ 　　（非常虚弱）0　1　2　3　4　5　6　7　8　9　10（非常强壮）
3. 您感觉您今天的精力如何？ 　　（非常疲乏）0　1　2　3　4　5　6　7　8　9　10（非常充沛）
4. 您今天出院时完成自我照顾（比如：卫生、行走、进食、上厕所等）的体能如何？ 　　（完全不能）0　1　2　3　4　5　6　7　8　9　10（完全可以）
5. 您对出院返家后如何照顾自己了解多少？ 　　（完全不了解）0　1　2　3　4　5　6　7　8　9　10（完全了解）
6. 出院返家后，您处理生活需求（比如：做家务、上银行、看电影等）的能力如何？ 　　（完全不能）0　1　2　3　4　5　6　7　8　9　10（完全可以）
7. 出院返家后，您完成自我照顾（比如：卫生、沐浴、上厕所、进食等）的能力如何？ 　　（完全不能）0　1　2　3　4　5　6　7　8　9　10（完全可以）

8. 出院返家后，您完成医疗处置（比如：呼吸治疗、康复锻炼、按时按量服药、外科伤口护理等）的能力如何？ （完全不能）0　1　2　3　4　5　6　7　8　9　10（完全可以）	
9. 您回家后能获得的情感支持有多少？ （完全没有）0　1　2　3　4　5　6　7　8　9　10（非常多）	
10. 您回家后在个人护理方面能获得的帮助有多少？ （完全没有）0　1　2　3　4　5　6　7　8　9　10（非常多）	
11. 您回家后在家务活动方面（比如：做饭、打扫卫生、购物、照顾小孩等）能获得的帮助有多少？ （完全没有）0　1　2　3　4　5　6　7　8　9　10（非常多）	
12. 您回家后在医疗照护需求方面（治疗、用药）能获得的帮助有多少？ （完全没有）0　1　2　3　4　5　6　7　8　9　10（非常多）	

注：本量表各条目使用 0~10 分进行计分，总分越高提示患者出院准备越充分，定义各条目均分为 0~7 分表示出院准备度不足，7~8 分为准备度中等，8~9 分为准备度较高，>9 分为准备度很高。量表总分（0~120 分）为各条目得分之和，判定量表总分 <72 分为准备度低，72~96 分为准备度尚可，≥97 分为准备度较高。

（熊宇　张惠玲）

三十、波士顿肠道准备评价量表

波士顿肠道准备评价量表（Boston bowel preparation scale，BBPS）是由 Edwin 等于 2009 年提出的一种可靠而有效的评价量表，该表客观地反映了结肠镜检查期间肠道的清洁效果。波士顿量表将结肠分为 3 段（盲肠和升结肠，肝曲、横结肠和脾曲，降结肠、乙状结肠和直肠）进行评分，按照最差到清洁分为 4 级（0~3 分），总分 0~9 分；该量表的内部相关系数为 0.74，一致性检验 Kappa 系数为 0.77。BBPS 被认为是目前最有效的肠道准备评价工具。具体见附表 30。

附表 30　波士顿肠道准备评价量表评分标准

评分	描述
0 分	由于无法清除的固体或液体粪便导致整段肠黏膜无法观察
1 分	由于污斑、混浊液体、残留粪便导致部分肠黏膜无法观察
2 分	肠道黏膜观察良好，但残留少量污斑、混浊液体、粪便
3 分	肠道黏膜观察良好，基本无残留污斑、混浊液体、粪便

注：≥6 分表示肠道准备合格。

三十一、渥太华肠道准备评价量表

渥太华肠道准备评价量表（Ottawa bowel preparation scale，OBPS）是 Rostom 等人于 2004 年制定的。该量表将结肠分为三段，即右段结肠（盲肠、升结肠）、中段结肠（横结肠、降结肠）和直乙结肠，并将肠道清洁程度（cleanliness）和液体含量（fluid volume）分开评估，3 个结肠段评分与整个结肠内液体评分之和为肠道清洁程度的得分。该量表的使用方法为：①肠道清洁程度评分，对三段结肠的清洁程度进行评估并分别计分。0 分（excellent）：肠道准备完美，黏膜显示清晰；1 分（good）：黏膜轻度着色但细节可见；2 分（fair）：有粪水，需进行抽吸操作；3 分（poor）：有残渣，需进行冲洗和抽吸；4 分（inadequate）：有固体粪便，部分黏膜不可见。②液体含量评分：根据全结肠液体含量情况单独计分。0 分为少量，1 分为中量，2 分为大量。该量表总分为 0~14 分，分数越低代表肠道准备效果越好。在应用该量表进行研究或统计工作之前，观察者需要进行校准训练（calibration exercise）以达到统一的评分尺度。具体见附表 31。

附表 31　渥太华肠道准备评价量表评分标准

评分	描述
0 分	极好：肠黏膜细节清晰可见；如有液体存留，则为澄清液体；几乎无粪便残留
1 分	良好：有一些浑浊液体或粪便残留，但仍可见肠黏膜细节；无须冲洗及抽吸
2 分	一般：浑浊液体或残留粪便掩盖肠黏膜细节，但抽吸后仍可见肠黏膜细节；无须冲洗
3 分	较差：粪便掩盖肠黏膜细节和轮廓，但冲洗和抽吸后，尚能获得清楚视野
4 分	极差：固体粪便掩盖肠黏膜细节和轮廓，尽力冲洗和抽吸后，仍无法获得清楚视野

注：≤7 分表示肠道准备合格。

（朱秀琴　刘梅娟）

读者意见反馈

为收集对教材的意见建议，进一步完善教材编写并做好服务工作，读者可将对本教材的意见建议通过如下渠道反馈至我社。

咨询电话　400-810-0598
反馈邮箱　gjdzfwb@pub.hep.cn
通信地址　北京市朝阳区惠新东街4号富盛大厦1座　高等教育出版社总编辑办公室
邮政编码　100029

防伪查询说明

用户购书后刮开封底防伪涂层，使用手机微信等软件扫描二维码，会跳转至防伪查询网页，获得所购图书详细信息。

防伪客服电话　　（010）58582300

彩色插图

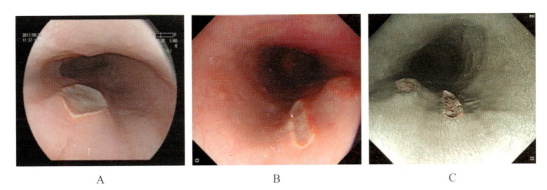

A   B   C

■ **彩图 5-1　克罗恩患者食管溃疡**
　A. 食管单发溃疡；B. 食管多发溃疡；C. 食管多发溃疡的 NBI 表现

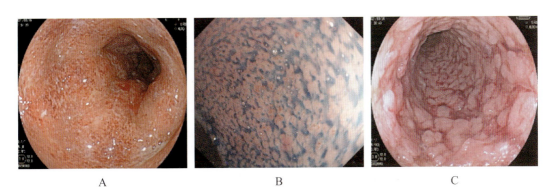

A   B   C

■ **彩图 5-2　溃疡性结肠炎患者肠道表现**
　A、B. 弥漫性充血、水肿、糜烂；C. 全结肠多发溃疡

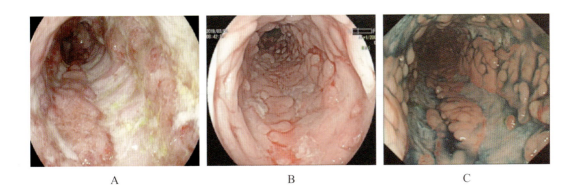

A   B   C

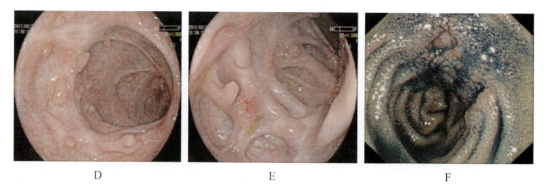

D　　　　　　　　　　　　E　　　　　　　　　　　　F

■ 彩图 5-3　克罗恩病患者肠道表现

A、B、C. 活动期铺路石样改变；D、E. 缓解期息肉样改变；F. 回肠末端溃疡

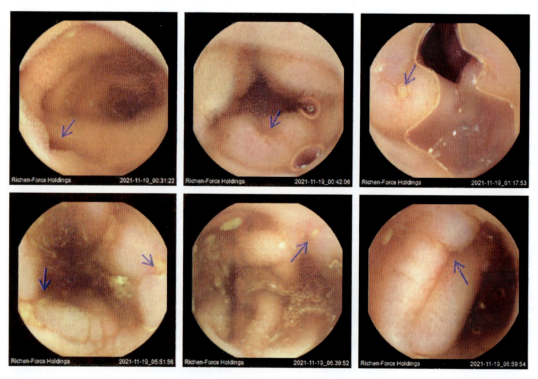

■ 彩图 5-4　克罗恩病患者小肠胶囊内镜表现

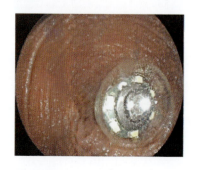

■ 彩图 5-5　胶囊内镜滞留

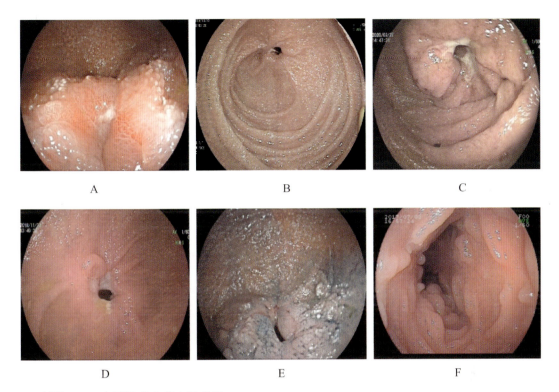

■ 彩图 5-6　克罗恩病患者小肠表现

A、B、C、D、E. 狭窄；F. 息肉样隆起

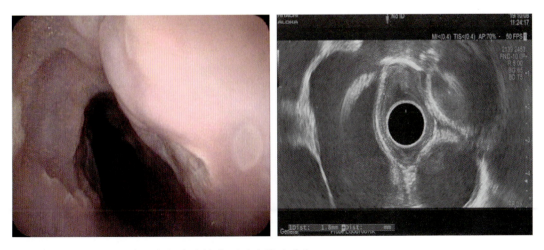

■ 彩图 5-7　克罗恩病患者超声内镜表现（食管溃疡）

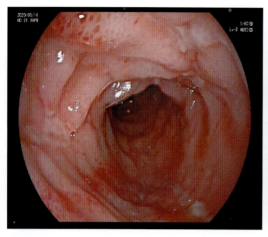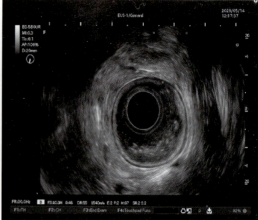

■ **彩图 5-8** 克罗恩病患者超声内镜表现（回肠末端溃疡）

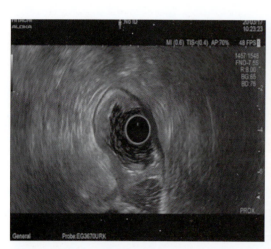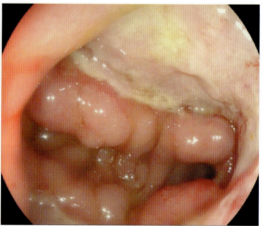

■ **彩图 5-9** 克罗恩病患者超声内镜表现（回肠末端溃疡并内瘘）

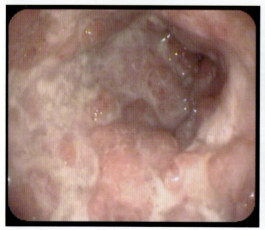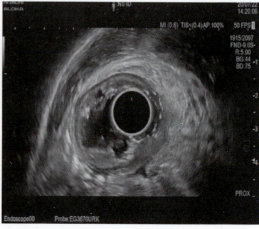

■ **彩图 5-10** 克罗恩病患者超声内镜表现（大肠溃疡）